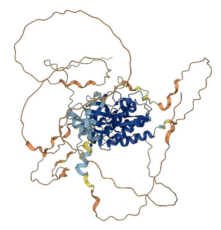

図 6.1 AlphaFold による予測構造の一例（Q15569）．残基の配色は予測信頼度に対応している．濃青は pLDDT > 90，薄青は 90 > pLDDT > 70，黄は 70 > pLDDT > 50，橙は pLDDT > 50 を示している．

$\varepsilon_1 = -20.2518$ hartree
$\psi_1 = 0.99422\phi_{\text{O1s}} + 0.02585\phi_{\text{O2s}} + 0.00000\phi_{\text{O2p}_x} + 0.00000\phi_{\text{O2p}_y} - 0.00416\phi_{\text{O2p}_z} - 0.00558\phi_{\text{H1s}} - 0.00558\phi_{\text{H}'1s}$

$\varepsilon_2 = -1.25753$ hartree
$\psi_2 = -0.23377\phi_{\text{O1s}} + 0.84446\phi_{\text{O2s}} + 0.00000\phi_{\text{O2p}_x} + 0.00000\phi_{\text{O2p}_y} - 0.12283\phi_{\text{O2p}_z} + 0.15559\phi_{\text{H1s}} + 0.15559\phi_{\text{H}'1s}$

$\varepsilon_3 = -0.59384$ hartree
$\psi_3 = 0.00000\phi_{\text{O1s}} + 0.00000\phi_{\text{O2s}} + 0.00000\phi_{\text{O2p}_x} + 0.61269\phi_{\text{O2p}_y} + 0.00000\phi_{\text{O2p}_z} + 0.44922\phi_{\text{H1s}} - 0.44922\phi_{\text{H}'1s}$

$\varepsilon_4 = -0.45972$ hartree
$\psi_4 = -0.10403\phi_{\text{O1s}} + 0.53815\phi_{\text{O2s}} + 0.00000\phi_{\text{O2p}_x} + 0.00000\phi_{\text{O2p}_y} + 0.75587\phi_{\text{O2p}_z} - 0.29511\phi_{\text{H1s}} - 0.29511\phi_{\text{H}'1s}$

$\varepsilon_5 = -0.39261$ hartree
$\psi_5 = 0.00000\phi_{\text{O1s}} + 0.00000\phi_{\text{O2s}} + 1.00000\phi_{\text{O2p}_x} + 0.00000\phi_{\text{O2p}_y} + 0.00000\phi_{\text{O2p}_z} + 0.00000\phi_{\text{H1s}} + 0.00000\phi_{\text{H}'1s}$

$\varepsilon_6 = 0.58176$ hartree
$\psi_6 = -0.12582\phi_{\text{O1s}} + 0.82010\phi_{\text{O2s}} + 0.00000\phi_{\text{O2p}_x} + 0.00000\phi_{\text{O2p}_y} - 0.76354\phi_{\text{O2p}_z} - 0.76915\phi_{\text{H1s}} - 0.76915\phi_{\text{H}'1s}$

$\varepsilon_7 = 0.69264$ hartree
$\psi_7 = 0.00000\phi_{\text{O1s}} + 0.00000\phi_{\text{O2s}} + 0.00000\phi_{\text{O2p}_x} + 0.95979\phi_{\text{O2p}_y} + 0.00000\phi_{\text{O2p}_z} - 0.81462\phi_{\text{H1s}} + 0.81462\phi_{\text{H}'1s}$

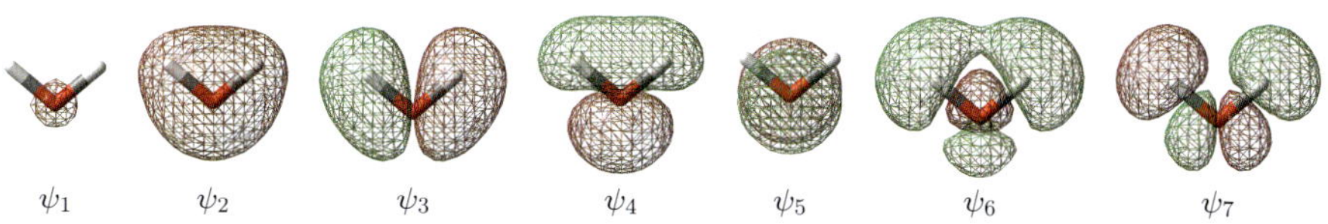

$\psi_1$　$\psi_2$　$\psi_3$　$\psi_4$　$\psi_5$　$\psi_6$　$\psi_7$

図 7.3 H$_2$O の分子軌道（HF/STO-3G による計算結果）．主要成分に網かけをしている．

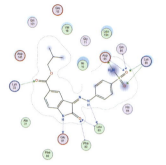
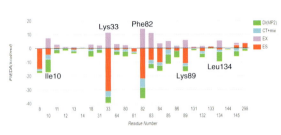

(a) リガンド周辺の相互作用　　(b) リガンドと各アミノ酸残基とのPIEDAエネルギー

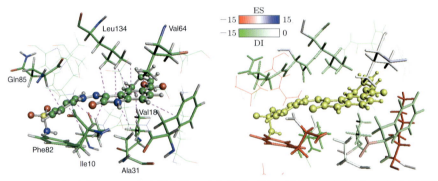

(c) リガンド周辺のCH/π相互作用　　(d) リガンド(中央)と周辺残基とのPIEDAの可視化

図7.12　CDK2-阻害剤のFMO計算例（PDB ID：4FKW, FMODB ID：XMRLZ）．(d)では，主要な相互作用成分で色付けし，色が濃いほど安定な相互作用である（静電相互作用：赤/青，分散相互作用：緑）．エネルギーの単位はkcal/mol.

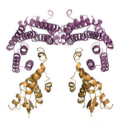
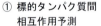
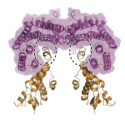
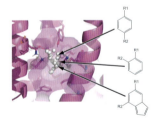

① 標的タンパク質間　　② ドラッガブル(機能)　　③ バーチャルスクリーニング
　 相互作用予測　　　　　 部位予測

実例1の図1　共同研究で実施した機能部位予測およびバーチャルスクリーニングの流れ．

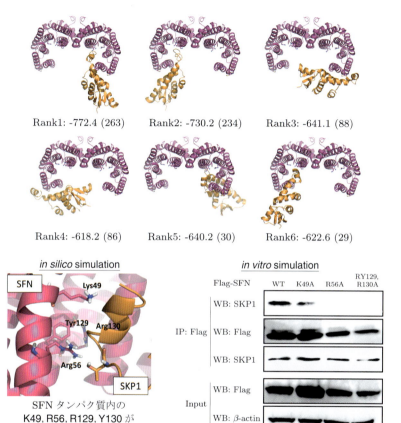

実例1の図2 SFN-SKP1ドッキング計算結果および変異体を用いた結合評価実験結果．上段の六つの図では，SFNおよびSKP1をそれぞれマゼンタ，オレンジのリボンモデルで表示．各ポーズについて，順位（Rank），ドッキングエネルギー，クラスタ数（カッコ内）を記している．ドッキング計算には，ClusProプログラムを利用した．下段の図は，複合体モデル（左）から推定された結合部位に重要なアミノ酸をアラニンに変異させたSFNによるIP Westernによる結合評価実験の結果（右）．

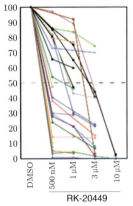 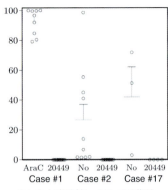

(a) RK-20449 の患者由来の白血病細胞における効果 　　(b) 白血病移植マウスでの薬効

**実例 2 の図 2**　RK-20449 の薬効.

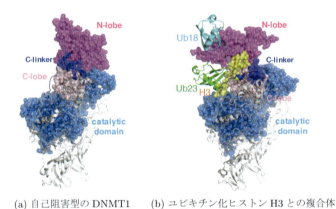

(a) 自己阻害型の DNMT1　　(b) ユビキチン化ヒストン H3 との複合体

**実例 3 の図 1**　分子動力学シミュレーションによる DNMT1 全長とユビキチン化ヒストン H3 の複合体モデリング.

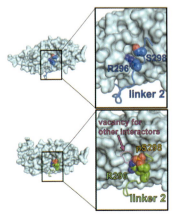 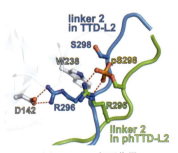

(a) リン酸化による構造変化　　(b) pS298 の相互作用

**実例 3 の図 2**　S298 のリン酸化によるリンカー 2 の構造変化.

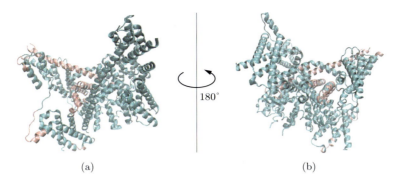

実例5の図2　AlphaFoldの予測構造モデルを密度マップに対してフレキシブルフィッティングした後の構造モデル．TPC2の単量体構造を示している．フレキシブルフィッティング後の構造モデルのSMOCの値が低い領域を桃色で表示している（(a)と(b)は角度を変えた表示）．

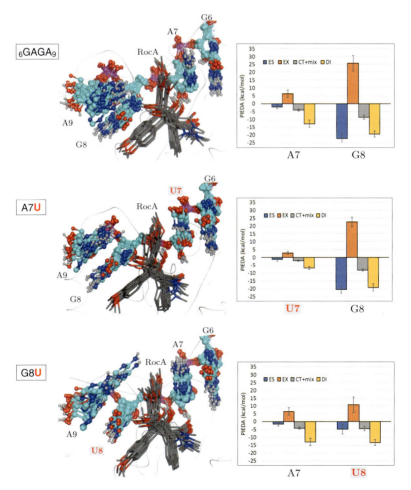

実例6の図3　各RNA配列複合体における，RocA周辺のゆらぎ構造と動的相互作用解析．

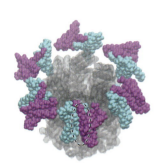 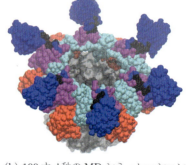

(a) KaiABC複合体の電顕構造　　(b) 100ナノ秒のMDシミュレーションで安定なKaiABC複合体の構造

実例7の図3　KaiABC複合体の電顕構造(a)と，最終的に得られたモデル構造(b)．破線はKaiCとの相互作用界面．(b)ではKaiA2量体のみに色付けした．紫，シアン：KaiA2量体C末ドメイン．青，赤：KaiA2量体N末ドメイン．黒：C末ドメインとN末ドメインを結ぶリンカー領域．

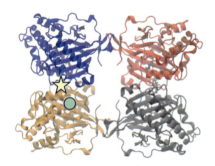 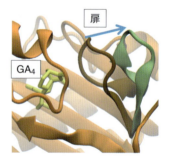

(a) OsGA2ox3のX線結晶構造　　(b) OsGA2ox3の96-106残基のループ

実例8の図1　(a)に示すOsGA2ox3は四量体を形成することが実験的に明らかになっており，結晶構造の四量体はこれと対応するものと考えられる．リガンドは活性中心（○）および二量体界面（☆）に確認されている．(b)では，OsGA2ox3の96-106残基のループ（「扉」）はGA4を含む活性中心を覆い隠す形になっており，リガンドの出し入れには扉の開閉（矢印方向）が必要となる．

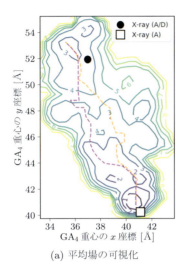 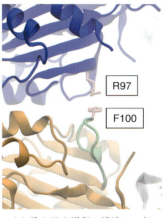

(a) 平均場の可視化　　　　　(b) 取り込み過程の構造の一部

実例8の図2　(a)は，リガンドの重心の座標（COM）を反応座標とした平均力場を可視化したものである．リガンドは取り込みが完了した反応中心付近，および二量体界面の2箇所で安定に存在し，その取り込みのパスウェイ（点線）は複数考えられる．(b)は，取り込み過程の構造の一部である．R97，F100が二量体間で相互作用を行い，扉が開いた状態を安定化することで取り込みを促進する．[Takehara 2020 より一部改変（CC-BY-4.0）]

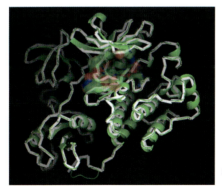

白線：c-Src 主鎖（実測構造）
緑部分：c-Yes（予測構造）

実例11の図2　標的分子の実測立体構造は解かれていないが，近縁の分子の構造はある場合，配列の相同性の高いキナーゼの実測立体構造から，ホモロジーモデリング法によって標的分子の構造をモデリングできる．

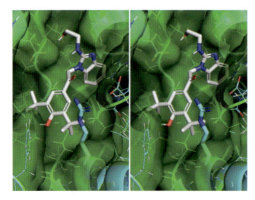

緑：*Pf*DPCK
水色：*Hs*COASY
※平行法ステレオ図

実例11の図3　ホモロジーモデリングとドッキング計算で阻害剤の生物種間特異性を説明できた例．予測モデルの重ね合わせによって，阻害化合物の特性をもたらす要因（疎水性官能基と親水性残基側鎖の衝突）が見てとれた．

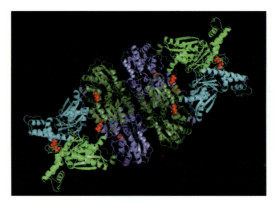

実例11の図4　全体サイズが大きい多量体で，AlphaFoldなどの登場によって複合体構造予測が容易となった例．二つの酵素ドメイン（GNEとMNK）からなるモノマーが交差した配置で四量体を構成し，大きくやや複雑だが，全体構造の予測はAlphaFold-Multimerによって成功している．病因となる変異をマッピング（赤色）してみることで，酵素機能との関連を概観する一助となる．

# インシリコ創薬

## 計算創薬の基礎から実例まで

田中 成典 [監修代表]

広川 貴次 [監修]
池口 満徳

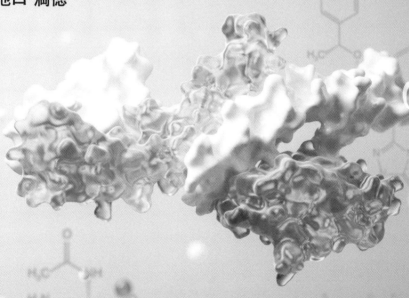

森北出版

●本書の補足情報・正誤表を公開する場合があります．当社 Web サイト（下記）で本書を検索し，書籍ページをご確認ください．

https://www.morikita.co.jp/

●本書の内容に関するご質問は下記のメールアドレスまでお願いします．なお，電話でのご質問には応じかねますので，あらかじめご了承ください．

editor@morikita.co.jp

●本書により得られた情報の使用から生じるいかなる損害についても，当社および本書の著者は責任を負わないものとします．

JCOPY 〈(一社)出版者著作権管理機構 委託出版物〉
本書の無断複製は，著作権法上での例外を除き禁じられています．複製される場合は，そのつど事前に上記機構（電話 03-5244-5088，FAX 03-5244-5089，e-mail: info@jcopy.or.jp）の許諾を得てください．

# はじめに

　我々が日常生活の中で病気にかかったり事故にあったりして身体に異常や変調を生じ，病院などにかかるとき，当たり前のように処方される「薬」はどのように開発されているのだろうか．

　実は，いわゆる製薬企業が取り組む「創薬 = 薬づくり」は，その投資コストや開発・上市の困難さのために，現在さまざまな難題に直面している．そのブレークスルーを担う救世主として期待されているのが，計算機や ICT 技術を駆使する「インシリコ（*in silico*）創薬」（あるいは「計算創薬」）である．*in silico* は「シリコン中で」，すなわち「コンピュータを用いて」といった意味である．通常，一つの薬の開発のためには十年以上の歳月と一千億円以上の投資が必要と考えられており，その開発期間の短縮とコスト削減にとってインシリコ技術による支援はますます重要になってきている．

　2020 年以降に発生した，いわゆるコロナ禍は，全世界共通の喫緊の課題として新型コロナウイルスに対するワクチンや経口薬の迅速な開発を要求した．その中で，現時点のテクノロジーを結集していかに薬づくりが短期間でなされうるのか，その「実力」を我々は目の当たりにすることになった．結果的に，新型コロナワクチンやその経口薬が 1，2 年のうちに新開発された．それは一昔前からすると夢のような技術革新である．その開発過程において，インシリコ技術が重要な働きをしたのである．日本発の経口薬であるゾコーバはその一例である．

　本書は，薬づくりの現場でいまや欠かせぬものとなったインシリコ創薬技術の基礎と最前線について解説した，大学や大学院での講義テキストとして，あるいは製薬や情報関連などさまざまな企業での研究者・開発者向けの参考書として使っていただけるよう企画したものである．執筆者としては，主に，日本医療研究開発機構（AMED）の創薬等先端技術支援基盤プラットフォーム（BINDS）などで長年技術開発と支援に携わっている国内の第一線の研究者の皆さんをお迎えした．各章の執筆担当については目次を参照されたい．

　本書は 3 部構成となっている．

　第 I 部（第 1，2 章）の「導入編」では，インシリコ創薬の基本的な考え方や立場を紹介し，読者の皆さんにインシリコ創薬が目指す方向性についての大雑把なイメージをもっていただくことを目的とする．第 1 章では，そもそも薬をつくるとはどういうことなのか，その現代的な考え方について概説する．そして第 2 章では，創薬の中でもとくにインシリ

コ創薬に焦点を当て，創薬という大きな枠組みの中でインシリコアプローチが果たす役割を明確にする．

第II部（第3〜11章）の「基礎技術編」では，インシリコ創薬の中核をなす理論やシミュレーション手法に関して，その初歩から最先端技術までを詳しく解説する．一通り読むことで，専門的な研究論文を読み解いたり，実際にインシリコ技術を創薬に適用したりする作業の出発点に立つことができるだろう．

まず第3章では，最近とくにその進展が著しいデータサイエンス技術を創薬の現場でどのように活用できるのか，その技術の基礎となる部分を詳しく述べる．つぎに第4章では，情報・データサイエンスを化学分野に適用するケモインフォマティクスの基礎について解説する．そしてこれらを踏まえて，第5章では，機械学習や人工知能（artificial intelligence, AI）を活用したインシリコ創薬の最前線について紹介する．また，第6章では，最近とくに注目を集めている AlphaFold などの AI 技術を駆使したタンパク質構造予測の基礎理論について解説する．

第6章までは，どちらかというとデータ駆動型のアプローチに関する解説である．一方，インシリコ創薬技術には，分子構造と分子間の相互作用をベースとするボトムアップの（物理化学に基づく）シミュレーション主体のアプローチもある．第7章では，その最も基礎となる量子化学ベースのアプローチについて解説する．そして第8章と第9章では，現在構造ベースアプローチの主体となっている，タンパク質や核酸に対する分子動力学シミュレーションの基礎と応用技術について詳しく述べる．こういった比較的大きな分子系であるタンパク質や核酸の動力学シミュレーションが可能となると，統計力学や熱力学をベースとしたドラッグデザイン（薬物設計）の定量的なアプローチもできるようになる．これらを踏まえて第10章では，化合物とタンパク質，あるいはタンパク質どうしのドッキング親和性に関するシミュレーションの最前線について紹介する．そして第11章では，とくにタンパク質−タンパク質相互作用の解析について，実践的な観点からの解説を加える．

第III部の「応用実例編」では，実際に AMED-BINDS での支援実績を踏まえたインシリコ創薬の応用を，事例集としてまとめてある．導入編と基礎技術編で学んだインシリコの基礎技術が創薬の現場でどのように活用されているか，どのようなアプローチがあるのかを知るための参考にしていただきたい．

最後に，本書の構想は2017年から2022年まで実施された AMED-BINDS プロジェクトの関係者の議論を通じて生まれたものである．このプロジェクトのプログラム・スーパーバイザーであった中村春木先生，プログラム・オフィサー総括であった近藤裕郷先生，ならびに事務局の統括をされた善光龍哉さんに，とくに感謝を申し上げたい．

2025年1月 代表 田中成典

# 目　次

| 第 I 部　導入編 | 1 |
|---|---|

## 第1章　薬をつくるとはどういうことか？　　[広川・本間]　3

1.1　創薬の歴史：化学から分子標的薬まで ……………………………………3

1.2　分子標的薬の探索と開発：手順と課題 ……………………………………4

1.3　インシリコ創薬アプローチの分類と特徴 …………………………………6

1.4　創薬標的に挑戦する新しいモダリティとインシリコ技術 ………………7

1.5　最後に ………………………………………………………………………9

参考文献 ……………………………………………………………………………9

## 第2章　インシリコ創薬でできること　　[池口]　10

2.1　インフォマティクスとシミュレーション ………………………………10

2.2　インシリコ創薬のための基礎知識 ………………………………………12

2.3　状況別のインシリコ創薬技術 ……………………………………………15

　　2.3.1　標的タンパク質立体構造の情報なし，活性化合物の情報なし　**16**

　　2.3.2　標的タンパク質立体構造の情報なし，活性化合物の情報あり　**16**

　　2.3.3　標的タンパク質立体構造の情報あり，活性化合物の情報なし　**17**

　　2.3.4　標的タンパク質立体構造の情報あり，活性化合物の情報あり　**17**

参考文献 …………………………………………………………………………18

| 第 II 部　基礎技術編 | 19 |
|---|---|

## 第3章　創薬データサイエンスとデータベース　　[金谷・白井]　22

3.1　創薬データサイエンスとは？ ……………………………………………22

3.2　化学構造の線形表記 SMILES ……………………………………………23

目　次　iii

3.3　公開データベースの紹介 ……………………………………………………… 24

3.4　データベースの維持管理 ……………………………………………………… 33

　3.4.1　データベース構築・更新　**33**

　3.4.2　アクセス管理　**35**

　3.4.3　サーバの安全管理　**36**

参考文献 ………………………………………………………………………………… 37

# 第4章　ケモインフォマティクス　　　　　　　　　　　　　　　［広川］　**38**

4.1　分子表現 ……………………………………………………………………………… 39

　4.1.1　線形表現　**39**

　4.1.2　2次元表現　**41**

　4.1.3　立体構造　**43**

4.2　類似性検索 …………………………………………………………………………… 44

　4.2.1　フィンガープリントによる類似性検索　**44**

　4.2.2　部分および上部構造検索　**45**

4.3　ファルマコフォア …………………………………………………………………… 46

　4.3.1　ファルマコフォアの表現方法　**46**

　4.3.2　ファルマコフォアモデリング　**47**

　4.3.3　ファルマコフォア検索　**48**

4.4　記述子 ………………………………………………………………………………… 49

　4.4.1　簡易記述子　**49**

　4.4.2　トポロジー記述子　**50**

　4.4.3　物理化学的記述子　**50**

　4.4.4　記述子を用いた解析例　**51**

4.5　データ解析 …………………………………………………………………………… 53

参考文献 ………………………………………………………………………………… 55

# 第5章　機械学習・AIによるインシリコ創薬　　　　［本間・寺山・関嶋］　**56**

5.1　創薬における活性予測定式化とAI利用の歴史 ……………………………… 56

　5.1.1　活性予測の定式化の始まり　**56**

　5.1.2　機械学習・AIの創薬応用の歴史1：深層学習以前　**57**

5.1.3 機械学習・AIの創薬応用の歴史2：深層学習以降　**58**

5.2 創薬応用を志向した機械学習・AIの基礎 ‥‥‥‥‥‥‥‥‥‥‥‥‥‥ **59**

　5.2.1 機械学習の種類と使い分け　**59**

　5.2.2 説明変数（分子記述子）の種類と使い分け　**61**

　5.2.3 教師あり学習における学習手順　**63**

　5.2.4 予測精度の指標と適用範囲　**65**

　5.2.5 深層学習とその応用　**67**

5.3 AIの創薬応用の例 ‥‥‥‥‥‥‥‥‥‥‥‥‥‥‥‥‥‥‥‥‥‥‥‥ **68**

　5.3.1 分子プロファイルの予測モデル　**68**

　5.3.2 分子構造生成モデル　**69**

参考文献 ‥‥‥‥‥‥‥‥‥‥‥‥‥‥‥‥‥‥‥‥‥‥‥‥‥‥‥‥‥‥‥ **71**

---

# 第6章 タンパク質立体構造予測：機械学習・AIの進んだ活用
[富井] **73**

6.1 タンパク質立体構造予測の基礎 ‥‥‥‥‥‥‥‥‥‥‥‥‥‥‥‥‥‥ **74**

6.2 AlphaFoldの入力 ‥‥‥‥‥‥‥‥‥‥‥‥‥‥‥‥‥‥‥‥‥‥‥‥ **74**

6.3 AlphaFoldのモデル内部での処理 ‥‥‥‥‥‥‥‥‥‥‥‥‥‥‥‥ **75**

　6.3.1 Evoformer　**76**

　6.3.2 IPA　**77**

6.4 AlphaFoldの学習と損失関数 ‥‥‥‥‥‥‥‥‥‥‥‥‥‥‥‥‥‥‥ **77**

6.5 AlphaFoldの出力 ‥‥‥‥‥‥‥‥‥‥‥‥‥‥‥‥‥‥‥‥‥‥‥‥ **78**

参考文献 ‥‥‥‥‥‥‥‥‥‥‥‥‥‥‥‥‥‥‥‥‥‥‥‥‥‥‥‥‥‥‥ **79**

---

# 第7章 創薬のための量子化学計算
[福澤・田中] **81**

7.1 非経験的分子軌道法 ‥‥‥‥‥‥‥‥‥‥‥‥‥‥‥‥‥‥‥‥‥‥‥ **81**

　7.1.1 原子軌道と分子軌道　**81**

　7.1.2 分子の電子状態計算　**82**

　7.1.3 基底関数　**87**

7.2 生体高分子のための近似法 ‥‥‥‥‥‥‥‥‥‥‥‥‥‥‥‥‥‥‥‥ **88**

　7.2.1 QM/MM法　**89**

　7.2.2 フラグメント分子軌道（FMO）法　**91**

　7.2.3 FMO近似に基づく解析法　**94**

7.2.4　FMO 計算の解析事例　**96**

7.3　量子化学計算のためのソフトウェア …………………………………… **98**

参考文献 ……………………………………………………………………… **99**

# 第8章　創薬における分子動力学シミュレーション

[河野]　**102**

8.1　分子動力学シミュレーション ………………………………………… **102**

8.2　分子動力学シミュレーションの背景 ………………………………… **103**

8.3　代表的な分子動力学計算プログラム ………………………………… **104**

8.4　分子の構造エネルギーと分子力場 …………………………………… **105**

8.5　タンパク質のプロトン化状態 ………………………………………… **107**

8.6　運動方程式を解くための数値計算 …………………………………… **108**

8.6.1　ベレ法　**109**

8.6.2　マルチタイムステップ法（高速化）　**110**

8.7　束縛法 …………………………………………………………………… **110**

8.7.1　SHAKE 法　**110**

8.7.2　RATTLE 法　**112**

8.8　周期境界条件 …………………………………………………………… **112**

8.9　静電相互作用計算の高速化 …………………………………………… **113**

8.10　統計アンサンブル ……………………………………………………… **117**

8.11　分子動力学における温度，圧力 ……………………………………… **119**

8.12　温度・圧力制御方法 …………………………………………………… **122**

8.12.1　ベレンゼンの温度制御法　**122**

8.12.2　能勢 - フーバーの温度制御法　**122**

8.12.3　ランジュバン法による温度制御　**123**

8.12.4　アンダーセンの圧力制御法　**124**

参考文献 ……………………………………………………………………… **126**

# 第9章　分子動力学シミュレーション結果の解析法

[寺田]　**128**

9.1　トラジェクトリの解析 ………………………………………………… **128**

9.1.1　初期構造からのずれとゆらぎの計算　**128**

9.1.2　ゆらぎの主成分分析　**129**

9.1.3　クラスタ解析　**131**

　9.2　自由エネルギー計算法 ………………………………………………… **132**

　　9.2.1　立体構造分布と自由エネルギー地形　**132**

　　9.2.2　アンブレラサンプリング　**135**

　　9.2.3　拡張アンサンブル法　**137**

　　9.2.4　自由エネルギー摂動法　**142**

　　9.2.5　結合自由エネルギー計算法　**147**

　参考文献 ……………………………………………………………………… **154**

# 第10章　タンパク質立体構造を用いたドッキング計算
[関嶋・大上・柳澤]　**156**

　10.1　タンパク質 – 化合物ドッキング ……………………………………… **156**

　　10.1.1　タンパク質 – 化合物ドッキングの原理　**158**

　　10.1.2　原子間相互作用エネルギーを推定するスコア関数　**159**

　　10.1.3　タンパク質 – 化合物結合ポーズの探索手法　**161**

　10.2　タンパク質複合体構造予測とタンパク質間ドッキング ……………… **166**

　　10.2.1　立体構造を入力としたタンパク質間ドッキング　**166**

　　10.2.2　格子上の探索によるフリードッキング　**168**

　　10.2.3　タンパク質間ドッキングによる PPI スクリーニング　**171**

　10.3　ドッキングの評価 ……………………………………………………… **172**

　　10.3.1　タンパク質 – 化合物ドッキングの評価　**172**

　　10.3.2　タンパク質間ドッキングの評価　**174**

　参考文献 ……………………………………………………………………… **175**

# 第11章　タンパク質 - タンパク質相互作用
[Standley・加藤・春名]　**177**

　11.1　タンパク質 – タンパク質ドッキングの研究意義 …………………… **177**

　11.2　用語について ……………………………………………………………… **178**

　11.3　サンプリング問題，スコアリング問題，その他の近似 ……………… **178**

　　11.3.1　スコアリング問題　**179**

　　11.3.2　サンプリング問題　**180**

　　11.3.3　その他の近似　**180**

　11.4　タンパク質 – タンパク質相互作用のエネルギー地形 ……………… **181**

目　次　vii

11.5 条件付き折りたたみ ……………………………………………………………… **182**

11.6 タンパク質 − タンパク質ドッキングスコア …………………………… **183**

11.6.1 ペアワイズポテンシャル **183**

11.6.2 共進化情報 **183**

11.6.3 クラスタリングスコア **184**

11.7 リジッドドッキングとフレキシブルドッキング ……………………… **184**

11.8 特徴量としての共進化 ……………………………………………………… **185**

11.9 MSA を用いた深層学習 ……………………………………………………… **185**

11.10 抗原抗体反応 ………………………………………………………………… **186**

参考文献 ……………………………………………………………………………… **187**

## 第Ⅲ部 応用実例編 **189**

実例 1 Stratifin を標的とした初期肺腺癌治療薬の開発支援 ［広川］………… **191**

実例 2 チロシンキナーゼ HCK を標的とした急性骨髄性白血病治療薬の
設計・開発支援 ［本間］……………………………………………………… **196**

実例 3 DNA 維持メチル化で機能するタンパク質の動的構造解析と
インシリコスクリーニング ［池口］………………………………………… **201**

実例 4 疾患 − タンパク質 − ドラッグのネットワークデータベースによる
新規ターゲット予測 ［白井］………………………………………………… **205**

実例 5 予測構造モデルを利用したクライオ電子顕微鏡観測データに基づく
モデリング ［富井］…………………………………………………………… **208**

実例 6 翻訳開始因子 eIF4A 複合体の阻害剤認識における RNA 配列特異性
の FMO 解析 ［福澤］………………………………………………………… **213**

実例 7 X 線および中性子小角散乱実験とシミュレーションによる
時計タンパク質の全長構造解析 ［松本］…………………………………… **218**

実例 8 ジベレリン代謝酵素のメカニズム解析 ［櫻庭］……………………… **222**

実例 9 多剤排出トランスポータ MdfA の輸送メカニズムの解析 ［寺田］…… **225**

実例 10 タマネギの催涙因子合成酵素の触媒機構解析 ［寺田］…………… **228**

実例 11 計算による創薬支援の処方プラクティス ［山本・関嶋］………… **232**

索 引 ——————————————————————————— **241**

# 第 I 部
## 導入編

第Ⅰ部「導入編」では，インシリコ創薬の基本的な考え方の概略を紹介する.

　第1章では，そもそも薬をつくるとはどういうことなのか，その歴史と現代的な考え方について，社会が要請する課題や技術発展の状況を踏まえつつ概説する．第2章では，創薬の中でもとくにインシリコ創薬に焦点を当て，創薬という大きな枠組みの中でインシリコアプローチが果たす役割や可能性について明確にし，具体的な手法の適用領域を整理する.

　これらの解説は，第Ⅱ部（第3～11章）「基礎技術編」で詳述される，インシリコ創薬の中核をなす理論的アプローチやシミュレーション技術を理解するうえでの羅針盤となるだろう．この部では，読者の皆さんに「インシリコ創薬」が目指す方向性について，まず大雑把なイメージをもっていただくことを目的とする.

# 第1章 薬をつくるとはどういうことか？

この章では，そもそも薬をつくるとはどういうことなのか，その歴史と現代的な考え方について概説する．現在主流となっている分子標的薬探索・開発の手順と，そのためのインシリコ創薬アプローチの現状を整理し，さらに，新しいモダリティの展望などについても触れる．

## 1.1 創薬の歴史：化学から分子標的薬まで

さまざまな疾患に治療効果のある物質を薬とよぶ．有用な薬であるためには，薬効が高いことはもちろんであるが，即効性があり，効果の持続性などの薬物動態が良好で，安全性が高い（副作用がない）ことが重要となる．18世紀以前は，薬は，天然に存在する薬草やその他の薬効をもつ生物，無生物の資源そのもの，あるいは有効成分を粗く抽出・濃縮したものが利用されていた．19世紀になると，化学の発展によって純粋な有効成分（化合物）を単離することができるようになり，品質の保証や有効成分どうしの薬効の比較もできるようになった．19世紀後半には，有機合成化学の研究が始まり，天然由来の化合物よりも薬効や安全性が高い薬剤の設計と合成が試みられるようになった．最初は天然化合物を原料として，化学反応によって構造式の一部を改変する程度であったが，20世紀に入ると有機合成化学が大きく発展し，全合成によって小さな原料から自由に化合物を設計・合成できるようなった．合成できる化合物の数が増えたことから，薬効，薬物動態，安全性の各種のプロファイルが良くなる化合物を設計するニーズが高まり，それらを考慮した薬剤の設計・合成を行う学問として創薬化学が始まった．

20世紀の後半になると，疾患の治療に使用できる薬は医薬品とよばれるようになり，米国のFDA（U.S. Food and Drug Administration）や日本のPMDA（医薬品医療機器総合機構）などの規制当局が医薬品について，臨床試験における薬効，薬物動態，安全性を科学的に検証して，販売や臨床での使用を認可するようになった．また，1980年代までは薬効のメカニズムが不明である薬が多かったが，分子生物学の発展によって，疾患の原因となるタンパク質とそれに付随する相互作用経

路（パスウェイ）が解明されるようになった．これによって，創薬を行う際に，細胞や動物における効果を評価する試験ではなく，創薬標的となるタンパク質への効果を試験することができるようなった．そのような手法で探索された薬剤は**分子標的薬**とよばれ，今日の主流となっている．

## 1.2 分子標的薬の探索と開発：手順と課題

近年の製薬企業における分子標的薬の探索研究と開発の手順の一例を図 1.1 に示す．

最初に創薬標的の同定が行われる．創薬標的（創薬ターゲット）とは，疾患の原因となる主にタンパク質や核酸などの物質である．創薬標的を同定するためには，分子生物学による疾患メカニズムの解明が重要であり，健常者と患者のゲノム情報や遺伝子発現プロファイルの比較を行い，候補となる創薬標的をリストアップする．創薬標的の候補は，RNA 干渉，遺伝子ノックダウン，既知の阻害剤による機能解析を行い，タンパク質の分子認識を解明する構造生物学，パスウェイ解析を行うバイオインフォマティクスも併用しながら創薬標的としての有用性の検証を行う．

つぎの段階は，創薬の出発点となる**ヒット化合物**を探索する段階であり，大規模な化合物ライブラリーに対する試験管レベル（*in vitro*）のスクリーニングが実施される．この段階では，本書で紹介されるインシリコ創薬が活躍し，化合物ライブラリーの中から有望な化合物を選択する**インシリコスクリーニング**が行われる．それらのスクリーニングによって *in vitro* で概ね 10 μM 以下の濃度で効果を示す化合物が初期ヒットとして選ばれる．

つぎの段階では，製薬企業で**リード**とよばれる化合物を導くことである．リードにはいくつかの条件があり，疾患動物モデルの患部における有効な濃度を示す良好な薬物動態と，先行品などと比較して統計的に明確な薬効を示すことが重要となる．ヒットからリードに導く過程（hit to lead）は，製薬企業における創薬の最大のボトルネックであり，創薬プロジェクトの成功率は約 25% である．

hit to lead においては，標的に対する 100 nM 以下の濃度での効果，細胞における 1 μM 以下の濃度での効果，類縁タンパク質（とくにキナーゼや G タンパク質共役受容体（GPCR）などでは配列が非常に近いサブタイプが多く存在する）に対する選択性，細胞透過性，代謝安定性，溶解度などについて，良好なプロファイルをもつことが要求される．ここでは，とくにインシリコ創薬が重要である．得られたリード化合物は，さらに医薬品に向けて最適化設計（**リード最適化**）が行われる．リード最適化では，その疾患の医薬品としてもつべき性質（target product

4　第 1 章　薬をつくるとはどういうことか？

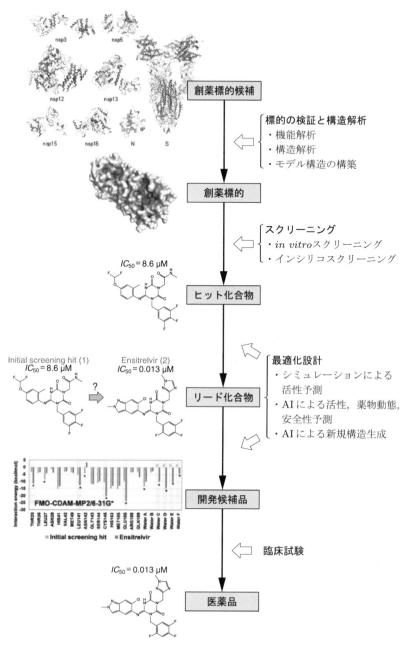

図1.1 製薬企業における分子標的薬の探索研究と開発の手順．左に示した例は上から順に，COVID-19の創薬ターゲット候補群，3CL protease，ゾコーバの初期ヒット化合物，初期ヒットとゾコーバの相互作用解析[1]，ゾコーバを示す．

profile, TPP）を設定し，薬効，薬物動態，安全性のプロファイルを改善し，先行品がある場合には差別化も明確にする．この過程では，標的に対する *in vitro* 活性は，10 nM 以下の濃度で効果があることはもちろん，細胞や疾患動物モデルへの効果も高いレベルが求められる．薬物動態や安全性では，臨床試験を想定して，患部における有効濃度の長時間の維持，代謝酵素 CYP（Cytochrome P450）における薬物間相互作用，CYP の酵素誘導，反応性代謝物，心毒性，肝毒性，光毒性などの項目について，すべて合格点をとる必要がある．

　最適化を行ったリード化合物の中から臨床開発に進む候補品を選択するまでが探索研究の仕事であり，研究所で行われる．その後は開発の段階となり，前臨床，第一相から第三相までの臨床試験を経て，薬効，薬物動態，安全性，先行品への差別化などの項目で十分な有用性が認められれば，医薬品として認可される．

## 1.3　インシリコ創薬アプローチの分類と特徴

　国内で開発された COVID-19 の治療薬であるゾコーバの初期探索にもインシリコスクリーニングの貢献があったのは記憶に新しい[2]．インシリコスクリーニングに代表されるインシリコ創薬のアプローチは，化合物情報に指南される手法（ligand-based drug design, LBDD）と，標的タンパク質の立体構造に基づく手法（structure-based drug design, SBDD）に分類される（表 1.1）．

表 1.1　インシリコ創薬アプローチの分類と特徴．

| 手法 | LBDD | SBDD |
|---|---|---|
| 長所 | ・タンパク質の構造が未知でも可能<br>・計算時間が高速<br>・構造類似化合物と同等の活性レベルの作用秩序が期待できる | ・既知リガンド情報に依存しない<br>・新規ケモタイプを発見できる<br>・結合に関するエネルギー的寄与を評価できる |
| 短所 | 新規ケモタイプを発見しにくい | 高精度の手法ほど計算時間がかかる |
| 最近の動向 | ・公共データベース<br>・ビッグデータ解析技術の適用<br>・化合物生成 AI による化合物提案 | ・スパコン創薬による高精度化・高速化<br>・クライオ電子顕微鏡による構造データの拡充<br>・AlphaFold 2 による構造データの拡充 |

　LBDD は，機能既知の活性化合物情報を手がかりに，全体構造の類似性，部分構造の有無，ファルマコフォア（活性化合物の物理化学的特徴とその 3 次元空間制約）を介して新規リガンドを探索・設計する手法である（詳細は第 4 章を参照）．

LBDD は，標的タンパク質の立体構造に関する情報を必要としないことから，古くから利用されている．

一方，SBDD は，標的タンパク質が特異的な化学物質を選択して結合する「鍵と鍵穴」理論に基づき，標的タンパク質の立体構造に指南された化合物を計算機で探索・設計する手法である．とくに近年では，クライオ電子顕微鏡や AlphaFold 2 などのタンパク質の立体構造解析・予測技術の進展に伴い，キナーゼや核内受容体，G タンパク質共役型受容体（GPCR）など創薬標的タンパク質の立体構造データが増加していることから，創薬研究における SBDD への期待が高まっている．鍵穴の構造情報を活かし，標的タンパク質への選択性や高結合能を目指した設計が期待できるなど LBDD にはない利点も多い．

インシリコスクリーニングを実施する際には，求められる活性化合物の性質や利用できる情報により，前もって SBDD か LBDD を選択する必要がある（もちろん両方を併用できる場合が理想である）．詳細については，2.3 節「状況別のインシリコ創薬技術」を参考にしていただきたい．また，インシリコ創薬がコンパクトにまとめられた教科書・概説書として，参考文献[3] ～ [8]を紹介しておく．

## 1.4　創薬標的に挑戦する新しいモダリティとインシリコ技術

生物学的システムの理解はますます深まっており，創薬に向けたさまざまな新しい生物学的標的が見つかっている．このような標的においては，タンパク質 – タンパク質相互作用やタンパク質 – 核酸相互作用が含まれ，これらの標的の利用は古典的な低分子化合物によるアプローチでは困難な場合が多い．したがって，これらの標的に医薬品として対処するためには，他のタイプの分子，すなわちモダリティが必要となる．このため，いくつかの研究グループや製薬会社は，いわゆる「**新しいモダリティ**」という概念をますます用いるようになっている[3]．新しいモダリティには，新規ペプチド足場構造，オリゴヌクレオチド，ハイブリッド，分子コンジュゲート，さらには PROTAC（後述）など，従来の低分子の新しい利用法などが含まれる．タンパク質 – タンパク質相互作用に見られるような大きな結合表面領域や，細胞調節の中心にある生物学的プロセスを標的とする新しい戦略を可能にしている．

インシリコ技術は，これまで低分子やペプチドを対象としていたが，近年では，これらの新しいモダリティの探索，設計に対応すべく研究開発が進められている．注目されているモダリティの一つは，タンパク質分解誘導キメラ分子（proteolysis targeting chimera, **PROTAC**）とよばれるもので，二つの活性領域（標的タンパク質側と E3 リガーゼ側）とリンカーで構成されたヘテロ機能性低分子であり，活性を制御したい標的タンパク質を除去する機能を有する新しいモダリティである．Drummond らは，PROTAC を介した3元複合体の構造予測（図 1.2）に向けて，標的タンパク質とタンパク質分解の役割をもつ E3 リガーゼ間の網羅的なタンパク質 – タンパク質ドッキング計算によるタンパク質複合体アンサンブルと，PROTAC 分子の多重配座解析のアンサンブルを組み合わせ，最適な3元複合体を抽出するアルゴリズムを開発している[10]．検証実験では，いくつかのサンプルにおいて，PROTAC 結合部分の正確な向きを保ちながら3元複合体の結晶構造を再現している．

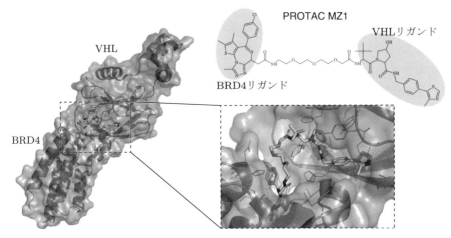

図 1.2　PROTAC が媒介する3元複合体構造の例（PDB-ID 5T35）．PROTAC MZ1 は，標的 BRD4 と E3 リガーゼの VHL（Von Hippel-Lindau）を結び付け，BRD4 のタンパク質分解を誘起する．

また，細胞内のタンパク質 – タンパク質相互作用のような，これまで薬物として作用しなかった標的を選択的に阻害する可能性をもつ環状ペプチドについても，分子シミュレーションを軸とした取り組みが行われている．具体的には，環状ペプチドの最大のネックである，膜透過性のメカニズムを明らかにする試みである．秋山らは，10 残基以上の大きな環状ペプチドの膜透過ステップにおける挙動を大規模計算機環境下でシミュレーションし，膜透過性を推定するプロトコルを開発した．このプロトコルでは，現実的な膜モデルを考案し，18 種類の 10 残基ペプチドの膜透過性を予測した．その結果，実験値と計算値との間に相関係数 0.8 以上の精度が得られた．本研究は，膜透過プロセスの概略図の構築のモデルとなり，高い膜透過性をもつペプチド医薬品のデザインルールの解明に活用されることが期待されてい

る[11]．上記の高度化研究は，化合物の配座解析の LBDD やタンパク質 – タンパク質ドッキングや分子シミュレーションなどの SBDD の要素技術が支えている．

## 1.5 最後に

創薬（臨床試験を含む）を進めるための研究開発費として，2020 年代においては，米国の製薬企業全体で 6 兆円以上が使われており，最初の創薬標的の同定から上市までには，短くても 6 ～ 7 年，平均して 10 年以上の期間が必要である．そのため，インシリコ創薬による効率的な創薬が求められている．また，期待が高まる**アカデミア創薬**の潮流の中でもインシリコ技術の果たす役割は大きい[12-13]．COVID-19 などの突発的な感染症の流行や，遺伝病などの難病・希少疾患に対して，より少ないコストと期間による創薬は，社会的に意義の高い課題となっており，本書がカバーするインシリコ創薬手法を学ぶことは重要である．

## 参考文献 ●●●●●●●●●●●●●●●●●●●●●●●●●●●●●●●●●●●●●●●●●●

[1] Watanabe, C. et al., Quantum Chemical Interaction Analysis between SARS-CoV-2 Main Protease and Ensitrelvir Compared with Its Initial Screening Hit. *J. Phys. Chem. Lett.* **14**(15)：3609-3620 (2023).

[2] Unoh, Y. et al., Discovery of S-217622, a Noncovalent Oral SARS-CoV-2 3CL Protease Inhibitor Clinical Candidate for Treating COVID-19. *J. Med. Chem.* **65**(9)：6499-6512 (2022).

[3] Edited by Andrew R. Leach and Valerie J. Gillet, An Introduction to Chemoinformatics, Springer, 2004.

[4] Gasteiger, J., Engel, T.（著）船津公人（訳）ケモインフォマティックス：予測と設計のための化学情報学，丸善出版，2005 年．

[5] 小長谷明彦（著，監修），革新的 AI 創薬：医療ビッグデータ，人工知能がもたらす創薬研究の未来像，エヌ・ティー・エス，2022 年．

[6] 奥野恭史（編），最新創薬インフォマティクス活用マニュアル（遺伝子医学 MOOK 別冊 創薬研究シリーズ），メディカル・ドゥ，2011 年．

[7] 竹田 - 志鷹真由子，梅山秀明（編），実践：インシリコ創薬の最前線 — 次世代創薬テクノロジー（遺伝子医学 MOOK 14 号），メディカル・ドゥ，2009 年．

[8] 医学のあゆみ 特集「創薬インフォマティクス」，268 巻 12 号，医歯薬出版，2019 年．

[9] Valeur, E. et al., New Modalities for Challenging Targets in Drug Discovery. *Angew. Chem. Int. Ed. Engl.* **56**(35)：10294-10323 (2017).

[10] Drummond, M. L. et al., Improved Accuracy for Modeling PROTAC-Mediated Ternary Complex Formation and Targeted Protein Degradation via New *In Silico* Methodologies. *J. Chem. Inf. Model.* **60**(10)：5234-5254 (2020).

[11] Sugita, M. et al., Lipid Composition Is Critical for Accurate Membrane Permeability Prediction of Cyclic Peptides by Molecular Dynamics Simulations. *J. Chem. Inf. Model.* **62**(18)：4549-4560 (2022).

[12] Singh, S. B. et al., History and Prospects of Drug Discovery and Development Collaboration between Industry and Academia. *J. Nat. Prod.* **87**(4)：1235-1245 (2024).

[13] 善光龍哉，辻川和丈（編），あなたのラボから薬を生み出す／アカデミア創薬の実践，実験医学増刊 Vol. 42, No. 2，羊土社，2024 年．

# 第2章 インシリコ創薬でできること

　インシリコ創薬とは，コンピュータを積極的に活用して創薬を行っていく技術である．**インシリコ**（*in silico*）とは，シリコンチップ内，つまり「コンピュータを使って」という意味で，*in vivo*（生体内で），*in vitro*（ガラス，すなわち試験管内で）などに準じてつくられた用語である．医薬品をつくり出すプロセスである創薬は，動物実験や化学合成など，さまざまな技術によって支えられている．その中でとくに，コンピュータの計算能力，通信能力の増大を背景として，コンピュータを積極的に創薬に活用しようというインシリコ創薬が発展してきた．この章は，現在のインシリコ創薬でできることを概観し，次章以降のそれぞれの詳細な解説のガイドとなることを目的としている．

## 2.1 インフォマティクスとシミュレーション

　まず，インシリコ創薬には大きく分けて，**インフォマティクス**（informatics）と**シミュレーション**（simulation）とよばれる二つの技術分野がある（図2.1）．

　インフォマティクスは，大規模なデータ処理を基本とする．近年，生物学や化学などの実験技術の進歩に伴い，大量のデータが出力されるようになってきた．創薬のプロセスでは，そのような大規模データを随所で活用することができる．それらのデータを収集し，皆がインターネットで閲覧できるようにしているのが**公共データベース**である．たとえば，これまで決定された，さまざまな生物のゲノム配列やタンパク質のアミノ酸配列，タンパク質などの立体構造データ，化合物の活性・物性データなどをインターネットで閲覧することが可能である．このようなデータベース中のデータは，世界中の研究者から集められ，かなり大規模になるので，データを比較，検索，分類するデータ処理技術が必要になる．これらのデータ処理は**データサイエンス**ともよばれる．第3章では創薬に関わるデータサイエンスについて解説する．その中でも，創薬で重要な化合物のデータ処理技術は**ケモインフォマティクス**とよばれる．これについては第4章で解説する．このようなデータに対して，その法則性をコンピュータに学習させる人工知能（AI）である**機械学習**が近年，

10　第2章　インシリコ創薬でできること

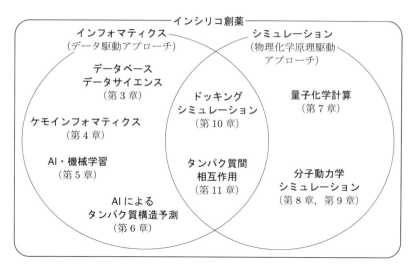

図 2.1　インシリコ創薬技術の概要．大きく分けてインフォマティクスとシミュレーションがあり，それぞれに重要な要素技術がある．

大きく発展している．その創薬応用に関わる AI の概要を第 5 章で解説する．さらには，最近大幅に性能が向上した AI によるタンパク質の立体構造予測については，第 6 章で解説する．

インフォマティクスがデータを元にして帰納的に推論する**データ駆動型技術**であるのに対し，もう一方のシミュレーションは，物理化学法則を元にして演繹的に推論するタイプの技術である．シミュレーションでは，タンパク質や核酸，化合物の立体構造を主な研究対象としており，それらの分子をコンピュータの中に仮想的に置き，分子の振る舞いを，文字どおり，模擬（シミュレーション）する．分子の立体構造や安定性，化学反応などは，基本的には分子の電子状態によって決まるので，電子状態を扱う量子化学計算が基本技術となる．これについては第 7 章で解説する．さらに，化合物がタンパク質に結合や解離する過程や，タンパク質がダイナミックに動いて構造変化する過程を扱おうとすると，立体構造の 3 次元座標だけでなく時間軸も必要となる．それを扱うのが分子動力学シミュレーションであり，第 8 章と第 9 章で解説する．

また，低分子化合物を対象とした創薬では，多数の候補化合物の中から，活性のある化合物を見出すプロセスが必要である．それをコンピュータの中で行うのが**インシリコスクリーニング**である．つまり，インシリコスクリーニングでは，コンピュータ中に仮想的に用意した**化合物ライブラリ**から，活性のある化合物の候補を見出し，実験に供する．その中には，リガンドの類似性から活性化合物を見出す

LBDD（ligand-based drug design）とよばれる技術と，標的タンパク質の立体構造を元に活性化合物を見出すSBDD（structure-based drug design）とよばれる技術がある．LBDDにはケモインフォマティクスやAIがよく適用されており，それらについては第4章と第5章で解説する．また，SBDDでは，化合物をタンパク質に結合させ，結合能の高い化合物を探し出す**ドッキング計算**（ドッキングシミュレーション）が重要な役割を果たしている．低分子とタンパク質のドッキングについては第10章で解説し，タンパク質どうしの結合や相互作用を予測する技術については第11章で解説する．

## 2.2　インシリコ創薬のための基礎知識

インシリコ創薬には，上記のようにさまざまな技術があるが，基本的には生物学や物理化学で蓄積された知識に基づいている[1]．そこで本節では，インシリコ創薬を行う際に知っておいてほしい基礎知識を簡単に復習する．基礎知識をすでにお持ちの方は，この節は飛ばして先に進んで構わない．

まず，生物学の基本に，**セントラルドグマ**がある（図2.2）．ゲノム中にコーディングされたDNAの遺伝情報は，mRNAに転写され，リボソームにてmRNAからタンパク質へ翻訳される．タンパク質は，20種類のアミノ酸がペプチド結合でつながった分子で，DNAの遺伝情報はアミノ酸の並び方に翻訳されることになる．タンパク質は，合成された後，自発的に折れたたみ（**フォールディング**とよばれる），特定の立体構造をとる（図2.3）．タンパク質の機能発現は，この特定の立体構造によるところが大きい．たとえば，化学反応を触媒する機能をもつ，**酵素**とよばれ

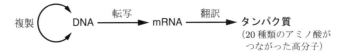

図2.2　生物学のセントラルドグマ．ゲノム中のDNAはRNAに転写され，タンパク質に翻訳される．

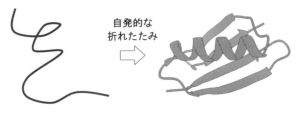

図2.3　タンパク質のフォールディング．

るタンパク質は，活性部位に基質分子を結合させ，化学反応のエネルギー障壁を下げるような立体構造配置をもっている．したがって，この酵素を阻害する化合物をつくろうとするなら，この活性部位にうまく結合し，基質分子が結合できなくするような分子を設計すればよいことになる．

タンパク質が特定の立体構造にフォールディングする情報は，基本的にはそのアミノ酸配列の中にあると考えられている．したがって，アミノ酸配列が与えられれば，その立体構造は予測可能であるはずであり，それをコンピュータで実現する立体構造予測は盛んに研究されている．20種類のアミノ酸には，物理化学的性質の異なる側鎖があり，水との接触を嫌う非極性のもの，水素結合可能な極性のもの，電荷をもつもの，嵩高いもの，小さいものなどさまざまな種類がある．それがジグソーパズルのように3次元的に組み合わさって，タンパク質の立体構造を形成する．とくに，非極性側鎖が集まる疎水核が，水溶性タンパク質の立体構造の核となっている（図2.4）．このようにアミノ酸側鎖の物理化学的性質によりタンパク質の構造形成が決まるので，タンパク質の鎖を伸ばした状態で，水中で分子シミュレーションを実行すれば，タンパク質は自発的にフォールディングするはずである．実際に，小さなタンパク質では，分子シミュレーションによる自発的フォールディングが観測されている[2]．大きめのタンパク質になると，最新のスーパーコンピュータを用いても，分子シミュレーションではなかなか計算時間がかかる．そこで，アミノ酸配列と立体構造の間の関係を人工知能によって学習し，アミノ酸配列から立体構造予測する技術が長足の進歩を遂げている[3]．

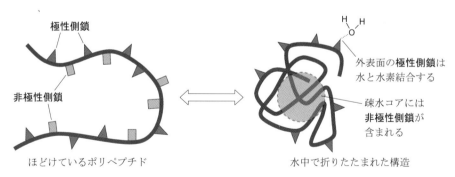

図2.4　疎水性相互作用によるタンパク質フォールディングの促進．

このようにタンパク質のアミノ酸配列には立体構造や分子機能の情報が含まれているので，データベースに格納されているタンパク質配列を比較検討することで，進化的類縁関係の抽出や，機能や立体構造に重要な部位の発見などが可能である．

タンパク質のアミノ酸配列は進化の過程で少しずつ変異しているが，機能に重要な部位は保存されやすい，立体構造が維持されるようにアミノ酸の性質は保存されやすいなどの特徴がある．このため，一般に，アミノ酸側鎖の物理化学的性質（水素結合可能性，電荷，疎水性，嵩高さなど）が近いものには変異しやすく，遠いものには変異しにくい．このような進化のような生物的現象に，アミノ酸側鎖の物理化学的性質が影響しているのは興味深い．

　タンパク質のフォールディングやリガンドの結合など，分子の自発的現象は，**自由エネルギー**で理解することができる．簡単にいえば，自然は自由エネルギーが減少する方向に変化する．たとえば，タンパク質が天然構造にフォールディングする条件では，変性状態より天然状態のほうが，自由エネルギーが低い．逆に，変性条件では，天然状態より変性状態のほうが，自由エネルギーが低い．この自由エネルギー変化は，エンタルピー変化とエントロピー変化に分解することができる．エンタルピー変化は，水素結合や静電相互作用，ファンデルワールス相互作用などに起因する．エントロピー変化は，分子の乱雑さに関係しており，たとえば，タンパク質の変性状態はランダムな構造をしているため，エントロピーが大きい．水中で疎水基が集まる現象である疎水性相互作用も，室温ではエントロピーによって駆動されている．タンパク質のフォールディングは，そのような相互作用の絶妙なバランスで出来上がっており，その自由エネルギー変化はそれほど大きくなく，ぎりぎりの安定性を示していることが多い．

　リガンドが自発的にタンパク質に結合する場合（図 2.5）についても，自由エネルギーで考えることができる．自発的な結合過程の自由エネルギー変化は負であり，負の方向に大きくなるほど，リガンドとタンパク質の親和性は高くなる．結合に伴う自由エネルギー変化も，エンタルピー変化とエントロピー変化に分解することができる．結合に伴うエンタルピー変化は，やはり，水素結合や静電相互作用，ファンデルワールス相互作用などに起因する．結合に伴うエントロピー変化は，タンパク質やリガンド構造の乱雑さ加減，および疎水性相互作用に起因する．ここで，リガンド結合における水の重要性を指摘しておきたい．リガンドがタンパク質から解離しているときには，リガンドの周囲や結合部位に水分子が存在しており，リガンドやタンパク質と相互作用している．したがって，リガンドとタンパク質の結合時には，相互作用している水分子を振り切って結合する必要があり，リガンド–タンパク質間相互作用と，水分子の相互作用とのバランスが重要である．

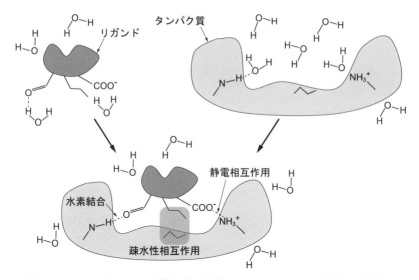

図 2.5 リガンドとタンパク質間の相互作用．リガンドとタンパク質は水素結合，静電相互作用，疎水性相互作用などで結合している．解離状態のときは，リガンドもタンパク質の活性部位も水で覆われており，結合時には，水を振り切って相互作用する．

## 2.3 状況別のインシリコ創薬技術

インシリコ創薬技術は，コンピュータを用いた創薬に関連した技術一般を指すので，非常に幅広い．それに対応して，本書で紹介されている技術にも多くの種類がある．そこで本節では，置かれた状況別のインシリコ創薬技術を概観する．ここでの内容が技術選択の一助になるであろう．

インシリコ創薬では，まず，標的タンパク質の立体構造がわかっているかどうかが，大きな分かれ目となる．立体構造が既知だと立体構造に基づいてさまざまな解析を展開することができる．もう一つの分かれ目は，活性化合物の情報があるかどうかである．活性化合物の情報がある程度わかっている場合，その情報を元にして解析を行うことが可能になる．そこで，表 2.1 のように，標的タンパク質の立体構造情報のあり/なし，活性化合物情報のあり/なしの4通りに分けて，インシリコ創薬を考えてみる．

表 2.1　事前情報の状況に応じたインシリコ創薬技術.

| | | 活性化合物の情報 | |
|---|---|---|---|
| | | なし | あり |
| 標的タンパク質の立体構造の情報 | なし | データベース検索，タンパク質構造予測，など | ケモインフォマティクス，インシリコスクリーニング（LBDD），化合物 AI，など |
| | あり | インシリコスクリーニング（SBDD），ドッキングシミュレーション，など | 量子化学計算，分子動力学シミュレーション，など |

## ◀2.3.1▶ 標的タンパク質立体構造の情報なし，活性化合物の情報なし

　この状況では，わかっている情報が少ないので，データベース検索によってさまざまなデータを収集することが重要となる．標的タンパク質の名前が特定されている場合，タンパク質データベースを検索し，その機能情報，ドメイン情報，モチーフ情報などを得ることができる．その場合，アミノ酸配列はわかっていることがほとんどなので，配列に基づいて**相同性検索**をかけて，類縁タンパク質を探索することができる．高度な配列解析技術を用いれば，遠い類縁関係のタンパク質を探索することも可能である．類縁タンパク質の情報から，標的タンパク質の分子機能が推定できる場合がある．また，化合物データベースを検索すれば，活性化合物の情報も得られる可能性がある．このようなデータベース検索については，第3章を参照してほしい．

　最近では，AlphaFold などの人工知能（AI）による構造予測が長足の進歩をとげたので，配列のみから立体構造を予測することも可能になってきた[3]．配列データベースから網羅的に構造予測を行っている AlphaFold データベース[4] も公開されているので，予測構造を気軽に見てみることも可能になっている．もし予測構造を採用するならば，標的タンパク質の立体構造情報ありの場合の方法を使うことができる．AlphaFold などの AI を用いた構造予測については，第6章を参照してほしい．

## ◀2.3.2▶ 標的タンパク質立体構造の情報なし，活性化合物の情報あり

　標的タンパク質に対する活性化合物の情報がある状況では，LBDD の方法が使用できる．PubChem や ChEMBL などの化合物データベースで検索し，類似化合物やその他の活性化合物の情報を探索することも可能である．ある程度の数の活性

化合物が収集できた場合には，化合物に存在する官能基の物理化学的性質の共通特徴をファルマコフォア（第4章を参照）として抽出し，それに合致する化合物をデータベースから検索することもできる．また，化合物の特徴をフィンガープリントやグラフ情報の形で記述子化して，機械学習によって化合物活性の予測モデルを構築することも可能である．このような機械学習は，活性の予測だけでなく，毒性や体内動態などの予測に応用できる．また，機械学習により化合物の情報を学習し，自動的に化合物を生成する方法も開発されており，創薬の可能性を広げている．LBDDや化合物の機械学習については，第5章を参照してほしい．

## ◀ 2.3.3 ▶ 標的タンパク質立体構造の情報あり，活性化合物の情報なし

標的タンパク質の立体構造を元にして活性化合物を発見したい場合は，SBDDの方法を使用することができる．まず，狙う結合部位の判定には，タンパク質の表面に存在するポケットの**創薬可能性**（druggability）を検討することが可能である．対象タンパク質の結合部位が決定できたら，データベースの化合物情報から3次元座標を作成し，その結合部位にドッキングさせて，その相互作用のスコアから活性化合物を予測する（インシリコスクリーニング）．そこで用いられるドッキングシミュレーションについては，第10章を参照してほしい．化合物データベースには，数十万から数百万，場合によっては数億以上の化合物情報があるので，ドッキング計算は非常に高速である必要がある．そのため，ドッキング計算では，タンパク質の立体構造は固定して扱うことが多い．ただし，実際のタンパク質の構造はゆらいでいるため，必ずしもリガンド非結合状態の実験構造（実験で決定された構造）がドッキング計算に適しているとは限らない．その場合は，分子動力学シミュレーションなどでタンパク質構造を動かして，ドッキング計算に適した構造を探索する．また，ドッキング計算で用いる相互作用のスコアは近似されたもので，相互作用に重要な水分子の扱いも簡略化している．そこで，ある程度化合物を絞った後，より高精度な分子動力学シミュレーションを行い，活性化合物を見出していくこともできる．

## ◀ 2.3.4 ▶ 標的タンパク質立体構造の情報あり，活性化合物の情報あり

標的タンパク質の立体構造と活性化合物の情報が両方ある状況では，量子化学計算（第7章）や分子動力学シミュレーション（第8章，第9章）などの物理化学的方法を適用することができる．分子動力学シミュレーションでは，タンパク質や

化合物の柔軟性や水分子との相互作用を考慮することが可能である．たとえば，原理的には，リガンドを水中に離しておいて分子動力学シミュレーションを開始し，自発的にリガンドがタンパク質に結合する様子を観測することも可能である．ただし，結合の時間スケールがコンピュータで計算可能な分子動力学シミュレーションの時間スケールより長い場合も多く，その場合は，通常の分子動力学シミュレーションでなく，構造サンプリングの効率を向上させた計算手法を用いる必要がある．また，リガンドのタンパク質に対する結合親和性の計算も可能である．結合親和性は結合自由エネルギーによって定量化されるが，分子動力学シミュレーションをベースにした方法によって，結合自由エネルギーを算出することができる．また，異なったリガンド間の結合自由エネルギーの差を計算することも可能であり，官能基の違いによる親和性の変化などを評価できる．さらに，アゴニストやアンタゴニストなど，リガンドの種類によるタンパク質の応答の違いを評価することも可能である．

　以上のような分子動力学シミュレーションでは，高速な計算を可能とするために**力場**とよばれるポテンシャル関数を使うのが通常で，電子状態までは考慮に入っていない．π電子の振る舞いなどの電子状態を計算に入れるには，量子化学計算を行う必要があるが，タンパク質 – リガンド複合体の量子化学計算も FMO（フラグメント分子軌道）計算などで可能になっている．

　ここでは，低分子化合物のインシリコ創薬の技術を中心に記述したが，インシリコ技術はほかにも，バイオ医薬品などのタンパク質間相互作用や，タンパク質 – 核酸相互作用の計算に十分適用可能である．結合などの物理化学現象は，低分子 – タンパク質間とタンパク質間相互作用で共通なので，分子動力学シミュレーションや量子化学計算などの物理化学的手法は同様に用いることができる．タンパク質間相互作用については，第 11 章を参照してほしい．

## 参考文献 ●●●●●●●●●●●●●●●●●●●●●●●●●●●●●●●●●●●●●●●●●●

[1] Alberts et al.（著），中村桂子ほか（訳），Essential 細胞生物学（原書第 5 版），南江堂，2021 年.

[2] Lindorff-Larsen, K. et al. How fast-folding proteins fold, *Science* **334** : 517（2011）.

[3] Senior, A. W. et al. Improved protein structure prediction using potentials from deep learning, *Nature* **557** : 706（2020）.

[4] https://alphafold.ebi.ac.uk/

# 第Ⅱ部
## 基礎技術編

第II部「基礎技術編」では，インシリコ創薬を実践するうえでぜひとも身につけておきたい基礎知識を丁寧に押さえていく．第3章から第11章までを通読することで，専門的な研究論文を読み解いたり，実際にインシリコ技術を創薬に適用したりする作業の出発点に立つことができるだろう．各章で解説する基礎技術の中には，読者によっては他書で詳しく学んだものや，他書で学べばよいと思えるものもあるかもしれないが，インシリコ創薬を実践するうえでの役割や位置付けなどを意識して，この第II部を読み進めてほしい．

現在のインシリコ創薬あるいは計算創薬はデータサイエンス化が大いに進んでいる．第3章では，データサイエンスとしての創薬科学を行ううえで知っておきたい最低限の基礎知識を整理した形で提示する．さまざまなデータベースのアクセス法や使い方，また，自らデータベースを構築するうえで重要となるポイントなども紹介する．

実際にドラッグデザインを行う際，従来（標的タンパク質の立体構造などがあまりよくわかっていない状況で）多く用いられてきたのが，薬剤候補となる化合物の特徴を分析して，そこから求めたい薬物活性との相関を半経験的にルール化していく，「リガンドベース」アプローチ（LBDD）である．これは，化学の世界ではケモインフォマティクス（化学情報学）として古くから知られている．第4章では，その基礎知識を詳しく述べる．そしてそれを踏まえて，第5章では，近年発展の著しい機械学習や人工知能（AI）技術を駆使して薬剤探索がどのように行われているか，その最先端の考え方や取り組みについて具体的に紹介する．

ここまでは，創薬標的（ターゲット）となるタンパク質など生体分子の配列情報はわかっていても，その立体構造自体は正確には知られていないケースを想定したアプローチである．一方，近年クライオ電子顕微鏡などによる構造生物学やAlphaFoldに代表されるAI予測などの進展により，標的タンパク質の構造情報がかなりの程度わかっていることを前提としてよい時代になりつつある．そこで，第6章では機械学習・AIによるタンパク質の立体構造予測の基礎知識を提供し，第7章以降では「構造ベース」アプローチ（SBDD）でインシリコ創薬を行ううえでの基本的な考え方やツールを紹介していく．まず第7章では，分子を支配する物理方程式に立ち返り，分子間の相互作用や構造安定性を決めるうえで重要な電子状態を求める量子化学計算について学ぶ．続いて，第8章と第9章では，分子間の相互作用が決まったうえで，水やイオンなどに囲まれた生理条件下でタンパク質や核酸，低分子化合物などがどのように統計的に振る舞うのかを記述する分子動力学法の基礎を学ぶ．これらは現在の「第一原理的な」インシリコ創薬研究の中心となっ

ている解析手法である．

　そして，薬剤候補分子の集合やライブラリが与えられたとき，実際にそれらの分子が標的タンパク質などにどのようなポーズと強度で結合するのかを予測し，有望な候補を選別するために行われるのが，リガンド-タンパク質ドッキングシミュレーションである．第10章ではその具体例を詳しく紹介する．第10章の後半と第11章では，タンパク質どうしのドッキングシミュレーションについても論じる．これは，薬剤探索の新しいモダリティやワクチン開発などにとっても重要な知見を与える．

　以上の第3章から第11章までの関係をここに再掲しておく．改めて参照されたい．

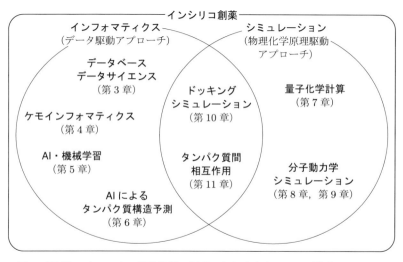

図2.1（再掲）　インシリコ創薬技術の概要．大きく分けてデータ駆動のインフォマティクスと物理化学原理駆動のシミュレーションがあり，それぞれに重要な要素技術がある．

　なお第Ⅱ部では，研究の現場で用いられているデータベースやソフトウェアに関する情報についてもできるだけ具体的に紹介している．ただし，たとえばAlphaFoldなどのソフトウェアは日進月歩で進化・改良が進められており，最新版の導入についてはその都度ウェブサイトを通じて確認するのが望ましい．本書では，年月を経ても大きく変わることのない基礎的な部分を主に扱っていると理解してほしい．

# 第3章 創薬データサイエンスと データベース

　従来の「単一の薬物が単一の標的（ターゲット）タンパク質に作用し，固有の病気の治癒を促す」ためのドラッグデザインをさらに発展させて，複数のターゲットの複雑な相互作用によって発症する疾病の複合薬物による治癒に向けた創薬研究が推進されつつある[1]．これには，ゲノム，トランスクリプトーム，プロテオーム，メタボロームなどのゲノミクスデータの蓄積とデータベース（DB）の公開が大きく寄与している．また，薬物の効能と副作用を遺伝学あるいは環境要因から説明する研究も進んでいる．ドラッグデザインにおいて，ヒトの病態生理学と薬理学の根底にある遺伝学（原因遺伝子の探索）を考慮して，複数の異なった事象や因子をつなげることにより，現在の創薬におけるイノベーションギャップを埋めることが期待されている．

　この目的のためには，ヒトの組織・細胞内における複雑な分子プロセスをシステムとして扱う，**定量的システムズファルマコロジー**（quantitative clinical pharmacology, QCP, 定量的システムズ薬理学）[2]ならびに**構造システムズファルマコロジー**（structural systems pharmacology, SSP, 構造システムズ薬理学）[3]を用いて，薬物による細胞内分子ネットワークの時空間制御を予測し，ヒト病理薬理へ及ぼす影響を解明することが必要である．すなわち，生物学と臨床学のデータ統合と，創薬と治療意思決定のために，これらのデータを数理的な作用機序モデルに変換することの二つが，**システムズ薬理学**（QCP と SSP）の究極の目標である．そこでまず，データサイエンスの立場から創薬を検討しよう．

## 3.1 創薬データサイエンスとは？

　データサイエンスとは何だろうか．対象分野を創薬科学としたときの概念図を図3.1 に示す．はじめに，データ収集・解析とデータベース化などの「① 情報科学」が必要となる．創薬に関わるデータとして，薬物の構造・活性・標的タンパク質との相互作用情報，薬物の解毒代謝，薬物による生体シグナル伝達などがあり，これらを俯瞰して創薬を進めるのが QCP と SSP である．このために，対象分野であ

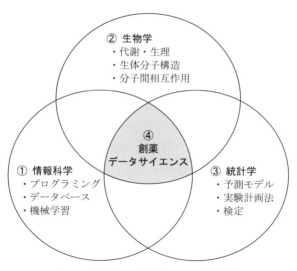

図 3.1 創薬データサイエンスの概念図.

る「② 生物学」の知識が必要となる．続いて，これらのデータを統合し，深層学習などの機械学習を通して新規薬物の活性と動態を予測する．ここでも計算科学および情報科学の知識が求められる．予測モデルの妥当性・汎化性，さらに新規化合物の活性予測における精度を検討するためには，「③ 統計学」，とくに統計検定の知識が必要になる．このように，生物学・情報科学・統計学の三つの分野を統合した創薬が，「④ 創薬データサイエンス」として位置付けられる．

これまでに医薬品を含むさまざまな化合物のデータベースが開発されており，創薬データサイエンスの端緒となるデータ収集・解析とデータベース化は，既存のものの利用価値が非常に高い．そこで本章では，それらのうちとくに利用頻度の高いものを中心に紹介する．さらに，バイオデータベース構築・運営に興味をもたれる読者のために，データベース構築後の維持管理の基礎技術についても概説する．

## 3.2 化学構造の線形表記 SMILES

薬物，天然物などを含む化合物データベースについて概説する準備として，検索などで利用される化合物構造の線形表記法（文字列表記法）の一種である SMILES (simplified molecular input line entry system) を，アルジカルブ（カーバメート系の殺虫剤）を例に説明する．

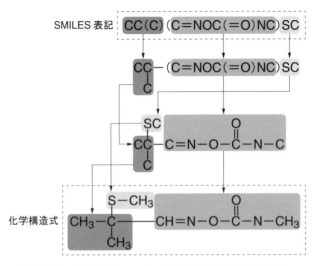

図 3.2　アルジカルブの SMILES 表記と化学構造式の関係.

図 3.2 の上段は，この化合物の SMILES 表記であり，

CC(C)(C=NOC(=O)NC)SC

と表記される．この表記により，アルジカルブの原子と原子の結合の関係がすべて定義される（図 3.2 の下段）．また，立体異性体などの情報も SMILES 表記に含めることができる．ユーザーが ChemDraw などの化学式描画ソフトで構造式を記述し，直接 SMILES 表記に変換することも可能である．SMILES 表記で化学構造情報をデータ化すれば，その他の分子記述子への変換も容易であり，分子フィンガープリント解析，構造活性相関研究，あるいはタンパク質とのドッキング研究（詳細は第 10 章を参照）にも活用できる．

## 3.3　公開データベースの紹介

薬物には，天然化合物と人工化合物がいずれも含まれる．そこで，
(a) 化合物から検索できるデータベース
(b) 天然化合物に焦点を当てたデータベース
(c) 薬物の標的タンパク質を検索するデータベース
に分けて，以下に説明する．なお，表 3.1 に，ここで説明するデータベースの URL を掲載したので，必要に応じてアクセスできる．これらのデータベースは基本的に，ユーザー登録なし，かつ無料で利用可能である．

表 3.1  化合物・タンパク質立体構造のデータベース.

| データベース名 | URL | 対象 |
| --- | --- | --- |
| Binding DB | https://www.bindingdb.org/bind/index.jsp | 化合物, タンパク質への結合 |
| BRENDA（The Comprehensive Enzyme Information System） | https://www.brenda-enzymes.org/ | 天然化合物, 酵素 |
| ChEBI（Chemical Entities of Biological Interest） | https://www.ebi.ac.uk/chebi/ | 化合物, 生物活性 |
| ChEMBL（Chemical Entities of the European Molecular Biology Laboratory） | https://www.ebi.ac.uk/chembl/ | 化合物, 生物活性 |
| DTX（Drug Target Excavator） | https://harrier.nagahama-i-bio.ac.jp/dtx/ | 化合物 - タンパク質 - 疾患の分子相互作用 |
| KEGG（Kyoto Encyclopedia of Genes and Genomes） | https://www.genome.jp/dbget/ | 化合物, 代謝経路, ゲノム情報など |
| KNApSAcK | http://www.knapsackfamily.com/knapsack_core/top.php | 天然化合物, 生物活性 |
| MetaCyc | https://metacyc.org/ | 代謝経路 |
| PubChem | https://pubchem.ncbi.nlm.nih.gov/ | 化合物 |
| PDBj | https://pdbj.org/ | 化合物, タンパク質立体構造 |
| UniProt | https://www.uniprot.org/ | タンパク質配列 |

## (a) 合成物からの検索

### (a1) PubChem

　PubChem は, 分子化学データベースであり, 1000 原子および 1000 結合に満たない分子を対象とする[4]. 主に化学式や物性を調査するために使用する（図 3.3）. アルジカルブ（aldicarb）の SMILES 表記「CC(C)(C=NOC(=O)NC)SC」を PubChem（URL は表 3.1 を参照）で検索してみよう. 検索画面「Explore Chemistry」に SMILES 表記で化合物を入力すると, PubChem CID, 分子式, 分子記述子, 同義名, 分子量, 安全性, 代表的な物性値に加えて, 測定値として, 色, におい, 沸点, 融点, 溶解度, 密度, 蒸気圧, 水 - オクタノール分配係数（$\log P$）などの情報を得ることができる. また, 化合物名「aldicarb」で検索することも可能で, その場合は化学構造描画ソフトを使わずに, SMILES 表記を得ることもできる.

3.3　公開データベースの紹介　**25**

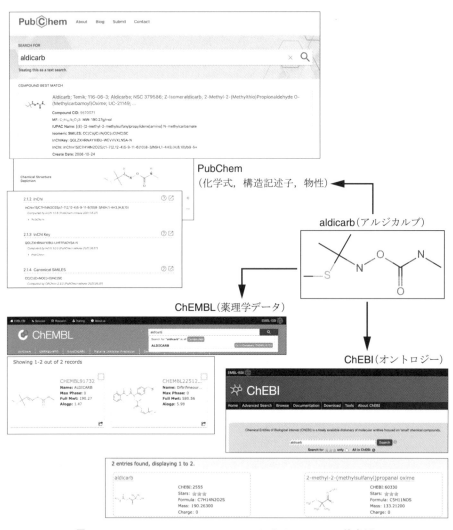

図 3.3 PubChem,ChEMBL,ChEBI による aldicarb の検索例.

(a2) ChEMBL (Chemical Entities of the European Molecular Biology Laboratory)

ChEMBL は,医薬品および医薬品候補化合物などの生物活性低分子のデータベースであり,主に化合物名により検索できる[5].薬効や臨床試験の状況など,薬理的データの調査に利用する(図 3.3).アルジカルブ(aldicarb)を英名で入力すると,aldicarb と diftrifmeourou-S-aldicarb の二つの化合物と生物活性についての情報を得ることができる.

## (a3) ChEBI (Chemical Entities of Biological Interest)

ChEBI は，小さな化合物を対象とした化学種のデータベースであり，生理活性をもつ天然化合物および人工化合物が収録されている[6]．ペプチドなど，ゲノムによって直接コードされる分子については収録されていない．**オントロジー**（関連する用語の相互の関係性の定義）の調査に適している（図 3.3）．化合物名による検索により，化合物の 3 種の線形表記（InChI, InChIKey, SMILES）と，生物学上の役割や応用に関する情報を得ることができる．ChEBI では，

① 化学的役割として chemical role（リガンド，阻害剤，界面活性剤など），

② 生物学的役割として biological role（抗生物質，抗ウイルス剤，補酵素，ホルモン），

③ 応用対象として applicant（殺虫剤，抗リュウマチ薬，燃料など）

の情報を得ることができる．

「aldicarb」をクエリとして検索すると，aldicarb と 2-methyl-2-(methylsulfanyl) propanal oxime の二つがヒットする．前者について，biological role としては carbamate insecticide，EC3.1.1.7（Acetylcholinesterase）inhibitor が示され，applicant としては carbammate insecticide, acaricide, mematicide が示される．

## (a4) Binding DB

Binding DB は，薬物の標的となるタンパク質との結合情報に関するデータベースである[7]．例として生薬（ウコン）の有効成分である「curcumin（クルクミン）」をクエリとして Simple Search を行うと，文字列検索により 12 個の化合物，50 個の文献情報，6 個の生物アッセイ情報を得ることができた（図 3.4）．また，curcumin に関する，9 種の標的タンパク質が検索され，それぞれについて，阻害定数（$K_i$），結合自由エネルギー（$\Delta G°$），50% 阻害濃度（$IC_{50}$），平衡解離定数（$K_d$），50% 効果濃度（$EC_{50}$），解離速度定数（$K_{off}$），会合速度定数（$K_{on}$），測定条件（pH，温度）の情報を取得できる．また，タンパク質ごとに相互作用する化合物の結合情報や化合物情報を SMILES により取得し，その化合物と相互作用するタンパク質を SMILES をクエリとして検索することができる．たとえば，curcumin の SMILES COC1＝C(C＝CC(＝C1)C＝CC(＝O)CC(＝O)C＝CC2＝CC(＝C(C＝C2)O)OC)O により，211 種のタンパク質との相互作用が取得できる．

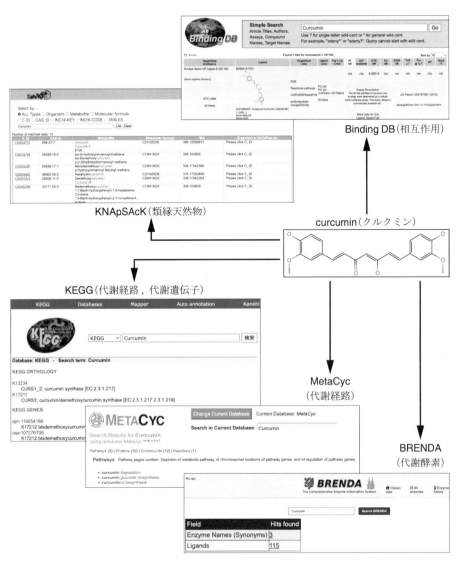

図3.4 BindingDB, KEGG, KNApSAcK, MetaCyc, BRENDAによるcurcuminの検索例.

## (b) 天然化合物からの検索

### (b1) KEGG (Kyoto Encyclopedia of Genes and Genomes)

KEGGは，ゲノム情報とリンクした代謝経路，BRITE機能階層，KO機能オーソログ，遺伝子，タンパク質，代謝物などを統合したデータベースである（図3.4）[8]．化合物を対象に，

① 遺伝子オントロジー（GO）

② 化合物情報（KEGG Compound, PubChem, ChEBI, KNApSAcK などの
データベース, HMDB）

③ 化学反応（KEGG enzyme, KEGG reaction）

④ タンパク質（UNIPROT, REFSEQ）

⑤ DNA 配列（REFSEQ, INSDC）

⑥ 3次元タンパク質構造（PDB）とタンパク質ドメイン情報（NCBI-CDD）

についての統合検索ができる. KEGG Compound から化学構造を MOL 形式ファイルで取得できる. また, curcumin を例に KEGG Compound により検索を行うと, 代謝経路（KEGG Pathway：1件）, 薬物（ChEMBL：1件）, 化合物（PubChem：1件, ChEBI：1件, 3DMET：1件, HSDB：1件, KNApSAcK：1件, MassBank：2件, NIKKAJI（日本化学物質辞書）：1件）, 化学反応（KEGG Enzyme：1件, KEGG Reaction：3件）, 遺伝子（KEGG Gene：5件）のレコードがヒットした. このように, 化合物名に関連した酵素・代謝反応・遺伝子の情報を得ることができる.

## (b2) KNApSAcK DB

KNApSAcK DB は, 天然化合物に特化したデータベースであり, 文献で発表されている天然化合物とそれを生合成する生物の情報が集積されている（図 3.4）[9]. 化学構造情報を InChI, InChIKey, SMILES の形式で取得できる. 化合物名「curcumin」をクエリとした検索により, 文字列として curcumin を含む 12 種の化合物がヒットした. また, curcumin を生合成する生物として, 15 種の生物種がヒットした.

また, Twins DB へのリンクにより, curcumin の類縁の天然化合物を, グラフマッチによる検索アルゴリズム COMPLIG で検索できる[10]. なお, 生物種 – 代謝物関係データベースである KNApSAcK Core DB は, 2023 年 1 月より PubChem に組み込まれている（図 3.5）.

## (b3) BRENDA

BRENDA は, 酵素情報データベースであり, 酵素の機能, 構造, 生成反応, 生物種, 活性, 実験手法, 応用, 変異体に関する情報と, 関連するパスウェイへのリンクや疾患情報を含む（図 3.4）[11]. 「curcumin」をクエリとして検索すると, 阻害活性または基質として相互作用する 12 種のタンパク質がヒットした. また,

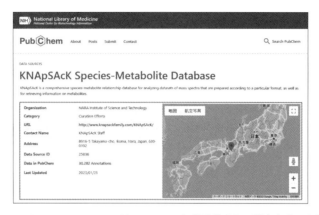

図 3.5　KNApSAcK Core DB は PubChem に組み込まれ，双方向リンクとなっていることを示すウェブページ［https://pubchem.ncbi.nlm.nih.gov/source/KNApSAcK％20Species-Metabolite％20Database］．

curcumin の部分構造を分子フィンガープリントにより検索し，6 個のエントリーを取得できた．このように，化合物名からタンパク質との相互作用，類縁化合物をもとにタンパク質との相互情報を取得できる．

(b4) MetaCyc

MetaCyc は，実験データに基づいて構築された代謝経路のデータベースである[12]．curcumin について検索すると，対象とする代謝物の代謝経路 3 件，タンパク質 10 件，部分文字列一致による化合物名のリスト 12 件がヒットした（図 3.4）．酵素のアミノ酸配列情報は UniProt データベースへのリンクにより取得できる．

(c) 標的タンパク質の検索

(c1) PDBj (Protein Data Bank Japan)

PDBj は，タンパク質などの生体高分子および結合する分子（リガンド）の立体構造データベースであり，分子の 3 次元構造を調査するために使用する（図 3.6）[13]．「curcumin」をクエリとして Search から検索すると，PDB（立体構造のエントリー）41 件，化合物検索（リガンド分子）2 件などがヒットする．化合物検索のタブを選択すると，CC9（curcumin）と CUR（curcumin, enol form）の二つのリガンド分子が見つかる．CC9 などは，PDB の原子座標ファイル中で分子を特定する英数 3 文字からなる残基コードである．CC9 をクリックすると，curcumin の構造グラフィックス，SMILES，InChi，InChiKey などの構造記述子が閲覧できるとと

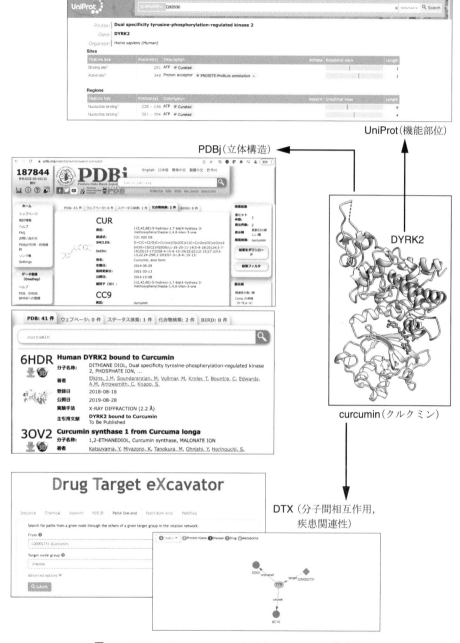

図 3.6  PDBj，UniProt，DTX による curcumin の検索例.

3.3 公開データベースの紹介

もに，エントリー情報として，この分子を結合したタンパク質構造の PDB コード
（PDB 内で構造を特定するための英数 4 文字のコード）が示される．

　関連する PDB エントリータブを選択すると，このリガンドを結合した構造エン
トリーの一覧が表示される．たとえば，PDB コード 6HDR はヒト DYRK2（dual
specificity tyrosine-phosphorylation-regulated kinase 2）と curcumin の複合体の
結晶構造である．PDB コードをクリックすると，それぞれの構造エントリーのペー
ジが表示され，分子名，生物種，文献へのリンク，構造解析実験手法が示される．
ダウンロードから PDB 形式（旧式のフォーマット）や PDBx/mmCIF（現状の正
式フォーマットである mmCIF 形式）で原子座標データをダウンロードできる．
構造に表示されている分子模型をクリックすると，web ベースの分子ビューアー
molmil が起動し，分子模型をインタラクティブに観察できる．構造情報タブから
UniProt や Pfam などの配列データベースへのリンクを含む各分子の詳細情報を，
実験情報タブから構造解析方法および実験パラメータを，機能情報タブからオント
ロジーや活性部位や配列モチーフの情報を閲覧できる．

## (c2) UniProt

　UniProt は，高度にアノテーション（注釈付け）されたタンパク質のアミノ酸配
列データベースである[14]．ターゲットタンパク質のアミノ酸配列や機能情報を調
査する目的に使用される（図 3.6）．上記の PDBj の検索から，複合体構造既知の
curcumin 結合タンパク質の一つが DYRK2 であり，UniProt エントリーが
Q92630 であることがわかる．「Q92630」（または DYRK2 human などのキーワー
ド）をクエリとして Search から検索を行うと，このタンパク質の機能，触媒する
化学反応，機能部位，遺伝子オントロジー（GO），細胞内局在，その他のタンパ
ク質との相互作用，ドメイン構成，変異部位，その他のデータベースへのリンクな
どの情報が表示される．Sequence にアミノ酸配列が示されていて，FASTA をク
リックすると fasta フォーマットの配列が表示される．

## (c3) DTX（Drug Target Excavator）

　DTX は，疾患 – 疾患関連タンパク質 – 標的タンパク質 – 医薬品を分子間相互作
用の情報で接続したデータベースである．疾患から薬物に至る分子パスやネット
ワークを調査するために利用できる（図 3.6）．分子として，ヒトおよび病原体の
タンパク質，ヒト代謝物，医薬品を含み，それらの分子および疾患が，タンパク質
間相互作用（PPI），タンパク質 – リガンド相互作用，代謝，転写調節，ゲノムワ

イド相関解析などによるタンパク質（遺伝子）の疾患関連性によって接続されている.

　例として PathX One-end の検索機能（タブ）を選択し，From（分子パスの起点）を curcumin とし Target node-group（分子パスの終点）を Disease（何らかのヒト疾患）として検索すると，curcumin がヒトタンパク質 TTR（transthyretin）に結合し，TTR は疾患 5D00（アミロイドーシス）および 8C10（末梢神経障害）に関連していることが示される．5D00 などは国際疾病分類（ICD-11）による疾患コードである．ただし，curcumin は肝機能改善，血流改善などに効果がある生薬ウコンの有効成分とされ，単体ではアルツハイマー病，抹消神経障害などについて臨床試験が行われているが，医薬品としては承認されていない[15].

## 3.4　データベースの維持管理

　読者の中にはバイオデータベースを構築したい方もいると思う．論文などで発表したデータをデータベースとして公開することで，引用回数を含めた研究のプレゼンスは大幅に向上する．また，公開を前提としない場合でも，データベース化により研究データの散逸や錯綜を防ぐことができ，研究の継続性や一貫性に寄与する．しかし，構築したデータベースの維持管理の現場での要素技術の解説は，非常に少ない．そこで例として，KNApSAcK DB におけるデータベースの維持管理法を説明する．この維持管理は他のデータベースでも行われており，構築前に知っておくと，その後の運用が比較的簡便となる．

### 3.4.1　データベース構築・更新

　創薬等ライフサイエンス研究支援基盤事業「創薬等先端技術支援基盤プラットフォーム」（BINDS）のインシリコユニットで開発が進められているデータベースなどの，データベース構築・更新については，通常，テスト用サーバ上で実装・検証を行った後，本番サーバへ移すことにより達成される．検証作業において修正すべきデータを発見した場合，効率良く修正可能な手段が求められる．少量の新規情報の登録においては，GUI ツールを用いて行うほうが，効率が良い場合が多い．メンテナンススタッフが新規データの追加を簡便に行えるように，システムが開発されている．

　また，サービスの多様化や登録・維持管理の煩雑化に伴い，ユーザビリティやサ

ステナビリティを維持することが課題となる．たとえば KNApSAcK Family DB では，テスト用サーバ・本番サーバ・予備サーバの 3 個のサーバをクラウドサービス上で運用することで，ユーザビリティとサステナビリティを維持している．本番サーバは，つねに予備サーバのバックアップに自動同期するように設計されている（図 3.7）．また，テストサーバと本番サーバは手動で同期し，データを公開する．このようにすることで，さまざまな障害に対して頑強に運用することができる．

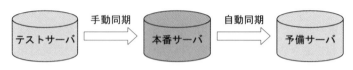

図 3.7　KNApSAcK サービスのサーバ構成．

　クラウドサービスでのデータベース公開における運用についての注意点を整理する．まず，予期しないハードウェア故障に備えて予備サーバを用意する必要がある．現在では，本番サーバとまったく同じ構成をもつ予備サーバがホットスタンバイの状態で待機しており，本番サーバのデータが更新された場合，ファイル類はファイル同期サービス，データベースはレプリケーション技術によって予備サーバへリアルタイム同期される．

　**レプリケーション**とは，稼働系と待機系の 2 系統のサーバを用意し，リアルタイムにデータベース情報を複製する技術である．バックアップとは異なり，万が一稼働系サーバに障害が発生した場合でも，待機系サーバを新たな稼働系サーバへ昇格させるだけでサービスを故障直前の状態から再稼働することが可能である．また，故障した元稼働系サーバを修復後，新たにレプリケーション構築を行えば，サービスを止めずにリアルタイム同期も再開することが可能である．

　このようにして，レプリケーションを利用することで，医療系アプリケーションのような停止が許されない極めて重要なシステムだけでなく，迅速な修復を必要としないクラウドアプリケーションにおいても，低コストでサービスを再開可能な仕組みを提供することができる．

　なお，レプリケーション機能は，現在では多くのデータベースソフトウェアに実装されており，オープンソースデータベース PostgreSQL においても搭載されている．PostgreSQL は ver. 9.0 でレプリケーション機能を搭載して以降，継続的な更新によって速度面も含めて有償ソフトウェアと同等な性能をもつため，近年では多くの商用ソフトウェアやサイトがコスト削減効果を求めてバックボーンとして PostgreSQL への移行を進めている．

レプリケーションのみによるデータベース保護では不十分な場合もある．ハードウェアの故障ではなく，人為的な誤操作やデータ更新スクリプトの不具合によって登録情報に誤りが生じた場合，レプリケーションによって待機系サーバへも直ちに誤りが反映されるため，このような状況に対するデータ復旧が不可能となる．したがって，データ復旧や問題発生タイミングの特定など，必要に応じてデータベース状態を任意の時点へロールバックしたい場合を考慮すると，レプリケーションを設定されたデータベースであっても，スケジューラを用いた定期的なバックアップにより，このような人為的な誤操作によって生じる損失を最小限に抑制するべきである．

ただし，レプリケーションと違い，バックアップを行う際，データベースへのアクセスが多く発生するため，サーバへの負荷集中によってサービス利用へ影響する場合もある．また，対象テーブルの大きさやバックアップ頻度によってストレージ容量を圧迫する可能性もあるため，サービス内容に応じてバックアッププロセスを実施するサーバの設定，バックアップ頻度やタイミングの設定を適切に行うべきである．KNApSAcK Family DB では，データ更新頻度や時期に応じて，万が一に備えた定期的なバックアップを複数サーバ上に設定しており，必要に応じて手動バックアップを行いつつ，日々のメンテナンス業務を行っている．

## ◀3.4.2▶ アクセス管理

データベースの公開後は継続的なアクセス管理が必要である．KNApSAcK Family DB では，定期的なアクセス流入を効率良く解析するため，オープンソースソフトウェアでアクセスログを解析・可視化できる AWStats を活用している．AWStats を Web サーバに設置すれば，指定したサイトのログが蓄積できる．また，自動的に高度な解析を行い，さまざまな統計情報を可視化できる．

AWStats の URL へアクセスすると，直ちに AWStats によって解析されたログのサマリー情報を確認できる．AWStats は指定条件に従って，訪問者（ユニークIP 数），訪問数（トータル IP 数），ページ数，アクセスファイル件数，転送データの総バイト数を棒グラフで可視化できる．

AWStats のメニューリンクから，ログ情報に基づくさまざまな統計結果も確認できる．たとえば，曜日や時間に応じたアクセス頻度，アクセス元 IP に基づく各国からのアクセス数ランキング，アクセス先 URL のランキングなどである．また，重要な統計情報として，検索文字列（キーフレーズ）のランキングが表示されているため，サイトコンテンツの活用からの本データベースのニーズを探ることができる．

### ◀3.4.3▶ サーバの安全管理

クラウドサービスにおけるサーバーセキュリティ上の脅威が年々増大しており，近年では「ランサムウェア」という身代金要求型のウイルスによる被害の事例が多発している．KNApSAcK Family DB は公開文献に基づく情報であるため，個人情報などが含まれておらず，直接的な身代金要求型ウイルスによる被害は考えにくいが，サーバの乗っ取りによって，ウイルスの中継地点として間接的な攻撃加担とならないよう，日々のサーバの安全管理は重要なタスクである．

クラウドサービスを立ち上げれば，直ちに外部 IP から攻撃が始まる場合が多い．通常，アクセスログから攻撃を試みた形跡を確認できる．そのため，サーバ内の各サービスに対して，ファイヤーウォールによるアクセス制御が必要とされる．サーバ管理やデータ更新には SSH サービスを利用することが一般的である．また，海外 IP アドレスに対し SSH サービスへの接続を拒否するよう設定することは，一定の抑止力となる．国内 IP からの頻繁なブルートフォースアタック（総当り攻撃）も，SSH のログから確認可能である．したがって，限定的な IP からのみ SSH 接続を許可する設定により，不明な IP からの接続要求をすべて拒否する対策をとるべきである．

Web サイトに対する脆弱性診断は高い専門知識を必要とするため，外部の有償サービスを利用すると，数十万から数百万円のコストがかかる場合もある．これに対し，KNApSAcK Family DB の Web サイトに対する定期的なサーバ安全管理において，情報処理推進機構（IPA）で無償公開されている脆弱性診断ツール iLogScanner を活用している．本ツールでは，Web サーバのアクセスログから各種攻撃と推定される痕跡を検出できる．

iLogScanner は現在オフライン版のみが配布されており，Java を用いて実装されるため，Windows または CentOS 上で動作保証されている．ユーザーは Java 環境を設置しておけば，公式サイト（https://www.ipa.go.jp/security/vuln/iLogScanner/）からダウンロードしたソフトウェア内に含まれる起動ファイルで GUI 版または CUI（コマンドライン）版を実行可能である．

iLogScanner を起動した後，アクセスログ形式や解析対象ログファイルを適宜指定し，出力先ディレクトリを選択してから，「解析開始」ボタンをクリックすると，直ちに指定したログの解析が行われる．解析が完了すると，指定した出力形式で解析結果が出力される．解析結果により Web サイトのアクセスログに基づいて，SQL インジェクション，OS コマンドインジェクション，ディレクトリトラバーサ

ル，クロスサイトスクリプティングなど，Web サイト攻撃によく用いられる手段の痕跡を特定できる．各攻撃があったと推定される件数のほか，攻撃が成功した可能性の高い件数についてもリストアップされる．また，各種検出対象の脆弱性について，解析結果レポートでは簡単な解説をしているほか，攻撃と思われるログについてもレポートの末尾にリストアップされており，攻撃が仕掛けられた日時，攻撃の種類，攻撃元 IP アドレス，攻撃を受けた URL や具体的な攻撃方法をログで確認できる．このリストは，サイトの脆弱性やプログラム修正の方向性を特定するうえで極めて有用な情報となる．

## 参考文献

[1] Hart, T., Xie, L., Providing data science support for systems pharmacology and its implications to drug discovery. *Expert Opin Drug Discov.* **11** : 241-256 (2016).

[2] Sorger, P. K. et al., Quantitative and systems pharmacology in the post-genomic era : new approaches to discovering drugs and understanding therapeutic mechanisms. An NIH White Paper by the QSP Workshop Group, October (2011).

[3] Xie, L. et al., Towards structural systems pharmacology to study complex diseases and personalized medicine. *PLoS Comput. Biol.* **10**(5) : e1003554 (2014).

[4] Kim, S. et al., PubChem in 2021 : new data content and improved web interfaces. *Nucleic Acids Res.* 49 : D1388-D1395 (2021).

[5] Papadatos, G., Overington, J. P., The ChEMBL database: a taster for medicinal chemists. *Future Med. Chem.* **6** : 361–364 (2014).

[6] Degtyarenko, K., et al., ChEBI : a database and ontology for chemical entities of biological interest. *Nucleic Acids Res.* 36 : D344-D350 (2008).

[7] Chen, X. et al., The Binding Database : data management and interface design. *Bioinformatics.* **18** : 130-139 (2002).

[8] Kanehisa, M., Goto, S., KEGG : Kyoto encyclopedia of genes and genomes. *Nucleic Acids Res.* **28** (1) : 27-30 (2000).

[9] Afendi, F. M. et al., KNApSAcK family databases : integrated metabolite-plant species databases for multifaceted plant research. *Plant Cell Physiol.* **54** : e1 (2012).

[10] Saito, M. et al., Classification of Ligand Molecules in PDB with Fast Heuristic Graph Match Algorithm COMPLIG. *J. Mol. Biol.* **424** : 379-390 (2012).

[11] Chang, A. et al., BRENDA, the ELIXIR core data resource in 2021 : new developments and updates. *Nucleic Acids Res.* **49** : D498-D508 (2021).

[12] Caspi, R. et al., The MetaCyc database of metabolic pathways and enzymes – a 2019 update. *Nucleic Acids Res.* **48** : D445-D453 (2020).

[13] Kinjo, A. R. et al., Protein Data Bank Japan (PDBj) : Updated user interfaces, Resource Description Framework, analysis tools for large structures. *Nucleic Acids Res.* **45** : D282-D288 (2017).

[14] The UniProt Consortium, UniProt : the universal protein knowledgebase in 2021. *Nucleic Acids Res.* **49** : D480-D489 (2021).

[15] Kumar, S. S. D. et al., Therapeutic Potential and Recent Advances of Curcumin in the Treatment of Aging-Associated Diseases. *Molecule* **23** : 835 (2018).

# 第4章 ケモインフォマティクス

　実際にドラッグデザインを行う際，従来（標的（ターゲット）タンパク質の立体構造などがあまりよくわかっていない状況で）多く用いられてきたのが，薬剤候補となる化合物の特徴を分析して，そこから求めたい薬物活性との相関を半経験的にルール化していく「リガンドベース」アプローチである．これは，化学の世界では**ケモインフォマティクス（化学情報学）**として古くから知られている．

　ケモインフォマティクスとは，化学分野と情報科学分野の融合した領域であり，バイオインフォマティクス（生物情報科学）と併せて創薬インフォマティクスを支えている．ケモインフォマティクスに基づく創薬戦略は，主に **LBDD**（ligand-based drug design）とよばれている．LBDD は，特定の疾患や病態に対して有望なリガンド（分子）を選定し，化学物質空間解析や，構造活性相関解析，類縁化合物探索から新しいケモタイプを発見するための Lead/Scaffold hopping など多岐にわたっている（図4.1）．LBDD には，

① タンパク質の構造情報が未知でも実施可能であること
② 研究の歴史が長く，これまで多くの手法が開発されていて，それらのほとん

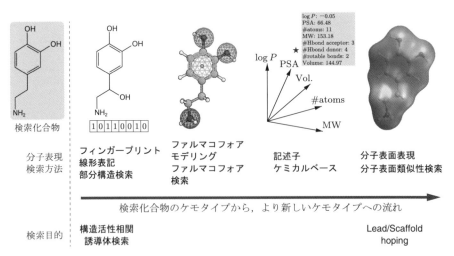

図4.1　LBDD に基づく化合物検索目的とさまざまな検索要素技術の関係．

どは計算時間コストがかからないこと
③ 得られたヒット化合物に参照活性化合物と同等の活性レベル，作用機序が期待できること

などの特徴がある．本章では，図 4.1 に含まれている検索要素技術を中心に，関連手法について概説する．

## 4.1 分子表現

**分子表現**は，化学構造をデータベースとして入力，登録，再構築，検索ができ，色々なアプリケーションプログラムに送信ができることが求められ，LBDD 解析の基本の入力情報となる．分子表現は，いくつかの階層構造で表現される．1 次元表現は，慣用名や IUPAC などの命名法や線形表現である．2 次元表現は，平面での分子構造であり，化学者の一般的な自然言語，トポロジーの表現として用いられる．3 次元表現になると，化合物を構成する空間の原子位置，原子間の角度，距離が与えられ，さらに立体構造に基づく表面物性表現などは 4 次元表現とされている（図 4.2）．

慣用名，
IUPAC，
線形表現
（例：aspirin）

 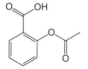 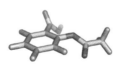 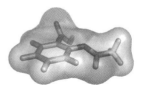

(a) 1 次元表現　　(b) 2 次元表現　　(c) 3 次元表現　　(d) 4 次元表現

図 4.2　分子表現の階層構造．

### 4.1.1　線形表現

線形表現は，化合物構造を文字や数字の連続な線として表示（IUPAC 命名法も一種の線形表記）する 1 次元の表現方法で，代表的な線形表記法として SMILES，InChI が知られている．

**SMILES**（simplified molecular input line entry system）は，1986 年に David Weininger により提案され，化学構造情報が高度に圧縮・単純化される代表的な線形表記法として最も利用されている[1]．SMILES は，いくつかの基本規則により構造を文字列に変換するもので，XSMILES（kekule 式），SMARTS（部分構造，パターン表記），SMIRKS（反応式表記），CHUCKLES，CHORTLES，

CHARTS（アミノ酸，高分子，モノマー表記）などの多くの派生言語を生み出している．SMILES の基本規則は以下のとおりである．

① 原子は，原子記号により表示する．

② 水素原子は自動的に自由原子価を飽和するが，単純な水素の結合は省略する．

③ 隣接する原子はお互いに隣に置く．

④ 二重結合と三重結合は，それぞれ "＝" と "＃" で指定する．

⑤ 分岐は括弧により表す．

⑥ 環は接続している二つの原子に数値を割り当てることによって記述する．

⑦ 芳香族・共役系構造は，すべての原子を小文字で書く．

図 4.3 に，SMILES での環構造(a)や結合・分枝(b)の取り扱い方と表記の例を示す．

SMILES は，文字列による構造情報の圧縮だけでなく，構造展開のルールデー

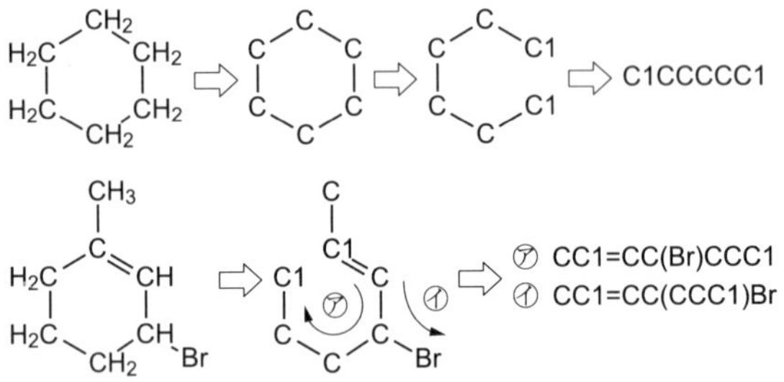

(a) 環構造の取り扱い方

(b) 結合・分枝の取り扱い方

| 構造式 | SMILES | 名称 |
|---|---|---|
| H₃C—CH₃ | CC または C-C | Ethane |
| H₂C＝O | C=O または O=C | Formaldehyde |
| HC≡N | C#N または N#C | Hydrogen cyanide |
| H₂C＝CH₂ | C=C または cc | Ethene |
| 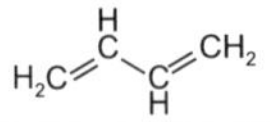 $H_2C\diagup C\diagdown CH_2$ | C=CC=C または cccc | Butadiene |
| 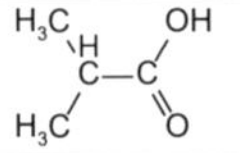 Isobutyric acid構造 | CC(C)C(C=O)O | Isobutyric acid |
| 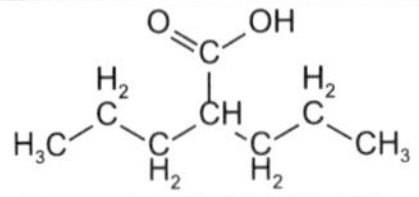 4-Heptanoic acid構造 | CCCC(C(=O)O)CCC | 4-Heptanoic acid |
| 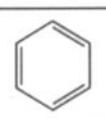 Benzen構造 | C1=CC=CC=C1 または c1ccccc1 | Benzen |

図 4.3　SMILES による構造表現の例．

タベースとしての表現にも利用されている（SMARKS を利用）．Abbot 社の DrugGnu システム[2] では，社内で薬理合成化学者から構造改変の技術を取集し，その改変パターンを SMARKS でデータ化し，構造改変に活用している．また最近では，SMILES 化された化合物情報と AI 技術（回帰型ニューラルネットワーク，強化学習）の融合により化合物自動生成技術も開発されている[3]．

InChI[4] は，SMILES と同じ線形表記だが，開発している団体が異なる．SMILES は Daylight 社が独自に開発しているものだが，InChI は，（米国）標準技術局で開発されているので，InChI の生成や入出力のアルゴリズムの詳細まですべてオープンになっている．SMILES は，表記ルールなど詳細になってはいるものの，生成アルゴリズムなどは，SMILES を利用したいソフトがそれぞれにつくらなくてはならない．その結果，カフェイン分子一つでも

$$CN1C(=O)N(C)C(=O)C(N(C)C=N2)=C12$$
$$Cn1cnc2n(C)c(=O)n(C)c(=O)c12$$
$$Cn1cnc2c1c(=O)n(C)c(=O)n2C$$
$$N1(C)C(=O)N(C)C2=C(C1=O)N(C)C=N2$$
$$O=C1C2=C(N=CN2C)N(C(=O)N1C)C$$
$$CN1C=NC2=C1C(=O)N(C)C(=O)N2C$$

のように，さまざまなソフトがそれぞれの表記を出力してしまい，「一意性」という点が失われてしまうことが指摘されている（カノニカル SMILES という正則化された表記方法もある）．

これに対して InChI は，

$$[c]1([n+]([CH3])[c]([c]2([c]([n+]1[CH3])[n][cH][n+]2[CH3]))[O-])[O-]$$

のように，表記方法の構造とも関連して，比較的一意に決まっている．ただし，表記が長くなってしまうという点は欠点かもしれない．その点，SMILES は簡素に表現できる点で非常に優れている．

## ◀ 4.1.2 ▶ 2 次元表現

化合物の 2 次元表現は，グラフによるコード化として表される．構造図は，グラフとみなすことができ，線形表現と同様に完全にコード化が可能である．その際，ノードは原子，エッジは結合を示している．一般にグラフは，**行列表現**（図 4.4(a)）と**結合表**（図 4.4(b)）で表される．行列表現，結合表ともに最初に原子の任意のラベル化がされ，行列表現では行列要素，結合表では原子の一覧表と結合の一覧表

4.1　分子表現　**41**

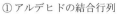

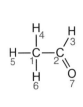

(a) 行列表現

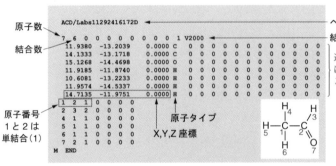

(b) 結合表

図 4.4 グラフによる分子表現.

で定義される．原子のラベル化には，1965 年に Morgan によって開発された規範化アルゴリズムなどが用いられている[5]．

行列表現の利点には，行列代数を用いた記述子計算に向いていることが挙げられる．一方，欠点には，行列での要素数は原子数の 2 乗で拡大すること，立体化学などの情報が含まれていないこと，などがある．

それに対し，結合表の利点には，項目の数が原子数に比例した増加ですむ，原子タイプ・結合次数を分離して記述できる，自由電子・立体化学などの情報を追加できるなど多くがあり，現在では **MOL 形式**（図 4.4(b)）など代表的なファイル形式として用いられている．また，MOL 形式にデータ項目領域が追加されたものを **SD 形式**とよぶ．さらに最近では，グラフニューラルネットワーク（GNN）とよばれる機械学習モデル[6]によって化合物構造が表現され，分子の構造や相互作用の機械学習予測の向上につながっている．

### 4.1.3 立体構造

 化合物の立体構造の理解は，ドラッグデザインや化学反応の理解，分子間相互作用の解析などに不可欠な要素となっている．さまざまな実験的手法および計算化学的手法が立体配座の解析と予測に貢献しており，分子の立体的な特性を理解するうえで重要な役割を果たしている．化合物の立体構造は，結合の回転や柔軟性により，さまざまな立体配座をとることができ，分子内の原子や官能基が回転することで，分子の形状や立体的な特徴が変化する（図 4.5(a)）．これにより，分子は異なる立体配座をもつ複数の異性体（分子式が同一だが，立体構造が異なる化学物質）を形成するといわれている．また，**分子ドッキング**とよばれる，薬物とターゲット分子（受容体）の相互作用を予測する手法では，化合物の立体構造の生成と相互適合性が重要な要素となっている．標的（ターゲット）分子に認識され活性化につながる立体構造は，**活性配座**とよばれている（図 4.5(b)）．このように，分子のとりうる

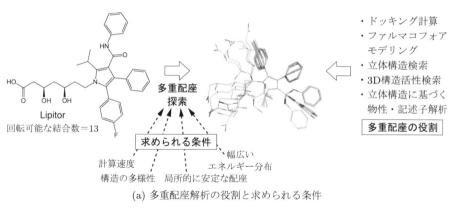

(a) 多重配座解析の役割と求められる条件

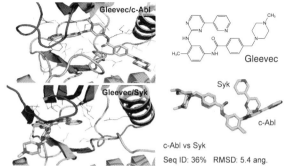

(b) 標的タンパク質によって変化する Gleevec 分子の活性配座

図 4.5　分子の立体構造と多重配座．

4.1　分子表現　43

多重配座の探索は，ドッキング計算をはじめ，ファルマコフォアモデリング，立体構造に基づく分子検索，3D 構造活性相関などの役割をもっている．多重配座探索には，多様で安定な構造群を高速に計算するなど，多くの条件が求められる．

　化合物の立体構造（初期構造）の構築には，主に，理論的研究や実験データから得られた 3 次元構造についての化学的な知識を用いる方法，Rule and Data-based 法が用いられる[7]．これは，たとえば，原子どうしの共有結合の標準的な結合長，結合角や，シクロヘキサンの 3 次元構造の場合，安定な椅子型（知識）を採用するなど，既知データを構築の際のパラメータとして利用する方法である．さらに多重配座解析では，回転可能な二面角を段階的に変化させながら配座構築を行う Systematic 法（グリッドサーチ）が用いられる．回転可能な二面角は，トランス・ゴーシュ角など有効な二面角単位を用いることで探索空間を効率的に減らす工夫がされている[8]．

## 4.2　類似性検索

　LBDD では，探索目的に応じて，活性をもつ検索化合物に似ている対象化合物をデータベースより検索し，その類似性の降順にソートすることで評価を行う．高いランクがついた対象化合物は，検索化合物に類似した活性を有している確率が高いとみなされるため，活性未知の化合物の活性予測によく用いられる．検索の際，クエリー（問い合わせ）やデータベースの分子は，事前に**フィンガープリント**とよばれる構造情報によってコード化される．

### ◀4.2.1▶ フィンガープリントによる類似性検索

　化合物の 2 次元フィンガープリントによる類似性検索は，誘導体検索や構造活性相関研究などの目的で用いられる検索方法である．この手法では，検索化合物と対象化合物の間で，同じ部分構造を共有する割合を類似性尺度として用いている．計算機では，ビットと対応付けられた部分構造の有無を 2 進数（1：あり，0：なし）によって表現する 2 次元フィンガープリントで化合物を記述する方法がよく用いられており，類似性値も 2 次元フィンガープリントに基づいて算出される．図 4.6 は，二つの化合物 A，B 間の類似性を，2 次元フィンガープリントの構造キーと代表的な類似性尺度である Tanimoto 係数を用いて算出する方法を示している．Tanimoto 係数の場合，1 に近いほど類似性が高く，0 に近いほど，類似性が低いこ

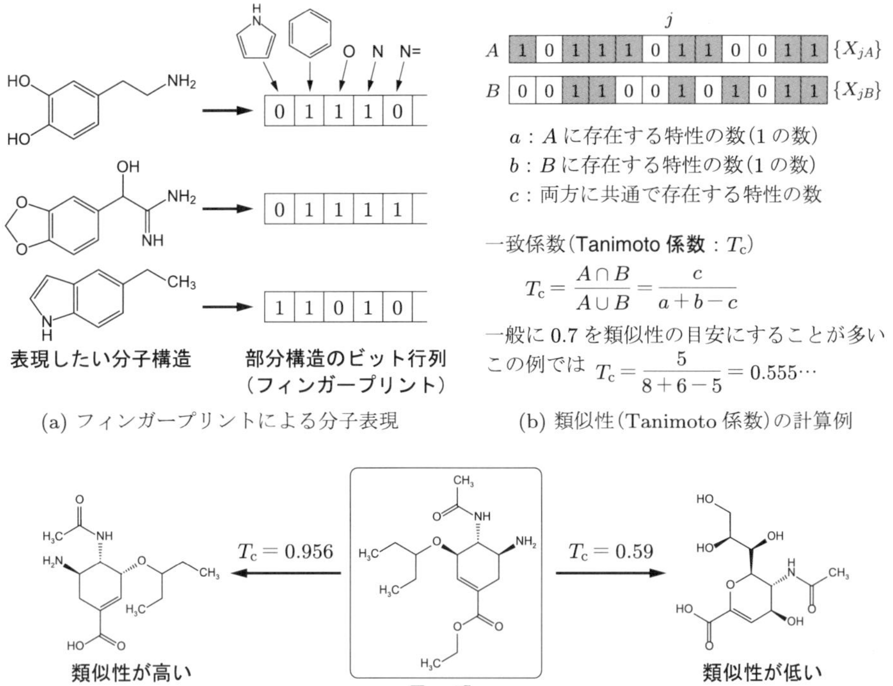

(a) フィンガープリントによる分子表現

(b) 類似性（Tanimoto 係数）の計算例

$a$：$A$ に存在する特性の数（1 の数）
$b$：$B$ に存在する特性の数（1 の数）
$c$：両方に共通で存在する特性の数

一致係数（Tanimoto 係数：$T_c$）

$$T_c = \frac{A \cap B}{A \cup B} = \frac{c}{a + b - c}$$

一般に 0.7 を類似性の目安にすることが多い
この例では $T_c = \dfrac{5}{8 + 6 - 5} = 0.555\cdots$

(c) Tanimoto 係数による類似性の評価例

図4.6　フィンガープリントによる分子表現とフィンガープリント間の類似性
（Tanimoto 係数）の計算例.

とになる．たとえば，0.8 くらいになると，人が直接目で見て二つの化合物が類似していることが確認できる．2 次元フィンガープリントとしては，MACCS，Daylight，ECFP などが知られており，それぞれに分子の表現方法が工夫されている．また最近では，PubChem[9] や ChEMBL[10] で提供される膨大な化合物データの活用により，MMPs（Matched Molecular Pairs）とよばれる 1, 2 箇所の部分構造のみが異なる 2 分子間の同定と構造活性相関を調べる研究も注目されている[11]．

## ◀4.2.2▶ 部分および上部構造検索

フィンガープリントによる類似性検索では，クエリーと比較される化合物間のビットサイズが同程度の際に正当な評価がされる[12]ため，サイズが異なるが部分的構造の共通性を含む構造を検索する場合は，部分構造（substructure）検索や上部構造（superstructure）検索が行われる．図4.7 は，dopamine（ドーパミン）をクエリーにした場合の検索結果の一例である．右の morphine は部分構造検索結

4.2　類似性検索　**45**

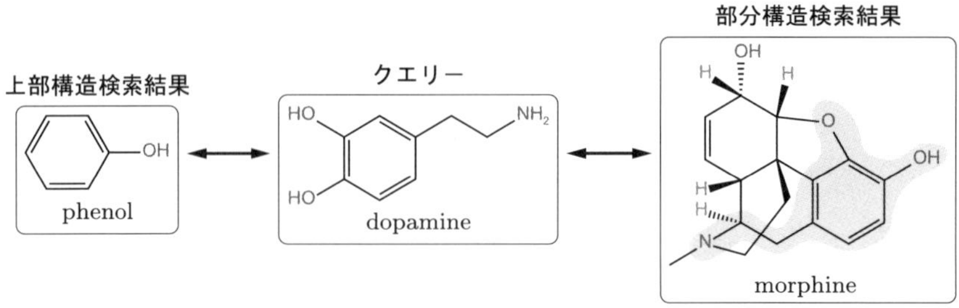

図 4.7 ドーパミン分子をクエリーとした場合の上部構造検索と部分構造検索の
結果例.

果となり，左の phenol は上部構造検索結果となる．部分構造検索は，類似性検索
と同様，クエリーの物性や機能を予測およびクエリーの新規性を確認するために実
施される．上部構造検索は，クエリーを合成する際の構成素材（building block）
の確認にも適している．部分および上部構造検索は，比較する構造をグラフ化し，
部分グラフ間の同形探索を行うこととなる．全原子間比較を網羅的に行うことは，
非多項式（NP）完全問題として破綻する．そのため，実際には，フィンガープリ
ントを用いたプレスクリーニングや，高速アルゴリズムを用いた部分グラフの同形
探索（バックトラック法アルゴリズムなど）を用いて効率化の工夫がされている．

## 4.3 ファルマコフォア

ファルマコフォア（pharmacophore）[13] とは，分子が薬効を発揮するために必
要な機能や相互作用の特徴を表す抽象的なモデルである．ファルマコフォアを特定
の分子内の立体的な特徴や相互作用パターンと関連付けることで，フィンガープリ
ントなどで検出が困難な物理化学的性質の共通性から医薬品候補を特定するのに活
用できる．

### 4.3.1 ファルマコフォアの表現方法

2次元フィンガープリントによる分子表現に比べ，生物学的活性に必須な特徴に
注目した構造の表現方法および検索への応用技術として，ファルマコフォア検索が
よく用いられる．ファルマコフォアのコンセプトは，生物学的等価体を導入しても
活性が維持される，標的分子と化合物との相互作用に重要で，生物学的反応を引き
起こす物理化学的，立体的な集合体とされている．主なファルマコフォアの物理化
学的特性の定義は，水素結合受容体（Acc）／供与体（Don），カチオン（Cat）／ア

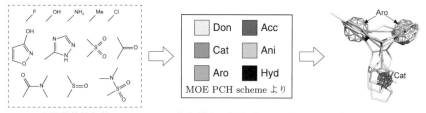

図 4.8 ファルマコフォアの考え方と実装例.

ニオン (Ani), 芳香族化合物 (Aro), 疎水性 (Hyd) とされている (図 4.8 中央). 計算機では, これらの特性は任意の半径をもつ Feature 球 (特徴球) で表現され, 3 次元空間上に配置される (図 4.8 右). Feature 球の選定と半径の定義, 空間配置の過程は, **ファルマコフォアモデリング**とよばれ, これがファルマコフォア検索での検索式となる. 共結晶構造から得られる活性化合物と標的タンパク質の相互作用情報や, 複数の活性化合物の分子の重ね合わせによる特徴部位の同定などが, ファルマコフォアモデリングにおいてよく用いられる. LBDD におけるファルマコフォアの利用目的は幅広く, Lead/Scaffold hopping でも適用される検索方法である.

### 4.3.2 ファルマコフォアモデリング

ファルマコフォアモデリングの手法は, ファルマコフォア作成と検証の手順で行われる. ファルマコフォアの作成方法は, 大きく,

① リガンド情報のみで構築する方法
② 標的となるタンパク質の共結晶構造情報を活用する方法

の二つに分けられる (図 4.9). ① は, ケモインフォマティクス初期の段階から用いられる方法で, 標的タンパク質の構造が未知の場合に有効である. ただし, 複数の活性化合物の立体構造発生の際に, 想定される活性配座を含む十分な多重配座解析が前提となる. ② は, タンパク質立体構造データが近年急増していることから, 活用できる機会が増えてきている. また, 共結晶が未知の場合でもドッキング計算などで結合様式を予測したうえで構築することも可能である.

作成されたファルマコフォアモデルの検証は, 既知の薬剤やリガンドのデータセットに対して行われる. これにより, ファルマコフォアが正確かつ信頼性のある情報を捉えているかどうかを検証する. 検証では, ファルマコフォアがデータセッ

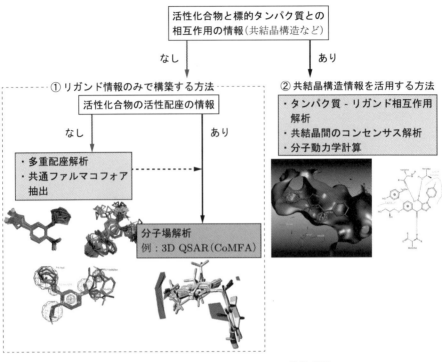

図4.9 ファルマコフォアモデリングの構築手順.

ト内の薬効をもつ分子のみを適切に特定できるかどうかが,濃縮係数(enrichment factor)やROC(receiver operating curve)などの分類評価法[14]で判定される.

## 4.3.3 ファルマコフォア検索

作成したファルマコフォアモデルを検索式として化合物データベースで検索を行う場合,化合物データベース中の化合物については,

① あらかじめ各化合物を多重配座データ化
② 検索条件の検討

が必要となる.検索条件では,本質的なFeature球の指定や一致条件,排除・包含を設定する.本質的なFeature球は **Feature Key** とよばれ,ファルマコフォアモデルにおいて必須であり,検索で必ず一致を必要とするものである.一致条件としては,Feature球の半径(半径を大きくすると検索がより許容される),部分的なFeature球間の距離範囲,設定したFeature球の完全一致数や,最小一致数が検討される.実践では,最初に標準的な設定で検索し,ヒット結果に応じて一致条件を

再検討することの繰り返しが行われている．また，不活性化合物情報や受容体立体構造情報を重ね合わせ，排除・包含のためのファルマコフォアを設定することでヒットの偽陽性を軽減することも可能である．

## 4.4 記述子

　化合物の記述子（descriptor）は，化学的な特性や構造を数値や特徴ベクトルとして表現する手法である．これらの記述子は，化学情報の定量的な表現を可能にし，分子特性に対するモデリング，化合物の比較，分類，バーチャルスクリーニングなどの目的に使用されている[14]．一般的な化合物の記述子として，簡易記述子（構造記述子），物理化学的記述子，量子化学記述子，2次元記述子，3次元記述子が挙げられる．化合物の記述子は，計算化学や機械学習などの手法と組み合わせて使用され，化合物の特性や活性を予測し，有望な医薬品候補の特定に用いられている．さまざまな種類の記述子を組み合わせることで，化合物の多面的な特性を捉えることができる（図4.10）．

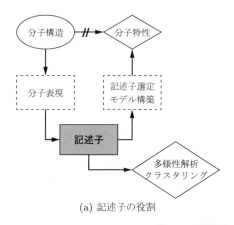

(a) 記述子の役割　　　　　　　(b) 記述子のデータタイプと例

図 4.10　記述子の役割と分類．

### 4.4.1 簡易記述子

　簡易記述子は，化合物分類に効果的な記述子ではないが，他の記述子と合わせて利用される．主な簡易記述子としては，任意の原子種（窒素原子など）の数，回転可能な単結合の数，キラル中心原子の数，水素結合供与（受容）部位の数，二（三）重結合の数，芳香環結合の数，環構造の数などが用いられる．

## 4.4.2 トポロジー記述子

トポロジー記述子は，分子内の構造に関する情報を数値や特徴ベクトルとして表現する記述子の一種である．これらの記述子は，分子の原子や結合の配置やパターン，分子内の環の数や長さ，連結性などを捉えるために使用される．トポロジー記述子には，分子の化学的特徴を数値化するためにさまざまな方法が存在する．代表的なトポロジー記述子として，分子をグラフ構造として表現するグラフ理論記述子，分子内の原子間距離の総和を表す Wiener 指数，分子のグラフ構造を基にした BCUT 指数が挙げられる（図 4.11）．トポロジー記述子は，分子の比較，分類，構造活性相関の解析，バーチャルスクリーニングなど，化学情報の解析やモデリングに広く利用されるほか，分子の化学的特徴を簡潔に表現できることから，化学空間内の類似性や相互作用を捉えるのに効果的な記述子とされている．

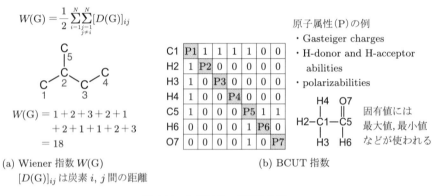

図 4.11　トポロジー記述子の例．

## 4.4.3 物理化学的記述子

物理化学的記述子は，分子の化学的かつ物理的な性質を数値化して表現するための記述子であり，分子の構造や反応性，生理活性などを理解するために重要である．分子量や水素結合のドナー・アクセプター数などのように，簡易記述子の中にもいくつか含まれているが，代表的な物理化学的記述子としては，$\log P$（水‐オクタノール分配係数）や PSA（極性表面積）が有名である．

薬物分子には，水に溶けるための親水性と生体膜を通過するための適切な疎水性が必要である．このような物性を評価する記述子として $\log P$ が用いられる．本来，$\log P$ は，水‐オクタノールの 2 層のフラスコ振とう法などによって計測され，約 30000 種の化合物について実測値が存在する．しかし，解析する化合物の多様性を

考えると，その実測値は微々たるもので，log P を計算で予測することでハイスループット処理に対応する手法が開発されてきた[15]．log P の予測には，基本となる分子の実測値を加算して計算され，実測値の扱い方により Fragment 法と Atom 法がある（図 4.12）．一方，PSA は，分子輸送特性（腸管吸収，血液脳関門）解析に有用な記述子の一つとされており，3 次元構造に基づいて化合物の極性原子（O，N，S，P）の表面積値となる．また Novartis 社の Ertl らにより，結合表情報（2 次元）から PSA を予測する TPSA[16] も提案され，3 次元構造を知らなくても予測が可能となっている．

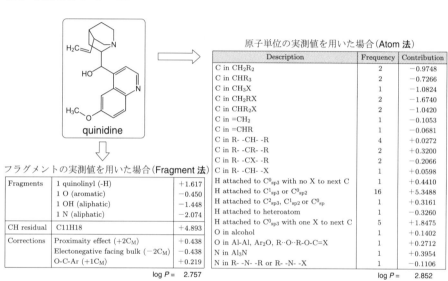

図 4.12　quinidine 分子を例とした log P の予測例．

### ◀ 4.4.4 ▶ 記述子を用いた解析例

記述子で表現された分子を目的の特性と関連付けるには，さまざまな解析の仲介が必要となる．目的となる特性の代表例には，ドラッガビリティ（またはドラッグライクネス）予測がある．**ドラッガビリティ**とは，分子の薬物らしさを評価するものであり，この解析は主に，分子の化学的特性や物理的性質を数値化する記述子を使用して行われる．ドラッガビリティ解析では，化合物の薬物らしさを予測し，生物学的利用能や ADME（吸収，分布，代謝，排泄）特性を考慮したドラッグデザインのほか，薬物探索の初期段階で，化合物の選択や設計において効果的なツールとしても利用されている．**Rule of Five**（ルール・オブ・ファイブ，5 の倍数の規則）

は，Lipinski によって提案された，薬物の経口生物学的利用能（oral bioavailability）を予測するための経験的な解析モデルであり，薬物の ADME 特性を予測するための簡易的なツールとしても広く利用されている[17].

Rule of Five は，以下の 5 の倍数に関係する四つの規則から構成されている.

① 分子量（molecular weight）が 500 以下であること：分子量が大きすぎると，薬物が腸管から吸収されにくくなる傾向がある.

② 脂質溶解度（log $P$）が 5 以下であること：脂質溶解度が高すぎると，薬物が脂質層を通過しにくくなり，吸収が制限される可能性がある.

③ 水素結合供与体数（hydrogen bond donors）が 5 以下であること：水素結合供与体数が多すぎると，分子が腸管から吸収されにくくなる可能性がある.

④ 水素結合受容体数（hydrogen bond acceptors）が 10 以下であること：水素結合受容体数が多すぎると，分子が腸管から吸収されにくくなる可能性がある.

これらの規則は，薬物の経口投与に適した分子特性を示しているが，Rule of Five は予測モデルの一つであり，必ずしもすべての薬物に当てはまるわけではない. したがって，Rule of Five に合致しない薬物でも経口生物学的利用能をもつことがあることを留意する必要がある. とはいえ，Rule of Five は初期のドラッグデザインやバーチャルスクリーニングのフィルタリング手法として依然として有用とされている.

記述子を用いた解析のその他の例として，**ケミカルスペース解析**が挙げられる. この解析は，化学的な多様性をもつ分子集合を定量的に評価し，分子の関係性や類似性を可視化する手法である. ケミカルスペースは化学空間ともよばれ，分子の物理的・化学的特性や構造の組み合わせに基づいて定義される. ケミカルスペース解析は，分子記述子を変数として，以下の手法やアプローチを組み合わせて行われる.

① **多次元スケーリング**：分子間の類似性行列を作成し，分子を多次元空間に配置する手法. これにより，類似した分子が近くに配置され，異なる分子が遠くに配置される.

② **主成分分析**：多次元データを主成分に変換し，データの情報を要約する手法. これにより，化合物間の相対的な位置関係や分散の構造を明らかにする.

③ **クラスタリング**：類似した化合物をグループにまとめる手法. これにより，分子間の関係性を可視化し，化合物のクラスタ（グループ）ごとに共通した特性や活性をもつ可能性があることを示すことができる.

ケミカルスペース解析によって得られる結果は，分子間の類似性や関係性を直感的に把握するものであり，既知の生物活性をもつ化合物の重要な分子要素や，ドラッ

グデザインの方向性の特定が可能になる．Feher らは，合成化合物，天然物，既知医薬品をケミカルスペース解析によって可視化し，天然物と既知医薬品の共有する分子要素や，医薬品と比較して合成化合物に欠落しているケミカルスペースの因子について報告している[18]．ケミカルスペース解析は，大規模なデータセットの分子の分析や，化合物ライブラリーのバーチャルスクリーニングなどの領域でも広く活用される．

## 4.5 データ解析

前節で紹介した Rule of Five やケミカルスペース解析のほかにも，多変量解析，分類学習，機械学習など，幅広い分野で利用されるデータ解析は，ケモインフォマティクスでもよく用いられる．ケモインフォマティクスでのデータ解析では，各変数間で物理化学的意味が異なる場合（分子量，疎水性，トポロジー指標など）が多いため，各変数の平均値や標準偏差を用いたスケーリングや，変数間の相関解析による似た性質の変数の偏りを除去するなどの前処理が必要となる．前処理後のデータセットは，多変量解析，機械学習などで目的の特性の予測のための学習データに用いられる．ここでは多変量解析について詳しく述べる．

**多変量解析**は，複数の変数（特徴）を同時に考慮してデータを解析する統計的手法の総称であり，利用の際には，外的変数あり/なしの場合で大きく分類することができる．

### (1) 外的変数ありの場合

外的変数ありの多変量解析では，解析するデータに加えて，外部からの影響を受ける外的変数も考慮される．これらの外的変数は，解析対象となるデータに対して直接的または間接的に影響を与える要因として扱われる．たとえば，化合物の生理活性値（$IC_{50}$，$K_i$，阻害率，溶解度など）が外的変数として取り込まれる（$IC_{50}$，$K_i$ については第 3 章を参照）．

外的変数ありの多変量解析としては，線形重回帰（ML），主成分回帰（PCR），部分最小 2 乗（PLS）法が知られている．線形重回帰は，独立変数の選定が物理化学的根拠，実験的根拠から十分に選定されている場合に有効である．一方，重要な独立変数が不明であるとき，ある程度の独立変数のセットから潜在変数を介して回帰する主成分回帰の適用が望ましい．さらに，変数間に高い相関関係がある場合や変数がサンプル数よりはるかに多い場合には，部分最小 2 乗法を用いることで，予

測モデルを構築することが可能である（CoMFA[19]が部分最小2乗法の適用モデルの代表である．第5章を参照）．主成分回帰が変数の変動を説明する潜在変数を抽出していたのに対して，部分最小2乗法は，変数と外的変数の両方を説明する潜在変数を抽出することが特徴である．

## (2) 外的変数なしの場合

　外的変数なしの多変量解析では，解析するデータだけが考慮され，外部からの影響は無視される．この場合，データ内部の変数間の相関やパターンを解析し，データセットの構造や特徴を明らかにすることが目的となる．たとえば，いくつかの生理活性タイプをもつ化合物セットデータを分析して，生理活性タイプ間のクラスタリングや傾向の把握を行う場合，外的変数（活性タイプ）はとくに考慮されず，データ内部の関係性のみが分析される．外的変数なしの多変量解析としては，クラスタリング解析，主成分分析，自己相関マップ，分類学習が挙げられる．

　**クラスタリング解析**では，主に，化合物の類似性指標による距離情報を用いたグループ化が行われる．階層型クラスタリングを用いる場合は，平均距離法，最近隣法，重心法，最遠隣法などグループ化の基準を選択する必要がある．

　**主成分分析**も，外的変数を必要としない多変量解析法の一つである．主成分分析では，良い潜在変数が存在していることが前提（2軸までの寄与率が70〜80%に達することが目安）であり，良い潜在変数が存在しないと判断される場合は，そもそも用意した独立変数が不適切なことが多いため変数の見直しが重要となる．

　**自己相関マップ**は，主成分分析による化合物俯瞰と比較されるが，潜在変数がなくとも，とりあえず化合物間の独立変数ベクトル距離の近さを2次元で描画できる点で異なる．よって，独立変数はある程度選定されている必要がある．

　**分類学習**は，データセットを事前に定義されたカテゴリやクラスに分類するための多変量解析の手法である．分類学習では，教師データセットから特徴を抽出し，パターンや関連性を学習する．その後，学習されたモデルを使用して未知（テスト）のデータを分類し，精度が検証される．データセットの性質について，非線形性があるかどうかで選択される手法が分けられる．分類学習には，線形判別分析，重判別分析，決定木，ランダムフォレスト，ニューラルネットワーク，サポートベクターマシン，深層学習など幅広い手法が提案されており，変数やサンプルの性質によって使い分けることになる（詳細は第5章を参照）

# 参考文献

[1] Weininger, D., SMILES, a Chemical Language and Information System. 1. Introduction to Methodology and Encoding Rules. *J. Chem. Inf. Comput. Sci.* **28** : 31-36 (1988).

[2] Stewart, K. D., Shiroda M., James, C. A., Drug Guru: a computer software program for drug design using medicinal chemistry rules. *Bioorg. Med. Chem.* **14**(20) : 7011-7022 (2006).

[3] Olivecrona, M. et al., Molecular de-novo design through deep reinforcement learning. *J. Cheminform.* **9**(1) : 48 (2017).

[4] https://www.inchi-trust.org/

[5] Morgan, H. L., The generation of a unique machine description for chemical structures-a technique developed at chemical abstracts service. *Journal of Chemical Documentation* **5**(2) : 107-113 (1965).

[6] Chen, H. et al., The rise of deep learning in drug discovery. *Drug Discov. Today.* **23**(6) : 1241-1250 (2018).

[7] Gasteiger, J., Rudolph, C., Sadowski, J., Automatic Generation of 3D Atomic Coordinates for Organic Molecules. *Tetrahedron Comp. Method.* **3** : 537-547 (1990).

[8] Hawkins, P . C. et al., Conformer generation with OMEGA : algorithm and validation using high quality structures from the Protein Databank and Cambridge Structural Database. *J. Chem. Inf. Model.* **50**(4) : 572-584 (2010).

[9] https://pubchem.ncbi.nlm.nih.gov/

[10] https://www.ebi.ac.uk/chembl/

[11] Hussain, J., Rea, C., Computationally efficient algorithm to identify matched molecular pairs (MMPs) in large data sets. *J. Chem. Inf. Model.* **50**(3) : 339-348 (2010).

[12] Holliday, J. D. et al., Analysis and display of the size dependence of chemical similarity coefficients. *J. Chem. Inf. Comput. Sci.* **43**(3) : 819-828 (2003).

[13] Edited by Osman F. Güner, Pharmacophore perception development and use in drug design, IUL Biotechnology Series.

[14] Edited by Andrew R. Leach and Valerie J. Gillet, An Introduction to Chemoinformatics : Chapter 3. Molecular Discriptor.

[15] Fujita, T., Iwasa, J., Hansh, C., A New Substituent Constant, $\pi$, Derived from Partition Coefficients, *J. Am. Chem. Soc.* **86**(23) : 5175-5180 (1964).

[16] Ertl, P., Rohde, B., Selzer, P., Fast calculation of molecular polar surface area as a sum of fragment-based contributions and its application to the prediction of drug transport properties. *J. Med. Chem.* **43**(20) : 3714-3717 (2000).

[17] Lipinski, C. A. et al., Experimental and computational approaches to estimate solubility and permeability in drug discovery and development settings. *Adv Drug Deliv Rev.* **46**(1-3) : 3-26 (2001).

[18] Feher, M., Schmidt, J. M., Property distributions: differences between drugs, natural products, and molecules from combinatorial chemistry. *J. Chem. Inf. Comput. Sci.* **43**(1) : 218-227 (2003).

[19] Cramer, R. D., Patterson, D. E., Bunce, J. D., Comparative molecular field analysis (CoMFA). 1. Effect of shape on binding of steroids to carrier proteins. *J. Am. Chem. Soc.* **110**(18) : 5959-5967 (1988).

# 第5章 機械学習・AIによるインシリコ創薬

前章に続いて，リガンドベースによる薬剤探索のインシリコアプローチに関して詳しく解説する．構造活性相関研究の歴史を踏まえ，近年進展の著しい機械学習・AI（人工知能）技術の基礎と具体的活用例について紹介する．

## 5.1 創薬における活性予測定式化と AI 利用の歴史

### 5.1.1 活性予測の定式化の始まり

1970年代までの創薬においては，薬理活性のアッセイ（医薬候補化合物の活性を評価する方法を**アッセイ**とよぶ）は，主に細胞やモデル動物などを用いた表現型アッセイで行われており，スループットが小さいためデータ数が少なかった．分子の性質についても，溶解度や脂溶性指標（$\log P$, $\log D$）などの実測値が少数あるのみであったため，それらのデータに基づく定性的な傾向を解析し，設計の着想を得ることに留まっていた．しかし，次第に多変量解析手法の発達と計算機の能力が向上し始め，活性予測の定式化へのニーズが高まっていった．そのようなニーズに対応する形で，1964年に活性予測をエネルギーに関係する項の線形結合で定式化したHanschと藤田により定量的構造活性相関（quantitative structure-activity relationship, QSAR）解析[1] が行われた．この定式化の項としては，$\log P$ と，芳香環に与える置換基の影響を示す置換基定数が採用された．この定式化は，従来から活性への相関が認められていた $\log P$ や置換基定数などを相互作用エネルギーに結び付ける形で定式化した点で画期的であった．基本骨格と置換基の方向は固定で考えられる特定のケミカルシリーズに効果を発揮したが，3次元（3D）の配座が考慮されていなかったため，適用範囲は広くはなかった．

1980年代後半になると，分子プローブの相互作用グリッドデータを用いた部分最小2乗法（PLS）による予測手法であるCoMFA（Comparative Molecular Field Analysis)[2] が発表された．この手法の前段階として，まず，高活性阻害剤の重ね合わせとファルマコフォアモデル[3] の構築がある．高活性阻害剤の重ね合わせでは，それぞれの阻害剤の3次元配座を網羅的に発生し，エネルギー的に安定

な配座どうしを重ね合わせる．大部分の高活性阻害剤が重なる配座を標的タンパク質に結合した際の阻害剤の配座（**活性配座**）と推定する．活性配座におけるタンパク質との相互作用に重要な薬理作用団（**ファルマコフォア特性**）の配置を**ファルマコフォアモデル**とよぶ．このファルマコフォアモデルを利用して，新規な阻害剤候補の探索が盛んに行われた．この活性配座を基盤として，その周辺の3次元的な効果を定式化したのがCoMFAである．この手法は，タンパク質との複合体構造が未知の状態でも実施できる3次元活性予測手法として大きな成功を収めており，ファルマコフォアサーチは現在でも頻繁に利用されている．

## ◀5.1.2▶ 機械学習・AIの創薬応用の歴史1：深層学習以前

Hansch－藤田のQSAR解析やCoMFAは，学習データによって回帰予測モデルを構築しており，現在の機械学習・AIの先駆けともいえる．ただし，CoMFAは3次元配座を扱うため，重ね合わせやプローブ計算の設定，PLSによるモデル化の設定など，分子モデリングと多変量解析の両方に精通した研究者以外には扱いにくいものであった．同時期に，薬理活性やその他の項目のアッセイは大きな発展を遂げており，1アッセイプレートに数百，数千の化合物を含むプレートを大量かつ高速に評価できる**ハイスループットスクリーニング**（HTS）の時代となった．そのような背景から，大量のデータに基づく活性判別を行うことへのニーズが高まっていき，本格的な機械学習・AIの利用につながっていった．

1990年代半ばから，HTSによるデータを使ったベイズの定理に基づく機械学習手法（**ベイジアン**），および**ニューラルネットワーク**（NN）による判別予測が創薬に応用されるようになり，回帰予測よりも汎化性能が高いことから利用が広がった．ベイジアンは，利用した説明変数のそれぞれが被説明変数に与える確率を計算し，合算する手法である．ベイジアンは，要因の可視化にも優れた手法であり，頻繁に利用された．しかし，複雑な物理現象で，複数の記述子が複雑に影響を及ぼす予測対象の場合には，予測精度が上がりにくいこともあった．NNは優れた手法であるが，学習データセットの偏りに影響されやすい傾向が強いため，当時は利用がそれほど広がらなかった．

2000年代に入ると，より複雑な予測対象に対しても高い予測精度が期待できる，**サポートベクターマシン**（SVM）や，**ランダムフォレスト**（RF）が使われるようになった．SVMは，多項式，ガウス関数（ラディアル）などのカーネル関数によって非線形の空間に射影したのち，判別面に近い部分（マージン）のサンプルの判別

5.1 創薬における活性予測定式化とAI利用の歴史 | **57**

面との距離を考慮し，判別面を最適化する手法である．NN に比べるとデータセットの偏りの影響を受けにくく，またカーネル関数を変えることによって適切な複雑さをもつ非線形判別面を得ることができるため，非常に強力な手法である．ただし，判別面との距離の考慮の度合い（$C$）とカーネル関数の曲率（ラディアルカーネルの $\gamma$ など）の設定を十分に最適化しなければ性能が上がらないことも多い．RF は，決定木の発展形である．ここで，**決定木**とは，説明変数の値によって被説明変数への影響の場合分けを行い，それらを再帰的に行うことによって木のような広がりをもつ予測モデルを構築する手法である．決定木自体は，データセットの偏りや説明変数の妥当性による影響を比較的受けやすいが，データセットや記述子のサブセットを数百セット作成して，それぞれで作成した決定木モデルの多数決によって予測結果を決定する RF は，非常に堅牢な方法である．とくに SVM のようにモデル化の際の設定（ハイパーパラメータ）を慎重に検討せずとも高い予測精度を示す点は，特筆すべきであり，機械学習の初学者でも安心して利用できる．

## ◀5.1.3▶ 機械学習・AI の創薬応用の歴史２：深層学習以降

深層学習（DNN（deep neural network）に基づく学習）は，4 層以上の深層によるニューラルネットワークに基づく機械学習手法である．手法自体はニューラルネットワークの拡張として 1990 年代から知られていたが，それを効果的に利用するための大きなデータセットと計算機の性能が不十分であった．2010 年代半ばから，計算機，とくに汎用 GPU の開発，およびビッグデータの利用が広がったことによって，DNN の予測精度が大きく向上した．また，ReLU などの学習・計算効率を上げる活性化関数やその他のアルゴリズムの最適化も実用性に貢献した．DNN が，従来の機械学習と異なる点としては，

① 説明変数の選択を厳しくしなくてよいこと

② 転移学習が可能であること

③ 要因可視化などの応用がしやすいこと

が挙げられる．

説明変数については，SVM などの手法では予測対象と関連が少ないものが入っていると精度が下がりやすいが，DNN では，良質で大量のデータが確保できれば，学習の過程で重要な説明変数を抽出するので，高い精度を期待できる．また，ネットワーク構造を共有したり，流用して追加で学習したりすることが可能なため，予測対象のデータが少なくても，キナーゼや GPCR など関連深いターゲットどうし

であれば，転移学習とよばれる手法で予測精度を底上げできる．

## 5.2 創薬応用を志向した機械学習・AI の基礎

### ◀5.2.1▶ 機械学習の種類と使い分け

機械学習の手法について，現在では非常に多くの手法が提案されている．大きな分類としては，学習データを使って学習する**教師あり学習**と，学習データを与えずに分類する**教師なし学習**がある．また，強化学習などの，目的となる報酬を与えて，報酬が最大となる方策を学習する手法もある．教師あり学習の中では，ポジティブとネガティブ（たとえば，$IC_{50}$ が 10 μM 以下か以上か）などの判別（分類）を行う手法を判別予測（分類予測），定量的な値（たとえば，$IC_{50}$ 値そのもの）を予測する手法を回帰予測（定量予測）とよぶ．判別予測では，2 クラスだけではなく，3 クラス以上の分類を行うことも可能である．回帰予測は，学習データに質・量ともに揃った定量実測値が要求されることと，学習自体の難易度が高いことから，実施可能性を見極める必要がある．これに対して，判別予測は，数百個以上の定性的なデータがあれば，ある程度以上の予測精度の AI モデルの構築が可能であることが多い．創薬におけるニーズとしては，ヒット探索や初期の構造展開では，判別予測モデルで十分な場合が多いが，創薬の後期のリード最適化の段階では，回帰予測モデルが求められる．利用可能なデータとニーズを考慮して，適切な学習を行うことが重要である．

表 5.1 は，創薬分野において利用される機会の多い教師あり学習手法についてまとめたものである．PLS とベイジアンは，1990 年代から継続して使われている手法であるが，近年では，複雑な予測対象に対しては精度が限定的であることから，利用機会は減少している．予測精度の観点では，DNN，SVM，RF，GBM は互いにかなり近いレベルであり，データセットの質と量，予測対象の複雑さ，転移学習の可能性によって精度が入れ替わる．

この中で RF は，2000 年代から使われている手法であり，モデル化の設定であるハイパーパラメータ，説明変数セットをそれほど最適化しなくても，判別，回帰の両方で高いレベルの予測性能を示すことから，第一選択またはその後のベンチマークとして必ず一度はモデル化しておくべき手法である．RF 以上の精度を求める場合，つぎに選択肢として有望なのは，SVM と GBM になる．SVM の特徴はすでに説明した．GBM は，決定木系の RF から発展した手法で，RF では構成さ

表5.1　創薬において主に使われる教師あり学習手法.

| 系統 | 略称 | 英名 | 和名 | 判別 | 回帰 | ライブラリー |
|---|---|---|---|---|---|---|
| 潜在変数 | PLS | Partial Least Square | 部分最小2乗法 | | ○ | R，scikit-learn |
| ベイズ推計 | Bayesian | Naïve Bayesian classifier | ベイジアン | ○ | | R，scikit-learn |
| ニューラルネットワーク | NN | Neural Network | ニューラルネットワーク | ○ | ○ | R，Keras[9]，TensorFlow[10]，PyTorch[11]，DeepChem[12] |
| | DNN | Deep Neural Network | 深層学習 | ○ | ○ | |
| カーネル関数 | SVM | Support Vector Machine | サポートベクターマシン | ○ | ○ | R，svm light，scikit-learn |
| 決定木 | RF | Random Forest | ランダムフォレスト | ○ | ○ | R，scikit-learn |
| | GBM | Gradient Boosting Machine | 勾配ブースティング | ○ | ○ | R，scikit-learn，LightGBM，XGboost |

れる決定木はそれぞれ独立に予測を行うが，GBMでは誤差をつぎの決定木に引きついで誤差を小さくするように最適化を行うことによって予測精度を向上させる.とくに近年では，XGBoost[4]やlightGBM[5]が高速かつ高精度な手法としてよく用いられる．SVMとGBMについては，RFと違って，ハイパーパラメータの最適化が重要であり，SVMでは，さらに説明変数を厳選することも必要である．SVMの説明変数の選択には，遺伝的アルゴリズム，およびその発展形のNSGA-Ⅱ[6]などが用いられることもある.

　DNNについても，ハイパーパラメータの最適化は重要であり，初期値のまま学習しても精度が上がらないことが多い．予測対象のデータが少ないが，予測対象に関連する別の項目のデータが大量にあり，転移学習ができる場合などでは，DNNが最も高い精度を示すことがある.

　機械学習のために利用できる関数ライブラリーとしては，古くから使われているR[7]のほか，最近ではscikit-learn[8]などPythonのライブラリーも多く公開されている．DNN，SVM，GBMでは，専用のライブラリーも用意されており，学習速度と精度が異なり，使い分けることができる.

# ◀ 5.2.2 ▶ 説明変数（分子記述子）の種類と使い分け

機械学習では，予測対象を被説明変数，学習に使う $\log P$ などのパラメータを説明変数とよぶ．また，創薬では分子を扱うことから，説明変数を分子記述子（molecular descriptor）とよぶことが多い．表5.2 に，創薬において主に使われる分子記述子をまとめた．

分子記述子としては，予測対象の物理現象をしっかり理解し，関連性の深いものを選ぶことが重要である．ECFP に代表される 0 と 1 のビット列で表現されるフィ

表5.2　創薬において主に使われる分子記述子.

| 分類 | 系統 | 例 | 分子構造 | 用途 | 計算手法 | ライブリー例 |
|---|---|---|---|---|---|---|
| フィンガープリント | 構造 | MACCS public keys，ECFP，FCFP，Morgan | 2D | 標的分子の活性，ADMET | ルール | PLP，MOE，RDkit |
| | ファルマコフォア特性・形状 | TGD，TGT，GpiDAPH3，ESshape3D，Chem. AtomPairs | 2D/3D | 標的分子の活性，ADMET | ルール | MOE，RDkit |
| | タンパク質 - リガンド相互作用 | PLIF | 3D | 標的分子の活性 | ルール | MOE |
| 整数値 | 原子・官能基カウント | 水素結合ドナー/アクセプター数，回転可能結合数，環数，Estate | | 標的分子の活性，ADMET | ルール | PLP，MOE，Dragon，RDkit，Mordred |
| 実数値 | 分子プロパティ | $\log P$，PSA，MW，HOMO，LUMO | | 標的分子の活性，ADMET | ルール，分子力場，量子化学，AI | PLP，MOE，alvaDesc，RDkit，Mordred |
| グラフ | グラフネットワーク | GCN | 2D | 標的分子の活性，ADMET | ルール（分子力場，量子化学も追加可能） | DeepChem[12]，kGCN[13]，kMol[20] |
| 画像 | 画像情報 | CNN | 2D/3D | 標的分子の活性 | ルール（分子力場，量子化学も追加可能） | |

5.2　創薬応用を志向した機械学習・AI の基礎　**61**

ンガープリントは，部分構造の有無を表す記述子であり，分子構造における原子群の結合トポロジーから計算され，比較的万能でさまざまな用途に使用される．また，$\log P$や分子量などの分子プロパティも広く使われる．薬物動態や毒性については，鍵となる要因によって特定の記述子を使うことが重要になる場合がある．たとえば，溶解度や膜透過性については，分子の極性表面積を示す PSA（polar surface area），光毒性や反応性代謝物については，化学反応を起こす際に重要なエネルギー（HOMO（highest occupied molecular orbital），LUMO（lowest unoccupied molecular orbital）など）が記述子として使われる．また，分子をグラフに見立てた GCN（graph convolution network）[13] や画像データ（3D に拡張も可能）を利用する CNN（convolution neural network）[14] は，DNN の学習過程における特徴量の畳み込みと相性が良い．

記述子計算は，PLP（PipeLine Pilot）[15]，MOE[16] などの市販のモデリングソフトウェアに各種の記述子が実装されており，動作検証も高いレベルでなされているので，安心して利用できる．また，市販で安価なライブラリーでは，alvaDesc[17] もよく利用されている．無償のライブラリーでは，RDkit[18] と Mordred[19] が有名であり，記述子数も多く，頻繁に新しい記述子が追加されている．ただし，動作検証がやや不十分で，記述子計算できない構造があったり，計算サーバーの環境に依存して計算値が変わったりする場合もあるので，注意が必要である．

記述子の選択は，以下に示す方法の一つ，もしくは複数を組み合わせて行う．

- **予測対象との関連性**：予測対象のメカニズムや相関係数を確認して選択する．
- **分子記述子の独立性**：$\operatorname{clog} P$や $\operatorname{alog} P$のように同じ $\log P$ 予測値で異なる手法の場合，その記述子どうしの共相関が非常に高くなり，AI モデルが不安定化することがあるので，共相関が高いグループからは代表のみを選択する．
- **値の分布**：学習のサンプルにおいて，記述子の値が極端に狭い範囲でしか分布していないか，ほとんどのサンプルで同一の値を示す記述子を排除する．
- **モデル作成を試行しながら選択**：予測への寄与度を考慮して取捨選択する．遺伝的アルゴリズムなどを使う場合もある．

記述子の選択によってどの程度敏感に予測精度が変わるかは，機械学習手法によって異なる．RF と GBM は選択しなくてもよい場合が多いが，PLS と SVM は分子記述子を適切に選択しないと精度が大きく低下することがある．DNN は影響を受けにくいほうであるが，学習データの質や量によって変わる．

### ◀5.2.3▶ 教師あり学習における学習手順

　機械学習の手順（一例を図5.1に示す）としては，最初に予測対象を選択・理解し（①），そのうえ予測対象の実測値データを準備する必要がある（②）．自身で実測する，または文献を収集するほか，ChEMBL[21] や PubChem[22] には論文公知の実測値が登録されているため，簡単な操作でダウンロードすることもできる．データセットについては，信頼性の高い値のみに絞る作業（**キュレーション**）も必要となる．実験条件の絞り込み，はずれ値の除去，金属など性質が極端に異なる分子の除去などを行う．また，実測のネガティブデータが少ない場合には，自身が予測する可能性のある化合物空間を代表する**デコイ化合物**を擬似ネガティブとしてポジティブと同数かそれ以上追加すると学習する際の偏りを避けて，広い化合物空間に適用できる AI を目指すことができる．

　このようにして準備したデータに対して，各化合物の構造式に基づく分子記述子を選択・計算する（③）．利用する分子記述子の選択方法については，5.2.2 項に記載した．RF でまずはベンチマークをとる場合には，構造フィンガープリント，原子・官能基カウント，分子プロパティについて，100 種類程度を投入して様子を見るとよい．RF でモデル化すると予測に対する寄与度としてジニ係数が出るので，記述子選択の参考にすることもできる．また，予測の出力として，定量値を目指すか，クラス判別でよいかについて，データの質と量，および研究目的を考慮して決定する（④）．定量値の場合には，当然ながら $IC_{50}$ などの値の実験誤差が小さな定量値が数十個以上必要であり，10 μM における 1 点（1 point）の阻害活性しかないような場合には，値の誤差が大きく，判別モデルを選択することになる．

　記述子を計算したら，精度検証を行う（⑤）．そのために，まずはデータセットの分割を行う．その際，学習セットと外部テストセットを明確に分けることが重要である．学習セットは，予測モデルを作成するために使用するデータセットである．外部テストセットは，学習・AI モデル化（記述子選択やハイパーパラメータ調整も含む）の際には一切使わず，最適化された後に最後の精度をテストするためのセットである．外部テストセットは，収集した全データからランダム選択するのが一般的であるが，より厳しい場合を想定して最近の新規データを選ぶこともある．重要な点は，創薬の現場での利用を想定したセットを選ぶことであり，選んだセットがその後の実用性を見積もるための重要なセットとなる．

　学習セットを用いた学習の過程では，最初の設定で学習を行った後，記述子を含むハイパーパラメータを変化させて精度を向上させる必要がある．そのためには二

① 予測対象の選択・理解
十分に予測対象の物理現象を理解する．
(例：心毒性の原因の一つである hERG)

② データセットの準備
公共データのキュレーションや実測で用意する．その後，学習セット，検証セット，外部テストセットに分割する．

③ 記述子の選択・計算
予測する物理現象と関係の深い分子記述子を選択する．hERG の場合，構造フィンガープリントや $\log P$ などの分子プロパティ，相互作用記述子などを選ぶ．

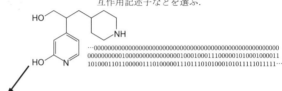

④ 学習手法の選択・学習実施
判別か定量（回帰）予測かを選択する．適切な手法は目的とデータセットの質や量を考慮して選択する（第一選択は RF など）．選択する際には，AI を利用する基礎研究，創薬プロジェクトの目的やニーズも十分考慮する．

⑤ 精度検証
ハイパーパラメータなどの学習設定を調整する．

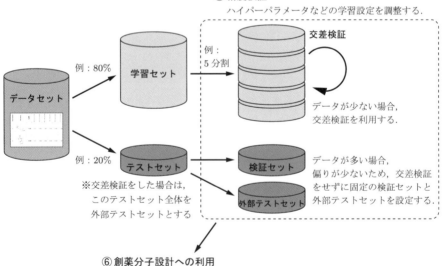

⑥ 創薬分子設計への利用
外部テストセットで目的に合った性能を示す AI モデルを設計に利用する．

図 5.1　一般的な機械学習モデルの作成手順．

64 | 第 5 章　機械学習・AI によるインシリコ創薬

つの手法がある．一つ目の手法として，データ数が比較的少ない場合（数百から数千）には，データを無駄にしないために**交差検証**（cross-validation）を行う．交差検証では，あらかじめ学習セットを $X$ 分割しておき，$X-1$ 個で学習した結果を取り分けておいた1セットで精度検証する．これを取り分ける1セットを変えて $X$ 回繰り返して，平均をとる．$X$ としては5程度を使うことが一般的である．二つ目の手法として，データ数が数万個から数十万を超えて多くなった場合，交差検証を行うと計算コストが非常に大きくなることと，検証用セットの偏りが起こる可能性が低くなることから，あらかじめ固定の検証セットを用意する場合がある．たとえば，学習セット，精度検証セット，外部テストセットを8：1：1などに分割して実施する場合が AI の論文などで採用されている．

　ハイパーパラメータの調整については，類似した予測対象に対して類似した学習手法を使っている文献を調査して初期値を設定するのが早道である．文献がない場合には，機械学習ライブラリーの推奨値を使うことになるが，最適値から離れている場合も多い．そのため，重要な数種類のハイパーパラメータについて，以下の手順で検討を行う．まず広範囲のグリッドサーチやランダムサーチによって，ある程度妥当な値を探索する．その値を出発として，狭い範囲のより詳細なグリッドサーチ，もしくはベイズ最適化（Optuna[23] がよく利用される）などの最適化手法を用いると，さらに細かい調整が可能である．グリッドサーチを経ずにベイズ最適化を使うこともできるが，十分に広い範囲を深く探索するのは難しいので，最適値にある程度近い値からベイズ最適化を実施するほうが成功しやすい．交差検証または固定の検証セットで高い性能を示した AI モデルについて，最後に一度だけ外部テストセットによる精度を算出し，現場での利用が可能か判断する．

　データセットの準備以降の手順を自動化したシステムはソフトウェアとして提供されている．DataRobot[24]（有償），AWS 上の SageMaker AutoPilot[25]（有償），Pycaret[26]（無償）は，熟練した AI 研究者が作成するモデルと遜色ないか，それ以上の精度が出る場合もある．

## ◀ 5.2.4 ▶ 予測精度の指標と適用範囲

　予測精度の指標を図 5.2(a) にまとめた．判別（3クラス以上の分類を含む）の場合，正答率（accuracy, concordance ともよばれる）が最もシンプルな精度指標であるが，ポジティブ化合物とネガティブ化合物の比が1：1から極端に偏っている場合には，精度指標としては不十分となる．その場合には，データの偏りによる偶

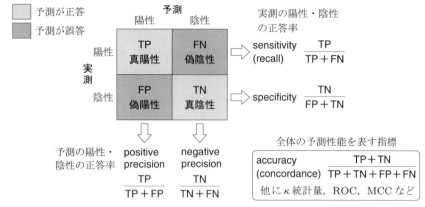

(a) 利用される指標の概要

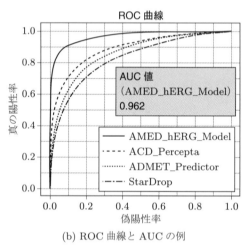

(b) ROC 曲線と AUC の例

図 5.2　判別予測の精度指標.

然の合致の確率を除く評価指標を併用することが重要であり，Kappa 統計量，MCC，F-measure などが用いられる．Kappa 統計量と MCC は，ほぼ同じ値をとり，0.6 以上は現場で実用的なレベルであることが多い．また，ポジティブ予測およびネガティブ予測での正答率（positive precision および negative precision），実測ポジティブの予測による検出率（sensitivity または recall），実測ネガティブの予測による検出率（specificity），偽陽性（false positive）や偽陰性（false negative）などに用途に応じて用いられる．

ポジティブ（陽性）とネガティブ（陰性）を判別した予測結果だけではなく，AI の出力としてポジティブ確率値を出せる場合には，ROCAUC（横軸に偽陽性率，

縦軸に真の陽性率をとった ROC 曲線の曲線下面積. 図 5.2(b)は一例) や順位相関係数によって，確率値と実測の分布がどの程度相関しているかを評価することができる．ROCAUC は 0 から 1 の範囲の値をとり，最大値 1 であれば完全な予測，0.5 であればランダムな予測と同等になる．ROCAUC が 0.8 を超えると，一般に良い精度の予測モデルと判断できる．ROCAUC は，データセットの偏りの影響を受けにくく，AI の性能を総合的に比較する用途で優れており，論文などで最もよく利用される．少数の活性化合物の検出を目的としたインシリコスクリーニングでは，高スコア領域の精度が重要になり，ROCAUC は，スコアの値の全領域の総合評価として機能するが，高スコア領域の精度という点では不足がある．その場合はPRROC（横軸に recall（実測の活性化合物の回収率），縦軸に precision（positive予測の正答率）をとった PR 曲線の曲線下面積）を使うと，ROCAUC より高スコア領域を重視した予測精度になる．

　回帰予測の場合には，定量的な予測値を出力することができるので，予測値と実測値の間の相関係数（$r$），決定係数（$r^2$）を算出できる．通常は決定係数を使うことが多い．代表的な誤差の評価指標としては，主に，2 乗平均平方根誤差（RMSE）と平均絶対値誤差（MAE）の 2 種類が使用される．RMSE のほうがデータの分散も考慮していることもあり，より使われることが多い．また，交差検証における決定係数については，外部テストセットにおける決定係数と区別するために $q^2$ とよぶ場合もある．予測の平均誤差が実験の平均誤差に近い場合，その予測モデルは実験と比較しうるような優秀な予測モデルと考えることもできる．

　適用範囲を示す指標としては，予測する化合物と学習セットの類似性を使う場合が多い．最も高い類似性のほか，あるクライテリア（基準値）以上の類似性の学習セット化合物の個数が利用される[27]．また，AI モデルを複数作成して，予測結果の合致度が高い場合を適用範囲内とする方法もある[28]．

## ◀5.2.5▶ 深層学習とその応用

　すでに述べたように，**深層学習**は多層のニューラルネットワーク（deep neural network, DNN）による機械学習手法である．深層学習は，とくに大量の学習データを使う場合に特徴量を効率的に畳み込むことができるので，効果を発揮しやすい．DNN には，学習したネットワーク構造を他の予測モデルと共有あるいは流用することができるという，他の機械学習にはない特徴があり，予測対象と関係の深い標的分子（キナーゼ，GPCR などは結合ポケットが類似しており，構造活性相関も

類似している）間での転移学習が可能である．転移学習には，同時に複数の予測を実施するマルチタスク学習，関連する標的分子のデータを用いた事前学習があり，どちらも創薬分野で有効であることが示されている．また，一度 AI モデルを作成した後に新規データが出た場合，従来の機械学習では 1 から学習をやり直す必要があるが，DNN では，データを追加して学習することが可能である．さらに DNN では，化合物の記述子とタンパク質の記述子をネットワークの層の一つで融合することも比較的容易であり，そのような融合を行う学習は**マルチモーダル学習**とよばれる．

## 5.3 AI の創薬応用の例

　AI の創薬応用では，活性，薬物動態，毒性などのさまざまな対象に対する予測（**プロファイル予測**）が進んでいる．DNN を用いた予測モデル構築では，すでに説明した転移学習やマルチモーダル学習が利用できるため，数百種類を超える予測項目をまとめてモデル化して予測精度の底上げをすることが可能である．

　具体的な項目の予測以外では，新規な分子構造を生成する AI（**構造生成 AI**）についても応用が進んでいる．近年，生成 AI では，文章への応答を予測する ChatGPT などの大規模言語モデルや，文章から画像・映像を生成する AI モデルの実用性が増している．創薬分野では，2000 年代から RECAP などフラグメント構造どうしをよく利用される化学反応で結合させて新規構造を生成する手法が提案されてきたが，構造の新規性と医薬品らしさを両立するのが困難であった．2010 年代後半以降の AI を使う手法では，はるかに多様な構造を発生させることが可能になり，強化学習によって報酬関数として与えた複数の対象の予測値を同時に最適化するアプローチも行われている．

　以下に，最近の AI の創薬応用の例を紹介する．

### ◀5.3.1▶ 分子プロファイルの予測モデル

　創薬標的やオフターゲットの活性，薬物動態，毒性などの分子プロファイルの予測を行う場合，実測データが質・量ともに充実している場合には，精度や適用範囲が実用的な AI モデルを作成することが期待できる．一方，データが少ない場合には十分な精度が得られないことも多い．従来の SVM や GBM など機械学習手法では，一つの予測対象ごとにデータを用意して AI モデルを作成していたが，DNN

68 　第 5 章　機械学習・AI によるインシリコ創薬

では，転移学習やマルチモーダル学習といった，関連するデータや複数の観点・形式からなる記述子を統合して予測精度の底上げをする仕組みを利用することができる．**マルチモーダル学習**では，図5.3に示すように，化合物側の記述子（GCN）と予測対象のタンパク質側の記述子（アミノ酸配列から導かれる記述子）の両方をネットワークの層の途中で統合して，学習を行う．この仕組みによって，アミノ酸配列が近いタンパク質どうしの関係を含めて学習することができる．

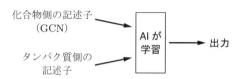

図5.3　マルチモーダル学習（標的タンパク質に対する化合物活性予測など）．

マルチモーダル学習の検証を行うために，**MMP**（matrix metallo protease）タンパク質のサブタイプであるMMP-3, 9, 12, 13について，それぞれ2095件，2829件，533件，2607件のデータを利用した．単一のタンパク質のみに対して学習する従来の方法（**シングルタスク学習**）ではROCAUCが0.6から0.8程度に留まっていたが，マルチモーダル学習を行ったところ，0.87から0.93に上昇し，創薬の現場でも実用的な予測精度を得ることができた[13]．

この手法は，2020年から開始されたAMED次世代創薬AI事業（DAIIA）でも採用され，公共機関や製薬企業から提供された膨大な標的数および化合物数からなる学習データを用いた予測モデルを構築している．DAIIAでは，別のAI技術として，**連合学習**（federated learning）も利用して，さらに多くの学習データを活用している．連合学習では，データを社外に持ち出すことなく，各社内に学習用のプログラムを移植して秘匿データの学習を行い，学習の結果構築されたAIモデルのモデルパラメータのみを外に持ち出す．GCNなどの記述子の場合，モデルパラメータから学習データを再現するのは困難であり，社内の秘匿データを開示することなく予測精度・適用範囲が向上したAIモデルを共有することが可能である．

## 5.3.2　分子構造生成モデル

1990年代より化合物の部分構造を組み合わせることで新規な分子を生成する手法（RECAP, BRICSなど）が開発され，仮想分子ライブラリーの作成など創薬現場でも用いられてきた．近年，深層学習の発展に伴い，さまざまな新しい分子生成・最適化手法が提案されている．最初期の代表的な研究として，多数の分子を文

字列（SMILES）で表現したデータセットを用意したうえで，変分オートエンコーダ（VAE）[29]と再帰的ニューラルネットワーク（RNN）を用いて学習・生成する手法[30]が挙げられる．VAE は，元々画像生成のために提案された手法で，分子情報を圧縮するエンコーダと圧縮された空間（潜在空間）から元の分子情報をもう一度生成するデコーダからなり，学習で得られた潜在空間やデコーダを使うことで新規分子が生成可能となる．RNN は，元々自然言語処理分野で開発されていた手法で，文章（SMILES 文字列）の断片を入力すると，つぎの文字（atom）を予測（補完）できる．補完を繰り返すことで新規分子の SMILES 文字列を生成する．初期の生成手法は必ずしも現実的でない分子を生成することも多かったが，上記の手法を契機に，特定の活性や物性をもちつつ，より多様で自然な分子の生成手法が爆発的に発展した．VAE の自然な拡張として，より表現力の高い敵対的生成モデル（GAN）を導入した手法，強化学習と生成モデルを組み合わせる手法，RNN を発展させた Transformer に基づく手法，それらのハイブリッドなどが多数提案されている[31]．また，分子生成モデルで扱う分子の表現としては SMILES（1 次元データ）だけではなく，他の文字列表現（SELFIES など），グラフ構造（2 次元データ）や 3 次元構造を顕に扱う手法も研究されている[32]．上記のように多くの手法が提案されているものの，どのような用途にも使える決定的な手法はまだ確定しておらず，百家争鳴状態である．

　実際に分子生成手法を利用する際には，目的に合わせた生成手法および学習データの選択と，目的に沿った評価関数の設定が問題になる．各生成手法は，それぞれに生成可能な分子の特徴，生成速度，目標とするプロパティに対する最適化能などに違いがあり，目的や利用できる計算資源に応じて，適切な生成手法を選択する必要がある．また，現実的な分子生成を行う際には，生成した分子が目的に沿っているかどうかを評価するスコア（評価関数）を事前に準備する必要がある．評価関数は，生成した分子に対してさまざまな側面（創薬で要求されるさまざまな活性・物性・特性）を評価できる必要があり，また，生成モデルが生成する既知化合物から大きく外れた予想外の分子に対応する必要がある．そのため，適切な評価関数の設計は一般に非常に困難で，関連するさまざまな分野の専門家の知識と利用可能なデータと機械学習手法を統合して検討する必要がある．

　具体的な分子生成手法と生成分子例について，筆者らが提案した RNN と強化学習を組み合わせた手法 ChemTS[33]を中心に簡単に紹介する．ChemTS は，分子を SMILES 文字列として扱い，特定の分子データセットで学習した RNN と強化学習の一種であるモンテカルロ木探索（Monte Carlo tree search, MCTS）を組

み合わせた手法であり，評価関数を適切に設定することで望みの特性をもつ分子の生成が可能である．ChemTS では，SMILES 文字（atom）をノードとして扱い，RNN によって予測（補完）される SMILES 文字を子ノードとして展開することで，探索木を構築する．生成した分子の評価関数から算出される評価値に応じて，探索木の成長を強化学習の枠組みで制御し，望ましい性質をもつ方向に探索を効率良く深めていくことで，望みの特性をもつ分子を生成する．ChemTS は，現実的な分子生成が可能であり，シミュレーションと合成容易性などを組み合わせた評価関数を用いることで，色素・蛍光分子などの設計と実験による合成評価に成功している[34]．また，ドッキングシミュレーションと組み合わせることで，活性値が高いと期待される分子とそのドッキングポーズを同時に生成することも可能である[35]．ChemTS は無償で公開されており，各自で評価関数を用意することで望みの分子設計を試すことができる[36]．

## 参考文献

[1] Hansch, C., Fujita, T., p-σ-π Analysis. A Method for the Correlation of Biological Activity and Chemical Structure. *J. Am. Chem. Soc.* **86** : 1616-1626（1964）. A new substituent constant, π, derived from partition coefficients. Fujita, T., Iwasa, J., Hansch, C., *J. Am. Chem. Soc.* **86** : 5175-5180（1964）.

[2] Cramer, R. D., Patterson, D. E., Bunce, J. D., Comparative molecular field analysis（CoMFA）. 1. Effect of shape on binding of steroids to carrier proteins. *J. Am. Chem. Soc.* **110**(18) : 5959-5967（1988）.

[3] Kenneth M Merz ら（著），田之倉優，小島正樹（監訳），ドラッグデザイン：構造とリガンドに基づくアプローチ，第 9 章「ファーマコフォア法」，東京化学同人，2014 年.

[4] https://xgboost.ai/

[5] https://github.com/microsoft/LightGBM

[6] Wang, N. N. et al, ADME Properties Evaluation in Drug Discovery: Prediction of Caco-2 Cell Permeability Using a Combination of NSGA-II and Boosting. *J. Chem. Inf. Model.* **56** : 763-773（2016）.

[7] https://cran.r-project.org/

[8] Pedregosa, F. et al., Scikit-learn : machine learning in Python. *J. Mach. Learn Res.* **12** : 2825-2830（2011）. https://scikit-learn.org/stable/

[9] https://keras.io/

[10] https://www.tensorflow.org/

[11] https://pytorch.org/

[12] https://deepchem.io/

[13] Kojima, R. et al., kGCN : a graph-based deep learning framework for chemical structures. *Journal of Cheminformatics* **12**(1) : 1-10（2020）.

[14] Sato, A., Tanimura, N., Honma, T., Konagaya, A., Significance of data selection in deep learning for reliable binding mode prediction of ligands in the active site of CYP3A4. *Chemical and Pharmaceutical Bulletin.* **67**(11) : 1183-1190（2019）.

[15] Molecular Operating Environment (MOE), Chemical Computing Group Inc., 1010 Sherbooke St. West, Suite #910, Montreal, QC, Canada, H3A 2R7.

[16] Dassault Systèmes BIOVIA, Pipeline Pilot 2017, San Diego: Dassault Systèmes.

[17] https://www.affinity-science.com/alvadesc/

[18] https://www.rdkit.org/

[19] Moriwaki, H. et al., Mordred: a molecular descriptor calculator. *Journal of cheminformatics*, **10** (1) : 1-14 (2018). https://github.com/mordred-descriptor/mordred

[20] https://github.com/elix-tech/kmol

[21] https://www.ebi.ac.uk/chembl/

[22] https://pubchem.ncbi.nlm.nih.gov/

[23] https://optuna.org/, https://github.com/optuna/optuna

[24] https://www.datarobot.com/jp/

[25] https://aws.amazon.com/jp/sagemaker/autopilot/

[26] https://pycaret.org/

[27] Sheridan, R. P. et al., Similarity to molecules in the training set is a good discriminator for prediction accuracy in QSAR. *Journal of chemical information and computer sciences* **44**(6) : 1912-1928 (2004).

[28] O´Brien, S. E., de Groot, M. J., Greater than the sum of its parts : combining models for useful ADMET prediction. *J. Med. Chem.* **48**(4) : 1287-1291 (2005).

[29] Gómez-Bombarelli, R. et al., Automatic Chemical Design Using a Data-Driven Continuous Representation of Molecules. *ACS Cent. Sci.* **4**(2) : 268-276 (2018).

[30] Segler, M. H. S., Kogej, T., Tyrchan, C., Waller, M. P., Generating Focused Molecule Libraries for Drug Discovery with Recurrent Neural Networks. *ACS Cent. Sci.* **4**(1) : 120-131 (2018).

[31] Sanchez-Lengeling, B., Aspuru-Guzik, A., Inverse Molecular Design Using Machine Learning : Generative Models for Matter Engineering. *Science* **361**(6400) : 360. (2018).

[32] Du, Y. et al., MolGenSurvey : A Systematic Survey in Machine Learning Models for Molecule Design. arXiv preprint arXiv : 2203:14500 (2022).

[33] Yang, X., Zhang, J., Yoshizoe, K., Terayama, K., Tsuda, K., ChemTS : An Efficient Python Library for de Novo Molecular Generation. *Science and Technology of Advanced Materials.* **18** (1) : 972-976 (2017).

[34] Sumita, M. et al., De novo creation of a naked eye–detectable fluorescent molecule based on quantum chemical computation and machine learning. *Science Advances* **8**(10) : eabj3906 (2022).
Sumita, M. et al., Hunting for organic molecules with artificial intelligence : molecules optimized for desired excitation energies. *ACS Cent. Sci.* **4**(9) : 1126-1133 (2018).

[35] Ma, B. et al., Structure-Based de Novo Molecular Generator Combined with Artificial Intelligence and Docking Simulations. *J. Chem. Inf. Model.* **61**(7) : 3304-3313 (2021).

[36] https://github.com/molecule-generator-collection/ChemTSv2

# 第6章 タンパク質立体構造予測：機械学習・AIの進んだ活用

　ここまでは，創薬標的となるタンパク質など生体分子の配列情報はわかっていても，その立体構造は正確には知られていないケースを想定したアプローチを扱った．しかし近年，クライオ電子顕微鏡などによる構造生物学や AlphaFold に代表される AI による予測などの進展により，標的タンパク質の構造情報がかなりの程度わかっていることを前提としてよい時代になりつつある．そこで，本章では機械学習・AI によるタンパク質の立体構造予測の基礎知識を与える．

　タンパク質の立体構造情報に基づくドラッグデザイン（structure-based drug design, **SBDD**）あるいは **SGDD**（structure guided drug development）は，創薬研究の主要な一翼を担うものである．現在の立体構造情報に基づく創薬のほとんどの目的は，標的タンパク質の活性部位などに結合する分子を作成することで，疾患進行の原因となる酵素の触媒する反応を阻害することである．立体構造決定法や立体構造予測法の進展により，SBDD や SGDD の基盤となるタンパク質の立体構造情報は増加し続けている．とくに近年，大量のタンパク質のアミノ酸配列情報の蓄積と立体構造情報の増加を背景に，主に深層学習を利用した比較的予測精度の良好な立体構造予測法が次々に提案されている．本章では，現時点のその代表である AlphaFold[1] の概略を中心に紹介する．なお，AlphaFold 2 と表現されることが多いが，この名称は，2018 年に開催された立体構造予測実験 CASP13 で DeepMind が構築し，利用した同名の深層学習モデル（AlphaFold）と異なるモデルであることを表すために使った，2020 年開催の CASP14[2] における参加チーム名である．そのため，ここでは開発者の表記にならい，「AlphaFold」を利用する．また，AlphaFold の開発は継続され，2024 年 5 月に第 3 世代の AlphaFold 3[3] がリリースされた．AlphaFold 3 では，タンパク質だけでなく，低分子化合物や核酸（RNA/DNA）などを含む複合体の構造予測も可能となっている．

## 6.1 タンパク質立体構造予測の基礎

タンパク質のアミノ酸配列の情報は急激な増加を続けているが，相互に類似した部分をもつ配列も非常に多い．また，既知構造と類似していない新規構造の「発見」率も鈍化している[4]．この背景として，天然状態で一定の構造を有する多くのタンパク質の構造の種類がかなり限定的であることが挙げられる．このため，予測対象タンパク質と構造既知タンパク質のアミノ酸配列の類似性検索は，現在の立体構造予測にとって非常に重要な鍵となっている．これは，後述するように，AlphaFold でも同様である．

アミノ酸配列の類似性検索法は，ペアワイズの配列比較からプロファイルを用いた検索法へと発展してきた[5]．ここで（広義の）プロファイルとは，相同であると考えられる類似配列群における各残基位置ごとの 20 種類のアミノ酸出現頻度を何らかの形式に沿ってスコア化したものである．強力な類似配列検索法の一つである PSI-BLAST（position-specific iterative basic local alignment search tool）[6]は，ギャップを考慮したアミノ酸局所配列比較法 BLAST を問い合わせ配列についてのプロファイルと逐次的に組み合わせることで配列情報を有効に活用し，ペアワイズの配列比較法を大きく上回る検索感度を達成した．ゲノム配列データの解読に伴うアミノ酸配列データの急激な蓄積は，多くのタンパク質に関するプロファイルの質の向上をもたらしている．こうした質の向上は，検索感度や精度の上昇につながっている．近年では，より効果的な配列情報の活用のために，予測対象タンパク質と構造既知タンパク質の双方についてプロファイルを準備し，それらの比較を行うプロファイル－プロファイル比較法が類似性検索の主流となってきている．後述のように，AlphaFold は入力の一部に，プロファイル－プロファイル比較法の計算結果を利用している．

## 6.2 AlphaFold の入力

AlphaFold の入力は，予測対象タンパク質のアミノ酸配列を含む MSA（multiple sequence alignment）と，立体構造予測の鋳型構造となるタンパク質の原子座標の二つである（AlphaFold 3 では，タンパク質に加え，低分子化合物や核酸（RNA/DNA）なども入力可能となっている）．MSA は，主に BFD（big fantastic database）や MGnify のような巨大な配列データベースから既存の配列類似性検索ツールにより同定された，予測対象タンパク質と類似したタンパク質のアミノ酸配列で構成さ

74 | 第 6 章　タンパク質立体構造予測：機械学習・AI の進んだ活用

れる．BFD は，2022 年の時点で，メタゲノムやトランスクリプトーム解析などの結果を通して得られた 6500 万を超えるタンパク質ファミリーに関する 22 億を超えるタンパク質アミノ酸配列からなる，世界最大規模のタンパク質ファミリーデータベースの一つである．MGnify は，メタゲノムアセンブルゲノム（metagenome assembled genomes, MAGs）[7] から得られた 10 億を超えるタンパク質アミノ酸配列からなる大規模な配列データベースである．これに加え，実際には追加的な MSA も入力となっている（ここでは詳細は省く）．鋳型構造は，HHsearch[8] という広義のプロファイル – プロファイル比較法を用いて，PDB（protein data bank）でその原子座標が公開されているタンパク質から選択される．HHsearch により，予測対象タンパク質と鋳型構造となるタンパク質間のアラインメントが得られる．天然状態で一定の構造を有するタンパク質の場合，現在ではかなりの高確率で，予測対象と類似構造を有する鋳型構造となるタンパク質が存在することが経験的に知られている．

これら 2 種類の情報は，AlphaFold の内部で，それぞれ，**MSA 表現およびペア表現**として保持・更新される．MSA 表現は，$s$（MSA を構成する配列数）$\times r$（予測対象タンパク質のアミノ酸残基長）$\times c$（チャンネル数：256）のテンソル，ペア表現は，$r \times r \times c$（チャンネル数：128）のテンソルである．ここで，$s$ はクラスタリングなどによりある程度冗長性が省かれた状態での配列数である．テンソルは，古典的にいうなら，ベクトルや行列を一般化した考え方であり，スカラーは階数 0 のテンソル，ベクトルは階数 1 のテンソル，行列は階数 2 のテンソルである[9]．たとえば画像データの場合，（縦のピクセル数）$\times$（横のピクセル数）$\times c$（RGB のチャンネル数：3）のテンソルとして扱われることが多い．MSA 表現の場合，$c = 256$ の要素に，予測対象と類似したタンパク質のアミノ酸配列情報のみならず，タンパク質の主鎖および側鎖の二面角（ねじれ角）など鋳型タンパク質の構造に関するさまざまな情報が埋め込まれている[1]．

---

## 6.3　AlphaFold のモデル内部での処理

AlphaFold の計算は，Evoformer および IPA（invariant point attention）とよばれる二つのモジュールで実行される．Evoformer は，MSA 表現とペア表現の情報の統合と更新を担うモジュールである．AlphaFold の後半部分である structure module の中核部分を成す IPA は，ペア表現と MSA 表現の 1 行目（より正確には $r \times c$（チャンネル数：384）のテンソル．以降，**単一配列表現**とする）および幾何

学的表現の情報の統合と更新，そして予測対象タンパク質の原子座標および残基ごとの予測信頼度の計算を担うモジュールである．なお AlphaFold 3 では，タンパク質に加え，低分子化合物や核酸（RNA/DNA）を含む情報に一括して対応するため，Evoformer に代わる Pairformer とよばれる新たなモジュールが開発されている[3]．

### ◀ 6.3.1 ▶ Evoformer

Evoformer では，MSA 表現とペア表現を入力とし，更新された単一配列表現とMSA 表現およびペア表現を出力する．MSA 表現およびペア表現は，**自己アテンション**（self-attention）により，各々独立した更新に加え，双方の情報に基づき更新がなされる．MSA 表現は，行方向（同一配列）と列方向（同一残基位置）それぞれで更新される．ある配列 $s$ の行方向における更新での**アテンション重み**（attention weight）$a_{sij}$ の計算の際，次式のように，ペア表現に由来する残基（位置）ペア $(i, j)$ についての重み $b_{ij}$ が加算される．

$$a_{sij} = \mathrm{softmax}_f\left(\frac{1}{\sqrt{c}}\,\boldsymbol{q}_{si}{}^{\mathrm{T}}\boldsymbol{k}_{sj} + b_{ij}\right) \tag{6.1}$$

ここで，$\boldsymbol{q}_{si}$ および $\boldsymbol{k}_{sj}$ は，MSA 表現の線形変換により得られる**クエリ**（query）および**キー**（key）とよばれるベクトルである[10]．また，**softmax 関数**によって，$j$ についての総和が 1 となるよう正規化される．鋳型構造となるタンパク質の立体構造において，予測対象タンパク質の残基ペア $(i, j)$ に対応する残基間距離（の近さ）に応じて $b_{ij}$ が与えられる[1]．同一配列内の任意の残基ペア $(i, j)$ 間の自己アテンションの計算は，同一分子内での残基間コンタクト（確率）推定とみなすことができる．よって，この操作により，鋳型構造で存在する残基間コンタクトに沿った方向での改善が見込まれる．行方向での更新に続いて，列方向での計算が実施されるが，ここではペア表現からの情報の統合はなく，MSA 表現の情報にのみ基づき更新される．その後，MSA 表現はより低次元（$c = 32$）に射影され，任意の二つの列 $(i, j)$ ペアのベクトルの外積が配列全体で平均化された後，128 次元に射影されることで，新たなペア表現となる．こうして更新されたペア表現をもとに，残基の三つ組 $(i, j, k)$（残基ペア $(i, j)$ について，すべての $(i, k)$ および $(j, k)$ に関する情報）を考慮する評価を通して，ペア表現がさらに改善される．

Evoformer では，こうした計算を単位として繰り返し実行することで，MSA 表現とペア表現の双方が改善されて行く．

## ◀ 6.3.2 ▶ IPA

Evoformer により改善された単一配列表現およびペア表現を入力として，IPAでは，予測対象タンパク質の原子座標および残基ごとの予測信頼度が計算される．IPA の内部では，予測対象タンパク質の各アミノ酸残基が，あたかも独立であるように扱われる．最初の段階では，各アミノ酸残基は主鎖原子（N, $C_\alpha$, C）のみからなる三角形として表される．IPA での初期値として，予測対象タンパク質の全アミノ酸残基（を表す三角形）は，原点に配置されている．そして，入力である単一配列表現およびペア表現の情報に基づき，各アミノ酸残基（を表す三角形）の並進ベクトルと回転行列を出力し，3 次元空間上に主鎖原子を配置する．その後，単一配列表現に含まれる情報などを基に，側鎖の回転角を推定し（水素を除く）全原子の座標が計算される．

なお AlphaFold 3 では，タンパク質以外の分子にも対応する目的もあると考えられるが，予測構造モデルの座標の計算に拡散モデルが採用されている[3]．

## 6.4　AlphaFold の学習と損失関数

AlphaFold の損失関数 $\mathcal{L}$ は，次式のように五つの項から成っている．

$$\mathcal{L} = 0.5\mathcal{L}_{\text{FAPE}} + 0.5\mathcal{L}_{\text{aux}} + 0.3\mathcal{L}_{\text{dist}} + 2.0\mathcal{L}_{\text{MSA}} + 0.01\mathcal{L}_{\text{conf}} \tag{6.2}$$

ここで，最も係数の大きい $\mathcal{L}_{\text{MSA}}$ は，MSA 中の任意の位置をマスクし，その位置の真の値（ここではアミノ酸残基種）を推定するタスクに関する値である[11]．$\mathcal{L}_{\text{FAPE}}$（FAPE：frame aligned point error）は予測構造モデルにおける各アミノ酸残基位置の誤差（ここでは実際の構造における各アミノ酸残基位置とのずれ（距離））の平均に基づき計算される値，$\mathcal{L}_{\text{aux}}$ は FAPE と主鎖および側鎖の回転角の誤差に基づき計算される値，$\mathcal{L}_{\text{dist}}$ は立体構造上でのアミノ酸残基間距離の誤差（ここでは 2 Å から 22 Å までの範囲を 64 分割して評価される）に基づき計算される値である．これら 3 項は，予測構造モデルと実際の構造との誤差を三つの異なる指標で直接的に評価し，誤差を最小化する方向への学習を促進するためのものである．$\mathcal{L}_{\text{MSA}}$ と $\mathcal{L}_{\text{dist}}$ は，交差エントロピーとして定義される．$\mathcal{L}_{\text{conf}}$ は，次節で述べる pLDDT（predicted local distance difference test）を学習するための項である．

AlphaFold のファインチューニング（fine-tuning）では，上記 5 項にさらに，実験で実際に構造決定された残基位置であるかどうかを評価する項 $\mathcal{L}_{\text{exp\_resolve}}$ と，予測構造モデルの結合長や結合角，原子間の衝突などについて評価する項 $\mathcal{L}_{\text{viol}}$ の

6.4　AlphaFold の学習と損失関数　**77**

2項が追加された，次式のような損失関数が用いられる．

$$\mathcal{L} = 0.5\mathcal{L}_{\text{FAPE}} + 0.5\mathcal{L}_{\text{aux}} + 0.3\mathcal{L}_{\text{dist}} + 2.0\mathcal{L}_{\text{MSA}} + 0.01\mathcal{L}_{\text{conf}}$$
$$+ 0.01\mathcal{L}_{\text{exp\_resolve}} + 1.0\mathcal{L}_{\text{viol}} \tag{6.3}$$

AlphaFold の学習には，PDB で原子座標が公開されているタンパク質が用いられる．解像度が 9 Å，あるいは，それより劣るエントリーと低複雑性領域が除去された後，学習データとして，（一度に計算可能な配列残基長の上限の影響で）タンパク質の長さの分布を調整しながら，40%の同一残基率でクラスタリングされたクラスターサイズの逆数に応じてタンパク質がサンプリングされる．

## 6.5 AlphaFold の出力

AlphaFold により，予測対象タンパク質の原子座標と残基ごとの予測信頼度 pLDDT が出力される．

pLDDT の元となった LDDT（local distance difference test）[12, 13] スコアは，予測構造モデルの良否を評価するための指標の一つであり，一定の範囲内のみに着目し，実際の構造と予測構造モデルの双方で距離がよく再現された残基あるいは原子ペアの割合に基づいて計算される値である．たとえば，実際に決定された構造の任意の残基の $C_\alpha$ 原子に着目し，そこからある一定の範囲内（既定値は 15 Å 以内）に存在する他の残基の $C_\alpha$ 原子との距離が，予測構造モデルにおいてどの程度再現されているか否かを評価するのである．LDDT スコアは，$C_\alpha$ 原子に限らず，構造モデルに含まれる全部の原子を利用して計算可能であり，着目する原子間距離の誤差について（通常は 0.5 Å，1 Å，2 Å および 4 Å の）四つの閾値を設定し，それら閾値内の誤差に収まっている原子ペアの割合の平均値として定義される．

AlphaFold では，予測構造モデルの各残基について LDDT スコアを計算するとともに，その予測値の計算も学習する．この予測値が pLDDT であり，この値が大きいほど予測の信頼度が高いことを意味する．

ヒトを含めた 48 種の生物種が有する 2 億以上の UniProt[14] エントリーに対する予測結果がまとめられた AlphaFold Protein Structure Database[15] では，各タンパク質の原子座標が PDB 形式と mmCIF 形式の双方で収載されている．図 6.1 に AlphaFold による予測結果の例を示す．ここでは，ヒトの testis-specific protein kinase 1（UniProt accession: Q15569）の予測構造モデルが表示されている．構造モデルの残基ごとの予測信頼度を示す pLDDT の値に応じ，異なる色で表されている．一般には，pLDDT $> 70$ の領域の構造が高精度の予測が達成され

78 第 6 章 タンパク質立体構造予測：機械学習・AI の進んだ活用

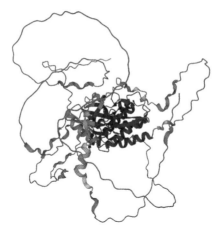

図 6.1　AlphaFold による予測構造の一例（Q15569）．残基の配色は予測信頼度に対応している．濃青は pLDDT＞90，薄青は 90＞pLDDT＞70，黄は 70＞pLDDT＞50，橙は pLDDT＞50 を示している．カラー口絵を参照．

ている部分に相当すると考えられている．予測構造モデルでは，pLDDT の値の大小にかかわらずすべての残基に対する原子座標が収載されているが，とくに値の小さい残基の位置は一般に信頼できるものではない．こうした pLDDT の値が小さくかつ伸展した（図 6.1 で主に橙色で示される）ような領域は，**天然変性領域**に相当する場合の多いことが知られている[16]．AlphaFold 3 では，構造生成法変更のため，こうした領域でも必ずしも伸展構造をとらない場合のあることが報告されている[3]．

## 参考文献

[1] Jumper, J. et al. Highly accurate protein structure prediction with AlphaFold. *Nature* **596**(7873)：583-589（2021）．
[2] https://predictioncenter.org/casp14/
[3] Abramson, J. et al. Accurate structure prediction of biomolecular interactions with AlphaFold 3. *Nature* **630**(8016)：493-500（2024）．
[4] Khafizov, K. et al., Trends in structural coverage of the protein universe and the impact of the Protein Structure Initiative. *Proc. Natl. Acad. Sci. USA* **111**(10)：3733-3738（2014）．
[5] 富井健太郎，藤博幸．配列データベース検索の現在．*IPSJ Magazine* **47**(3)：227-232（2006）．
[6] Altschul, S. F. et al., Gapped BLAST and PSI-BLAST：a new generation of protein database search programs. *Nucleic Acids Res.* **25**(17)：3389-3402（1997）．
[7] Parks, D. H. et al., Recovery of nearly 8,000 metagenome-assembled genomes substantially expands the tree of life. *Nat. Microbiol.* **2**(11)：1533-1542（2017）．
[8] Steinegger, M. et al., HH-suite3 for fast remote homology detection and deep protein annotation. *BMC Bioinformatics* **20**(1)：473（2019）．

［9］ https://tutorials.chainer.org/ja/05_Basics_of_Linear_Algebra.html

［10］ Vaswani, A. et al., Attention is all you need. In 31st Conference on Neural Information Processing Systems (NeurIPS 2017) : 6000-6010 (2017).

［11］ Devlin, J., Chang, M., Lee, K., Toutanova, K., BERT: Pretraining of Deep Bidirectional Transformers for Language Understanding. Proceedings of the 2019 Conference of the North American Chapter of the Association for Computational Linguistics: Human Language Technologies 1 : 4171-4186 (2019).

［12］ Mariani, V. et al., Assessment of template based protein structure predictions in CASP9. *Proteins* **79** (Suppl. 10) : 37-58 (2011).

［13］ Mariani, V. et al., lDDT : a local superposition-free score for comparing protein structures and models using distance difference tests. *Bioinformatics* **29**(21) : 2722-2728 (2013).

［14］ https://www.uniprot.org

［15］ https://alphafold.ebi.ac.uk

［16］ Tunyasuvunakool, K. et al., Highly accurate protein structure prediction for the human proteome, *Nature* **596** : 590-596 (2021).

# 第7章 創薬のための量子化学計算

構造ベース創薬においては，標的となるタンパク質と候補化合物との間の分子間相互作用を精密に評価することが重要になる．そこでは原子間の相互作用，さらには電子の状態が関わるはずである．非経験的分子軌道法（ab initio molecular orbital（MO）method）に基づく**量子化学計算**では，シュレーディンガー方程式を近似的に解くことで非経験的に分子の電子状態を得ることができ，MO 理論に基づいて分子の構造，化学結合，物性，化学反応性などを議論することができる．量子化学計算法は，量子力学（quantum mechanics, QM）に基づいているため **QM法**ともよばれ，古典的な分子力学（molecular mechanics, MM）法と比較して論じられることも多い．MO 計算は高精度であるが膨大な計算コストがかかるため，単独では多様な生命科学現象を扱うことができない．そのため，第 8 章と第 9 章で解説される古典分子動力学計算と併用して用いられることが多い．

インシリコ創薬分野において現在用いられている量子化学計算には，タンパク質や核酸などの生体高分子全体を QM 的に扱う方法から，QM 法と MM 法を組み合わせたハイブリッド法（QM/MM 法），低分子化合物のみに対する精密 QM 計算法などがある．これらは，分子動力学計算のための力場パラメータの作成や原子電荷の算出にも用いられている．

## 7.1 非経験的分子軌道法

### 7.1.1 原子軌道と分子軌道

分子を構成する電子は，分子全体に広がっている．その電子状態を表す分子軌道を表現するにあたって，分子は原子から構成されているため，分子軌道を原子軌道の線形結合で表すと理解しやすい．このような表現方法を **LCAO**（linear-combination of atomic orbital）- **MO 法**とよぶ．LCAO-MO 法では，分子軌道は 1s, 2s, $2p_x$, $2p_y$, $2p_z$, …などの原子軌道（図 7.1）の線形結合で表現する．求めたい分子軌道 $\psi_i$ を，分子を構成する原子軌道 $\chi_p$ の組を用いて展開することができる．

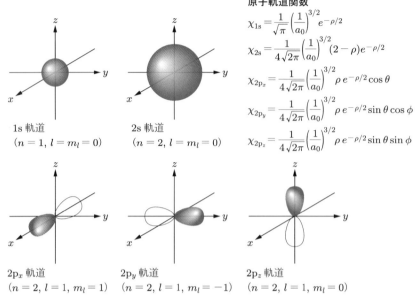

図 7.1 水素原子の原子軌道関数．1s, 2s, 2p 軌道の関数形と空間表示．$n$, $l$, $m$ はそれぞれ主量子数，方位量子数，磁気量子数を表す．$a_0$ はボーア半径，$\rho = r/a_0$.

$$\psi_i = \sum_{p=1}^{N} C_{pi} \chi_p \tag{7.1}$$

### ◀ 7.1.2 ▶ 分子の電子状態計算

分子中の電子の状態は，シュレーディンガー方程式

$$\hat{H}\Psi = E\Psi \tag{7.2}$$

を解くことによって求められる．$\Psi$ は電子の波動関数，$E$ はエネルギーを表し，分子のエネルギーを表現する演算子 $\hat{H}$ として，電荷 $-e$ と質量 $m$ をもち座標 $\bm{r}_i$ にある $N_{\text{ele}}$ 個の電子と，電荷 $Z_I e$ をもち座標 $\bm{R}_I$ にある $N_{\text{nuc}}$ 個の原子核からなる系のハミルトニアンを考える．

$$\hat{H} = -\sum_{i=1}^{N_{\text{ele}}} \frac{1}{2}\Delta_i - \sum_{i=1}^{N_{\text{ele}}}\sum_{I=1}^{N_{\text{nuc}}} \frac{Z_I}{|\bm{r}_i - \bm{R}_I|} + \sum_{i<j}^{N_{\text{ele}}} \frac{1}{|\bm{r}_i - \bm{r}_j|} + \sum_{I<J}^{N_{\text{nuc}}} \frac{Z_I Z_J}{|\bm{R}_I - \bm{R}_J|} \tag{7.3}$$

ここで，原子核は古典粒子として扱い，原子単位（$m = e = \hbar = 1$，$\hbar$ はプランク定数）を用いる．式 (7.3) の右辺の第 4 項は核間反発エネルギーに対応し，核座標

が固定されている場合は定数となる．電子の座標として空間座標 $\boldsymbol{r}_i$ に加えスピン座標 $\sigma_i$（$\sigma_i = \pm 1$ で，$+1$ は上向きスピン，$-1$ は下向きスピン状態を表す）を考え，合わせて $\boldsymbol{\xi}_i = (\boldsymbol{r}_i; \sigma_i)$ と表現する．フェルミ粒子である電子の波動関数の反対称性

$$\Psi(\boldsymbol{\xi}_1, \boldsymbol{\xi}_2, \cdots, \boldsymbol{\xi}_i, \cdots, \boldsymbol{\xi}_j, \cdots, \boldsymbol{\xi}_{N_{\mathrm{ele}}}) = -\Psi(\boldsymbol{\xi}_1, \boldsymbol{\xi}_2, \cdots, \boldsymbol{\xi}_j, \cdots, \boldsymbol{\xi}_i, \cdots, \boldsymbol{\xi}_{N_{\mathrm{ele}}}) \tag{7.4}$$

を，ここでは 1 電子の分子軌道 $\psi_i(\boldsymbol{r})$ を用いたスレーター行列式により表現する．以下，簡単のため，閉殻電子構造を考え，上向きおよび下向きスピンの電子数がともに $n$ 個で $N_{\mathrm{ele}} = 2n$ であるとすると，

$$\Psi(\boldsymbol{\xi}_1, \boldsymbol{\xi}_2, \cdots, \boldsymbol{\xi}_{2n})$$

$$= \frac{1}{\sqrt{(2n)!}} \begin{vmatrix} \psi_1(\boldsymbol{r}_1)\alpha(\sigma_1) & \psi_1(\boldsymbol{r}_1)\beta(\sigma_1) & \psi_2(\boldsymbol{r}_1)\alpha(\sigma_1) & \cdots & \psi_n(\boldsymbol{r}_1)\beta(\sigma_1) \\ \psi_1(\boldsymbol{r}_2)\alpha(\sigma_2) & \psi_1(\boldsymbol{r}_2)\beta(\sigma_2) & \psi_2(\boldsymbol{r}_2)\alpha(\sigma_2) & \cdots & \psi_n(\boldsymbol{r}_2)\beta(\sigma_2) \\ \vdots & \vdots & \vdots & \ddots & \vdots \\ \psi_1(\boldsymbol{r}_{2n})\alpha(\sigma_{2n}) & \psi_1(\boldsymbol{r}_{2n})\beta(\sigma_{2n}) & \psi_2(\boldsymbol{r}_{2n})\alpha(\sigma_{2n}) & \cdots & \psi_n(\boldsymbol{r}_{2n})\beta(\sigma_{2n}) \end{vmatrix}$$

$$\tag{7.5}$$

となる．ここで，$\alpha, \beta$ はそれぞれ上向きと下向きのスピン波動関数を表し，スピン座標の関数として $\alpha(1) = 1$，$\alpha(-1) = 0$，$\beta(1) = 0$，$\beta(-1) = 1$ である．

電子の波動関数をこのように一つのスレーター行列式で表現するのが**ハートリー－フォック（HF）法**[1-3] である．平均場近似の一種であるハートリー－フォック近似では，系の全電子エネルギーはスレーター行列式により，

$$E = \langle \Psi | \hat{H} | \Psi \rangle = \int d\boldsymbol{\xi}_1 d\boldsymbol{\xi}_2 \cdots d\boldsymbol{\xi}_{2n}\, \Psi^*(\boldsymbol{\xi}_1, \boldsymbol{\xi}_2, \cdots, \boldsymbol{\xi}_{2n}) \hat{H} \Psi(\boldsymbol{\xi}_1, \boldsymbol{\xi}_2, \cdots, \boldsymbol{\xi}_{2n})$$

$$\tag{7.6}$$

と与えられる．ここで，規格化条件 $\langle \Psi | \Psi \rangle = 1$ を用いた．行列式を展開して計算すると，

$$E = 2 \sum_{i=1}^{n} h_i + \sum_{i,\,j=1}^{n} (2J_{ij} - K_{ij}) \tag{7.7}$$

が得られる．ここで，

$$h_i = \int d\boldsymbol{r}\, \psi_i^{\,*}(\boldsymbol{r}) \left\{ -\frac{1}{2}\Delta - \sum_{I=1}^{N_{\mathrm{nuc}}} \frac{Z_I}{|\boldsymbol{r} - \boldsymbol{R}_I|} \right\} \psi_i(\boldsymbol{r}) \tag{7.8}$$

$$J_{ij} = \int d\boldsymbol{r}_1 \int d\boldsymbol{r}_2\, \psi_i^{\,*}(\boldsymbol{r}_1)\psi_i(\boldsymbol{r}_1) \frac{1}{|\boldsymbol{r}_1 - \boldsymbol{r}_2|} \psi_j^{\,*}(\boldsymbol{r}_2)\psi_j(\boldsymbol{r}_2) \tag{7.9}$$

$$K_{ij} = \int d\boldsymbol{r}_1 \int d\boldsymbol{r}_2\, \psi_i^{\,*}(\boldsymbol{r}_1)\psi_j(\boldsymbol{r}_1) \frac{1}{|\boldsymbol{r}_1 - \boldsymbol{r}_2|} \psi_j^{\,*}(\boldsymbol{r}_2)\psi_i(\boldsymbol{r}_2) \tag{7.10}$$

であり，$h_i$ を 1 電子積分とよび，2 電子積分 $J_{ij}$，$K_{ij}$ をそれぞれクーロン積分，交

換積分とよぶ.

つぎに, エネルギー $E$ を最小にする分子軌道の組 $\{\psi_i\}$ を求めよう. ラグランジュの未定乗数法を用い,

$$L(\{\psi_i\}) = E(\{\psi_i\}) - \sum_{i,\,j} \varepsilon_{i,j} \left[ \int d\boldsymbol{r}\, \psi_i^*(\boldsymbol{r}) \psi_j(\boldsymbol{r}) - \delta_{ij} \right] \tag{7.11}$$

に対し, 変分条件

$$\frac{\delta L}{\delta \psi_i(\boldsymbol{r})} = 0 \tag{7.12}$$

により停留値を求める. 未定乗数のエルミート行列 $\varepsilon_{i,j}$ を対角化する表示へユニタリー変換すると, ハートリー - フォック方程式

$$\hat{F}\psi_i(\boldsymbol{r}) = \varepsilon_i \psi_i(\boldsymbol{r}) \tag{7.13}$$

が得られる $(i = 1,\, 2,\, \cdots,\, n)$. ここで,

$$\hat{F} = \hat{h} + \sum_{i=1}^{n} (2\hat{J}_i - \hat{K}_i) \tag{7.14}$$

をフォック演算子とよび, このうち

$$\hat{h} = -\frac{1}{2}\Delta - \sum_{I=1}^{N_{\mathrm{nuc}}} \frac{Z_I}{|\boldsymbol{r} - \boldsymbol{R}_I|} \tag{7.15}$$

を 1 電子演算子とよび,

$$\hat{J}_j \psi_i(\boldsymbol{r}) = \int d\boldsymbol{r}'\, \psi_j^*(\boldsymbol{r}') \psi_j(\boldsymbol{r}') \frac{1}{|\boldsymbol{r} - \boldsymbol{r}'|} \psi_i(\boldsymbol{r}) \tag{7.16}$$

$$\hat{K}_j \psi_i(\boldsymbol{r}) = \int d\boldsymbol{r}'\, \psi_j^*(\boldsymbol{r}') \psi_i(\boldsymbol{r}') \frac{1}{|\boldsymbol{r} - \boldsymbol{r}'|} \psi_j(\boldsymbol{r}) \tag{7.17}$$

を与える 2 電子演算子 $\hat{J}_j$, $\hat{K}_j$ をそれぞれクーロン演算子, 交換演算子とよぶ. 式 (7.13) の右辺の $\varepsilon_i$ は, 各分子軌道のエネルギーとなる.

ハートリー - フォック方程式を数値的に解くうえでは, 行列方程式に変換するのが効率的である. LCAO-MO 近似によって得られた式 (7.1) を用いて, 分子軌道を展開しよう. 原子軌道 $\chi_p$ を表す関数のセットのことを基底関数 $\{\phi_p\}$ とよぶ (基底関数については 7.1.3 項を参照). 分子軌道 $\psi_i$ は

$$\psi_i = \sum_{p=1}^{N} C_{pi}\phi_p \tag{7.18}$$

となる. 式 (7.18) をハートリー - フォック方程式 (7.13) に代入し, 左から $\phi_q^*(\boldsymbol{r})$ を掛けて, $\boldsymbol{r}$ に関して積分すると,

$$FC = SC\varepsilon \tag{7.19}$$

**84** 第 7 章 創薬のための量子化学計算

という形の行列方程式（ハートリー - フォック - ローターン方程式）となる．ここで，$F, S, C, \varepsilon$ はそれぞれ，フォック行列，重なり行列，分子軌道係数行列，軌道エネルギー行列とよばれる．$F$ の中には $C$ が含まれるため，この行列の固有値方程式を繰り返し計算などを用いて自己無撞着に解くことにより，分子軌道と軌道エネルギーが同時に求められることになる．得られた分子軌道をエネルギーの低い順に（占有軌道として）用いてスレーター行列式を作れば，それは分子の基底状態の波動関数をハートリー - フォック近似で求めたことになる（図7.2）．

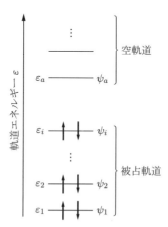

図 7.2 ハートリー - フォック基底状態のエネルギー準位と電子配置．

たとえば，水分子に対して HF/STO-3G 計算（「STO-3G」は用いた基底関数．7.1.3 項を参照）を行うと，図 7.3 のような分子軌道関数と軌道エネルギーが得られる（Gaussian 16 を利用）．フントの規則に従って電子を詰めると，水分子の基底状態の電子配置が得られる．水分子は電子を 10 個もつので，$\psi_1 \sim \psi_5$ が被占軌道（occupied orbital），$\psi_6 \sim \psi_7$ が空軌道（unoccupied orbital）となり，それらの軌道エネルギーはそれぞれ $\varepsilon_1 \sim \varepsilon_5$，$\varepsilon_6 \sim \varepsilon_7$ となる．

以上がハートリー - フォック法の概要であるが，この方法は電子間の斥力相互作用を均した平均場近似に基づくため，分子間に働く分散力（ファンデルワールス力）などの，量子ゆらぎによる弱い相互作用を適切に記述することができない．そのため，分子間相互作用の正確な記述には電子相関効果を考慮する必要がある．そのための最も簡便な方法がメラー - プレセットの 2 次摂動法（**MP2 法**）である．この近似法はハートリー - フォック近似をベースに，そこからの 2 次のエネルギー補正を求める手法[1-3]で，電子相関エネルギーが，

$\varepsilon_1 = -20.2518$ hartree
$\psi_1 = 0.99422\phi_{O1s} + 0.02585\phi_{O2s} + 0.00000\phi_{O2p_x} + 0.00000\phi_{O2p_y} - 0.00416\phi_{O2p_z} - 0.00558\phi_{H1s} - 0.00558\phi_{H'1s}$
$\varepsilon_2 = -1.25753$ hartree
$\psi_2 = -0.23377\phi_{O1s} + 0.84446\phi_{O2s} + 0.00000\phi_{O2p_x} + 0.00000\phi_{O2p_y} - 0.12283\phi_{O2p_z} + 0.15559\phi_{H1s} + 0.15559\phi_{H'1s}$
$\varepsilon_3 = -0.59384$ hartree
$\psi_3 = 0.00000\phi_{O1s} + 0.00000\phi_{O2s} + 0.00000\phi_{O2p_x} + 0.61269\phi_{O2p_y} + 0.00000\phi_{O2p_z} + 0.44922\phi_{H1s} - 0.44922\phi_{H'1s}$
$\varepsilon_4 = -0.45972$ hartree
$\psi_4 = -0.10403\phi_{O1s} + 0.53815\phi_{O2s} + 0.00000\phi_{O2p_x} + 0.00000\phi_{O2p_y} + 0.75587\phi_{O2p_z} - 0.29511\phi_{H1s} - 0.29511\phi_{H'1s}$
$\varepsilon_5 = -0.39261$ hartree
$\psi_5 = 0.00000\phi_{O1s} + 0.00000\phi_{O2s} + 1.00000\phi_{O2p_x} + 0.00000\phi_{O2p_y} + 0.00000\phi_{O2p_z} + 0.00000\phi_{H1s} + 0.00000\phi_{H'1s}$
$\varepsilon_6 = 0.58176$ hartree
$\psi_6 = -0.12582\phi_{O1s} + 0.82010\phi_{O2s} + 0.00000\phi_{O2p_x} + 0.00000\phi_{O2p_y} - 0.76354\phi_{O2p_z} - 0.76915\phi_{H1s} - 0.76915\phi_{H'1s}$
$\varepsilon_7 = 0.69264$ hartree
$\psi_7 = 0.00000\phi_{O1s} + 0.00000\phi_{O2s} + 0.00000\phi_{O2p_x} + 0.95979\phi_{O2p_y} + 0.00000\phi_{O2p_z} - 0.81462\phi_{H1s} + 0.81462\phi_{H'1s}$

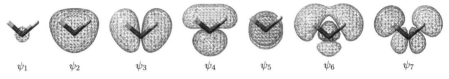

$\psi_1 \quad \psi_2 \quad \psi_3 \quad \psi_4 \quad \psi_5 \quad \psi_6 \quad \psi_7$

図7.3 $H_2O$ の分子軌道(HF/STO-3Gによる計算結果). 主要成分に網かけをしている. カラー口絵を参照.

$$E_0^{(2)} = \sum_{i<j}^{occ.} \sum_{a<b}^{unocc.} \frac{|\langle ij|ab\rangle - \langle ij|ba\rangle|^2}{\varepsilon_i + \varepsilon_j - \varepsilon_a - \varepsilon_b} \tag{7.20}$$

のように与えられる. ここで, $i, j$ および $a, b$ はハートリー-フォック基底状態のそれぞれ被占軌道ならびに空軌道を表し, $\varepsilon_i$ はそれらの軌道エネルギー, また,

$$\langle ij|ab\rangle = \int d\boldsymbol{\xi}_1 \int d\boldsymbol{\xi}_2 \, \tilde{\psi}_i^*(\boldsymbol{\xi}_1)\tilde{\psi}_j^*(\boldsymbol{\xi}_2) \frac{1}{|\boldsymbol{r}_1 - \boldsymbol{r}_2|} \tilde{\psi}_a(\boldsymbol{\xi}_1)\tilde{\psi}_b(\boldsymbol{\xi}_2) \tag{7.21}$$

は2電子相互作用積分で, $\tilde{\psi}(\boldsymbol{\xi})$ は分子軌道の空間部 $\psi(\boldsymbol{r})$ とスピン部分($\alpha$あるいは$\beta$)の積である.

電子相関の定量的な記述は量子化学における重要な課題の一つであり, 膨大な研究の蓄積がある. 上で述べた摂動計算では, 次数を上げたMP3法, MP4法などが開発・実装されている. また, スレーター行列式一つで表現されたハートリー-フォック近似の基底状態の波動関数に加えて, そこからの電子励起状態を表す波動関数の寄与を取り入れた配置間相互作用法や多参照配置法などもしばしば用いられる. ほかに, 強い電子相関効果を効率的に取り入れる方法として結合クラスター法なども知られている. さらに, 波動関数ではなく密度を基本変数として電子状態を記述する密度汎関数法も, そのコストパフォーマンスの高さから多く用いられている. どの手法を用いるのが適切かは, 解くべき問題と使用できる計算資源に依存し, 創薬計算においては, 典型元素からなるタンパク質複合系の分子認識に用いるか,

遷移金属元素を含む酵素反応の解析を行うかなどの目的に応じて最適な手法の選択を行うのが望ましい．タンパク質 – リガンド結合やタンパク質 – タンパク質相互作用（PPI）においては，疎水性のアミノ酸残基や官能基との間に働く分散相互作用（たとえば，CH/π や π-π 相互作用など）が重要であり，図 7.2 に示すような単一の参照配置からの動的電子相関を考慮した MP2 法などの利用が効果的である．一方で，遷移金属を含む酵素反応の精密な理論計算を行いたい場合には，さまざまなスピン配置（多参照配置）による静的電子相関を考慮に入れたうえで計算・解析をすることが必要となる．

### ◀7.1.3▶ 基底関数

分子軌道計算に用いられる原子軌道 $\chi_p$ を表す基底関数 $\{\phi_p\}$ には，スレーター型軌道（STO）関数とガウス型軌道（GTO）関数がある．実際の電子の分布に近いのはスレーター型軌道

$$\chi \sim \exp(-\zeta r) \tag{7.22}$$

であるが，積分計算のしやすさを考慮して，多くの場合にはガウス型軌道

$$\phi \sim \exp(-\alpha r^2) \tag{7.23}$$

が用いられる．

基底関数には，1s, 2s, $2p_x$, $2p_y$, $2p_z$ などの原子軌道に 1 個ずつの基底関数を用意する最小基底，内殻軌道に 1 個，原子価軌道に 2 個以上の基底関数を用意するスプリットバレンス（split-valence）基底などがある．基底関数は多ければ多いほど柔軟に分子の電子状態を表現できるが，展開する基底関数の数が増えると，2 電子積分（$J_{ij}$, $K_{ij}$）を計算するための計算コストが爆発的に増えてしまう（たとえばハートリー – フォック法では，計算時間は基底関数の数の 4 乗に比例する）．そのため，とくに生体高分子の量子化学計算では，中規模までの大きさの基底関数を用いることが多い．実際には，予備計算には STO-3G などの最小基底を用い，実用計算には原子価軌道に 2 個の基底関数（double-zeta）を用いたスプリットバレンス基底である，ポープルらの 6-31G 基底がよく用いられる．C, N, O などの重原子に d 型の分極関数を加えた 6-31G$^*$（6-31G(d) とも書く），さらに水素原子に p 型の分極関数を加えた 6-31G$^{**}$（6-31G(d, p) とも書く）などに拡張すると，分子軌道に変形の自由度を与えることができる．また，アニオンでは最外殻の電子が広がっているため，外側に広がった diffuse（分散）関数を加えた 6-31＋G$^*$ や6-31＋＋G$^{**}$ などで電子状態を適切に表現する工夫がなされる．また，ダニングら

7.1 非経験的分子軌道法 **87**

の correlation consistent 基底関数系である．cc-pVDZ などは，原子価軌道に同程度の電子相関を与える関数として広く用いられている（diffuse 関数を加えたものは aug-cc-pVDZ である）[2-5]．

分子間相互作用エネルギーを計算する際に，計算規模を抑えるために小さい基底関数系を用いると，**基底関数重ね合わせ誤差**（basis set superposition error, BSSE）が生じる．基底関数が不十分であると，相互作用相手の軌道を用いて電子が広がり，安定な分子軌道として計算されてしまうためである．その場合には，相互作用が過大評価されるため，counter-poise 法などを用いて補正を行う必要がある[5]．また，酵素などのタンパク質はその触媒サイトに Fe, Ni, Mn などの遷移金属元素を含むことが多く，その場合は特別な配慮が必要である．まず，一般に金属原子はタンパク質を構成する H, C, N, O などの典型元素と比べて多くの電子を含む．そして，金属の内殻（コア）電子は化学的な性質にほとんど影響を与えないが，計算コストを大幅に増加させる可能性がある．そこで，ECP（effective core potential）や MCP（model core potential）などの擬ポテンシャルを導入して，これらのコア電子を簡略化し，価電子だけを詳細に扱うことで，計算効率の向上を図ることがしばしば行われる．その際，LANL2DZ（Los Alamos National Laboratory 2-Double-Zeta）などの特別な基底関数が ECP と組み合わせて用いられ，計算コストを抑えつつ，遷移金属のもつ化学的性質を適切に表現する．

## 7.2 生体高分子のための近似法

このように，分子の精密な電子状態を非経験的に計算できる量子化学計算であるが，計算量の問題から，一般にタンパク質などの生体高分子全体をそのまま計算す

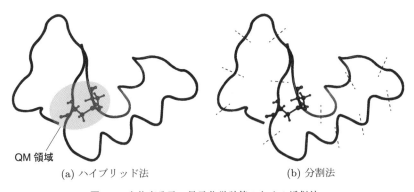

図 7.4　生体高分子の量子化学計算のための近似法．

ることはできない．そのため，QM 法と MM 法を組み合わせたハイブリッド法や分割法などの近似法が用いられる（図 7.4）．ハイブリッド法では，分子を二つ以上の領域に分けて，各領域で異なる計算手法を用い分子全体を表現する．分割法では，分子を小さな部分構造に分割して，部分構造を計算した後に全体を再構築する．

### ◀ 7.2.1 ▶ QM/MM 法

QM 法と MM 法によるハイブリッド法は **QM/MM 法**とよばれる．QM/MM 法は，反応中心などの注目部分は QM 法で，それ以外の部分は MM 法で扱う（図 7.5）ことによって，計算量を削減しつつも重要部分を QM 的に検討することができるため，酵素反応解析などに用いられる[6-8]．QM/MM 法に関しては，2013 年に Karplus, Levitt, Warshel の 3 名がノーベル化学賞を受賞している．

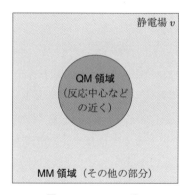

図 7.5　QM/MM 法．

QM/MM 法による系のエネルギーは次式で与えられる．

$$E^{\text{QM/MM-EE}} = E^{v,\text{QM}} + E^{\text{MM}} + E^{\text{QM-MM}} \tag{7.24}$$

ここで，$E^{v,\text{QM}}$ は MM 領域の静電場 $v$ における QM 領域のエネルギー，$E^{\text{MM}}$ は MM 領域のエネルギー，$E^{\text{QM-MM}}$ は QM 領域と MM 領域の相互作用エネルギーである．電子埋め込み（electronic embedding）ポテンシャルを用いて $E^{v,\text{QM}}$ を求めることで，MM 場の中での分極した QM 波動関数を得られるため，十分な精度を得ることができる[9]．

QM/MM 法の中でも，諸熊らによって開発された **ONIOM 法**[10, 11] は，汎用プログラム Gaussian[12] に実装されており，広く用いられている．ONIOM 法では，QM 領域を構成するモデル分子の QM エネルギー $E^{\text{model,QM}}$ と MM エネルギー $E^{\text{model,MM}}$，および全領域を占めるリアル分子の MM エネルギー $E^{\text{real,MM}}$ の 3 点か

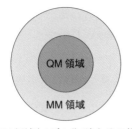
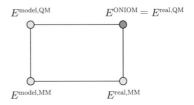

(a) QM領域(モデル分子)とその外側の MM領域を含むリアル分子の設定

(b) 全系のエネルギー計算のダイアグラム

図 7.6 ONIOM 法によるエネルギー外挿.

ら目的とするリアル分子の QM エネルギー $E^{\text{real,QM}}$ を，つぎのように外挿する（図 7.6）．

$$E^{\text{ONIOM}} = E^{\text{model,QM}} + E^{\text{real,MM}} - E^{\text{model,MM}} \quad (7.25)$$

MM 場の効果を QM 計算に取り込むためには，$E^{\text{model,QM}}$ を算出する際に**埋め込みポテンシャルを用いる**[18].

$$E^{\text{ONIOM}} = E^{v,\text{model,QM}} + E^{\text{real,MM}} - E^{\text{model,MM}} \quad (7.26)$$

式 (7.25) では QM 領域と MM 領域の間の静電相互作用を MM レベルで扱うのに対して，式 (7.26) の電子埋め込みでは，QM ハミルトニアンに領域間の静電相互作用を組み込んでいる．これによって，QM-MM 間の相互作用を計算する際に，QM 電荷分布を点電荷で近似するのではなく，MM 領域の電荷分布によって波動関数を分極させることが可能になる．

ONIOM 法は理論レベルや基底関数によって QM 領域を多層（high/low）に拡張（図 7.7）することができ，励起エネルギーのような高コストの計算を，計算精度を保ったまま低コストにする工夫がなされている[13].

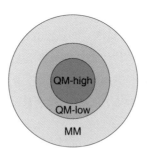

図 7.7　3 層の ONIOM 法.

# ◀7.2.2▶ フラグメント分子軌道（FMO）法

QM/MM 法は，高精度の電子状態計算を高効率に用いることができるため有効な手法であるものの，QM 領域が $100 \sim 1000$ 原子程度に限られてしまうため，酵素反応など活性中心が存在するケースに限って適用できる．一方で，分割法は，巨大分子を QM 計算可能な小領域に分割し，部分構造のエネルギーを計算して足し合わせることで全体のエネルギーを再構築するため，均一な精度で分子全体を QM 的に扱うことが可能になる．ここでは，分割法の一種であり，生体高分子の full QM 手法として最も広く用いられている**フラグメント分子軌道**（fragment molecular orbital, FMO）**法**[14-18] について解説する．

電荷 $-e$ をもち座標 $\mathbf{r}_i$ にある電子と，電荷 $Z_A e$ をもち座標 $\mathbf{R}_A$ にある原子核からなる分子系を考える．2 体近似を用いた FMO2 法では，フラグメントモノマー（$I$），フラグメントダイマー（$IJ$）のハミルトニアンとして，

$$\hat{H}_I = \sum_{i \in I} \left\{ -\frac{1}{2}\Delta_i - \sum_A \frac{Z_A}{|\mathbf{r}_i - \mathbf{R}_A|} + \sum_{J \neq I}^{N_f} \int d\mathbf{r}' \frac{\rho_J(\mathbf{r}')}{|\mathbf{r}_i - \mathbf{r}'|} \right\} + \sum_{i \in I} \sum_{i > j \in I} \frac{1}{|\mathbf{r}_i - \mathbf{r}_j|} \tag{7.27}$$

$$\hat{H}_{IJ} = \sum_{i \in I, J} \left\{ -\frac{1}{2}\Delta_i - \sum_A \frac{Z_A}{|\mathbf{r}_i - \mathbf{R}_A|} + \sum_{K \neq I, J}^{N_f} \int d\mathbf{r}' \frac{\rho_K(\mathbf{r}')}{|\mathbf{r}_i - \mathbf{r}'|} \right\}$$
$$+ \sum_{i \in I, J} \sum_{i > j \in I, J} \frac{1}{|\mathbf{r}_i - \mathbf{r}_j|} \tag{7.28}$$

を考える．ここで，原子核は古典粒子として扱い，原子単位（$m = e = \hbar = 1$）を用いている．また，$I, J, K$ は異なるフラグメントを表し，$\rho_J(\mathbf{r}')$ はフラグメント $J$ に含まれる電子の座標 $\mathbf{r}'$ での密度を表す．そして，各フラグメントモノマーとフラグメントダイマーのエネルギーと波動関数を，それぞれ以下のシュレーディンガー方程式に基づいて求める．

$$\hat{H}_I \Psi_I = E_I \Psi_I \tag{7.29}$$

$$\hat{H}_{IJ} \Psi_{IJ} = E_{IJ} \Psi_{IJ} \tag{7.30}$$

FMO2 法では，全系の電子エネルギーは，フラグメントモノマーのエネルギー $E_I$ とフラグメントダイマーのエネルギー $E_{IJ}$ から近似的に求める．電子密度（$\rho_I$, $\rho_{IJ}$）に関しても同様である．

$$E_{\text{total}} = \sum_{I > J} E_{IJ} - (N_f - 2) \sum_I E_I \tag{7.31}$$

$$\rho_{\text{total}}(\boldsymbol{r}) = \sum_{I>J} \rho_{IJ}(\boldsymbol{r}) - (N_f - 2)\sum_{I}\rho_I(\boldsymbol{r}) \tag{7.32}$$

以下，閉殻電子系を考えることにすると，FMO2 法におけるハートリー‐フォック‐ローターン方程式は，つぎのようになる．

$$F^{\lambda}C^{\lambda} = S^{\lambda}C^{\lambda}\varepsilon^{\lambda} \tag{7.33}$$

ここで，$\lambda = I$（フラグメントモノマー）あるいは $\lambda = IJ$（フラグメントダイマー）とする．このとき，フォック行列 $F^{\lambda}$ は以下のように表される．

$$F^{\lambda} = H^{\lambda} + G^{\lambda} \tag{7.34}$$

$$H_{kl}{}^{\lambda} = H_{kl}{}^{\text{core},\lambda} + V_{kl}{}^{\lambda} + \sum_{i}B_i\langle k|\theta_i\rangle\langle\theta_i|l\rangle \tag{7.35}$$

ここで，$H^{\text{core},\lambda}$ はフラグメント $\lambda$ 内の 1 電子演算子，$V^{\lambda}$ は $\lambda$ 以外のフラグメントからの環境静電ポテンシャルを表す．式 (7.35) の右辺第 3 項は軌道 $\theta_i$ を変分空間から除くための射影（シフト）演算子であり，$B_i$ の値としては通常 $10^6$ 程度が選ばれる．また，$G^{\lambda}$ はフラグメント $\lambda$ 内の 2 電子演算子である．

タンパク質などの大規模系に対する FMO 計算では，さらに環境静電ポテンシャルを近似することや離れたダイマーのエネルギーを静電相互作用のみで近似することで，ほとんど精度を落とすことなく計算時間を大幅に高速化している[19]．これによって，電子数 $N$ に応じた計算コストを $O(N)$ に近づけることが可能となっている．離れたダイマーの基準は，ダイマー間の最近接原子間の距離が，双方の原子のファンデルワールス半径の和の 2.0 倍以上（5.0 Å 程度）であることをデフォルトにしている（詳細は文献 [2, 15] を参照）．

FMO2 法は，式 (7.31)，式 (7.32) のようにダイマーの計算までで打ち切った近似であり，フラグメントトリマーまで考慮した FMO3 法[20]，テトラマーまで考慮した FMO4 法[21] などのより高次の項まで取り込んだ計算方法が開発されているが，特別な場合を除いて 2 体の FMO 法を用いることで，並列化効率の優れた，タンパク質の全電子計算が可能となる．

実際の FMO 法は，つぎのような手順で行われる．まず「フラグメント」を定義したうえでフラグメント単位の計算を行う．この「フラグメント分割」の様式が計算および解析の精度を決めることになる．図 7.8 のように，タンパク質の場合にはアミノ酸残基単位，核酸の場合にはヌクレオチドからさらに塩基部分を分割した単位，糖鎖の場合には糖ユニット単位でフラグメントを定義するのが一般的である．ここで，フラグメントの切れ目が生化学的な残基番号の切れ目と同一ではないことに着目してほしい．タンパク質の場合には，ペプチド結合を構成する C＝O と N－

92　第 7 章　創薬のための量子化学計算

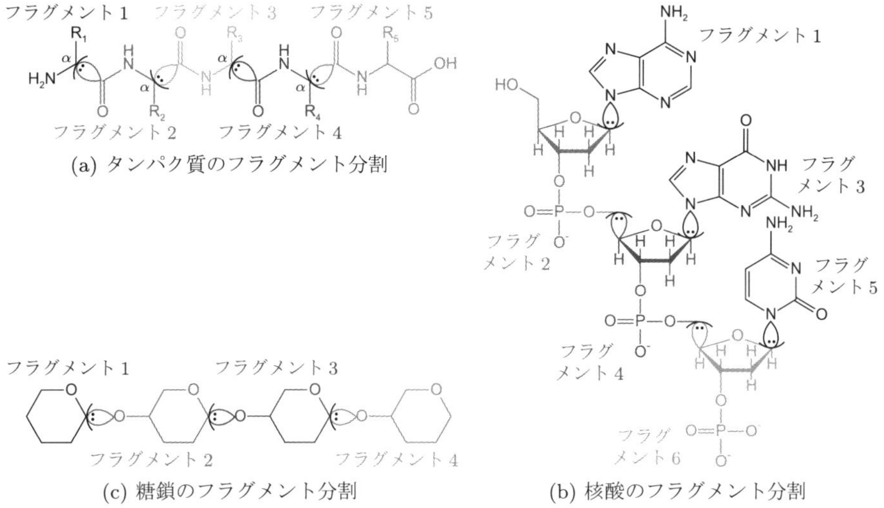

図7.8 タンパク質，核酸，糖鎖のフラグメント分割．$sp^3$ 炭素を BDA（bond detached atom）としている．

H の間のアミド結合が残基番号の切れ目になるが，フラグメント化の際には $\alpha$ 炭素と C=O の間の C–C 単結合を切断している．これは，共有結合の切断箇所においてはなるべく電子が局在化していることが望ましいため，$sp^3$ 炭素（$sp^3$ 混成軌道を形成する炭素）のところで分割してフラグメント化の影響を最小限に抑えるためである（図7.9）．$sp^3$ 混成軌道のうち結合軸に沿った軌道の電子対を一方の原子（bond attached atom, BAA）に与え，もう一方の原子（bond detached atom, BDA）は電子を引き抜かれた格好になる．電子の受け渡しによる電荷のバランスは，炭素の核電荷を +5 と +1 に分けてそれぞれのフラグメントに配分することで中和している．

モノマーの電子状態を解く際には，まず初期電子密度を与えたうえで，周囲のモ

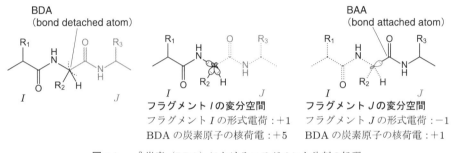

図7.9 $sp^3$ 炭素（BDA）におけるフラグメント分割の処理．

ノマーからの環境静電ポテンシャルの下でのモノマーエネルギー $E_I$ を算出する．これをすべてのフラグメントに対して行い，全体の電子密度を計算する．得られた電子密度と初期電子密度との差を求めて，これが閾値以下になるまで繰り返し計算を行う．収束した電子密度は，SCC（self-consistent charge）とよばれる．つぎに，ダイマーの計算は，すべてのフラグメントペア（$IJ$）に対して行う．ダイマーエネルギー $E_{IJ}$ の計算の際にはモノマーの SCC をそのまま用いることで，式 (7.31) の加算に誤差が生じないようにしている．以上の FMO 計算の流れを図 7.10 にまとめる．

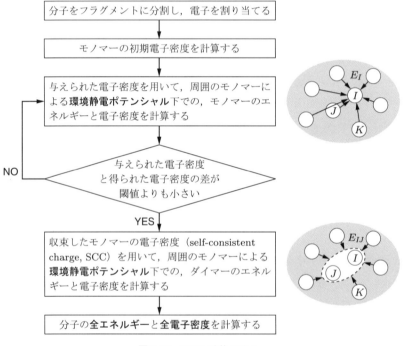

図 7.10　FMO 計算の流れ．

### ◀ 7.2.3 ▶ FMO 近似に基づく解析法

FMO 計算によって得られる全エネルギーの式 (7.31) を，相互作用エネルギーを表す形式に変形すると，

$$E_{\text{total}} = \sum_I E_I' + \sum_{I>J} \Delta \tilde{E}_{IJ} \tag{7.36}$$

となる．右辺の第 1 項が環境静電ポテンシャルの寄与を除いたモノマーのエネ

ギーであり，第2項はフラグメント間の相互作用エネルギー（inter-fragment interaction energy, IFIE, あるいは pair interaction energy, PIE）である．この IFIE は「フラグメント対フラグメント」の相互作用エネルギーとして網羅的に算出され，加成性（物質の物理量がそれらの構成要素の物理量の和に等しくなる性質）が成り立つために任意のフラグメント群の間の相互作用エネルギーに換算することができる．すなわち，FMO 法では，分割近似によって効率良くタンパク質全体の電子状態を計算できるばかりでなく，部分構造間の相互作用を定量的なエネルギー値として評価することができる．

IFIE はさらに，**PIEDA**（pair interaction energy decomposition analysis）とよばれるエネルギー分割法によって，四つのエネルギー成分（静電項（ES），交換反発項（EX），電荷移動項（CT + mix），分散項（DI））に分割することができる[22, 23]．

$$\Delta \tilde{E}_{IJ} = \Delta \tilde{E}_{IJ}^{ES} + \Delta \tilde{E}_{IJ}^{EX} + \Delta \tilde{E}_{IJ}^{CT + mix} + \Delta \tilde{E}_{IJ}^{DI} \tag{7.37}$$

第1項 〜 第3項までがハートリー – フォックエネルギーを分割したものであり，第4項の DI エネルギーは電子相関エネルギーと同義である．また，CT + mix 項には，フラグメント間の電荷移動とフラグメント内の分極，それ以外の高次効果が含まれることに注意されたい．

さらに，**分極連続体モデル**（polarizable continuum model, PCM）[24] やポアソン – ボルツマン（PB）方程式に基づく**連続溶媒モデル**[25] などを用いて，溶媒項（sol）を追加することができる[26]．

$$\Delta \tilde{E}_{IJ} = \Delta \tilde{E}_{IJ}^{ES} + \Delta \tilde{E}_{IJ}^{EX} + \Delta \tilde{E}_{IJ}^{CT + mix} + \Delta \tilde{E}_{IJ}^{DI} + \Delta \tilde{E}_{IJ}^{sol} \tag{7.38}$$

タンパク質 – 化合物（リガンド）複合体では，リガンド結合部位において，リガンドの官能基と周辺アミノ酸残基との間に水素結合や CH/π 結合などのさまざまな相互作用が存在するが，IFIE/PIEDA の解析によってその様子を定量的に理解し，化合物の最適化などの分子設計に極めて有用な情報を得ることができる[27]．たとえば水素結合では，主要成分である ES 項に加えて，CT + mix 項が寄与する．また CH/π 相互作用や π-π 相互作用では，電子どうしの運動に起因する DI 項が主な成分となる．EX 項はパウリの排他原理による電子どうしの反発を含み，接近しすぎた構造では相互作用エネルギーが大きく不安定化するため，立体障害の検出に用いることができる（図 7.11）．

タンパク質，核酸，脂質，糖鎖などのさまざまな生体分子やその複合系に対しても，IFIE/PIEDA によってそれらの分子間相互作用を定量的に解析することができる．FMO 法は量子化学計算手法であるため，パラメータチューニングを必要とせず，どのような分子種に対しても均一な精度を見込める．定番であるタンパク質 –

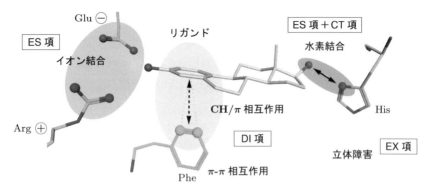

図 7.11　分子間相互作用と PIEDA 成分の関係.

リガンド間の相互作用に加えて，タンパク質間の PPI，核酸複合系，脂質二重膜を含む膜タンパク質や環状ペプチド，糖鎖修飾などのさまざまな創薬モダリティに対する応用が期待される．計算に必要なデータは複合体分子を構成する原子の座標と計算条件のみである．

また，ここで，IFIE/PIEDA 解析は「フラグメント単位」の解像度をもつ解析手法であることに気を付けてほしい．水分子や低分子化合物に対しては，1 分子を 1 フラグメントとして扱うことが基本であるが，リガンドを複数フラグメントに分割することで官能基単位の相互作用解析を実施することも可能である．ただし，解析の解像度を良くするために分子を細かく分割すると，計算精度が落ちてしまう．両者のバランスを保つことが重要である．

### ◀ 7.2.4 ▶ FMO 計算の解析事例

IFIE/PIEDA を用いたタンパク質 – リガンド相互作用解析の典型例として，CDK2（cyclin-dependent kinase-2）と阻害剤の計算解析結果を紹介する[28]．計算プログラムは ABINIT-MP を用い，計算レベルは FMO2-MP2/6-31G* 法を用いている．CDK2 のリガンド結合特性を理解するために，複合体の X 線結晶構造におけるリガンド（CS262）と周辺残基との間の相互作用エネルギーを解析した（PDB ID：4FKW, FMODB ID：XMRLZ）．CS262 は，周辺の Lys33, Glu81, Leu83, Gln85, Asp86, Lys89 と水素結合を形成していることが結晶構造から示唆され（図 7.12(a)），PIEDA エネルギーによって数値的に解析することができた（図 7.12(b)）．これらの残基との相互作用ではすべて ES および CT + mix 項が観測され，水素結合であることがわかる．とくに Asp86 に続いて Lys89, Lys33, Phe82 が強

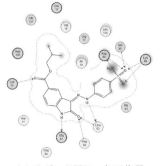
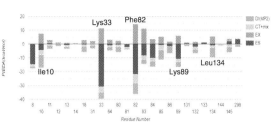

(a) リガンド周辺の相互作用　　(b) リガンドと各アミノ酸残基との PIEDA エネルギー

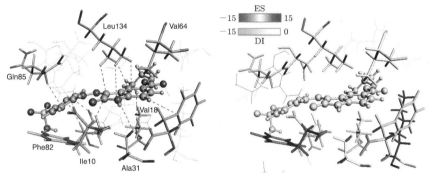

(c) リガンド周辺の CH/π 相互作用　　(d) リガンド(中央)と周辺残基との PIEDA の可視化

図 7.12　CDK2-阻害剤の FMO 計算例（PDB ID：4FKW, FMODB ID：XMRLZ）．(d)では，主要な相互作用成分で色付けし，色が濃いほど安定な相互作用である（静電相互作用：赤/青，分散相互作用：緑）．エネルギーの単位は kcal/mol．カラー口絵を参照．

い水素結合であることが定量的に評価できる（ただし，Glu81 の C=O は Phe82 フラグメントに属していることに注意を要する）．また，Ile10, Val18, His84, Gln131, Leu134, Asp145 については，DI 項が大きく，多くの CH/π 相互作用や疎水基どうしの相互作用をしている様子がわかる（図 7.12(b)，(c)）．図 7.12(d)のように，CDK2 のリガンド結合サイトの構造上に主要な PIEDA のエネルギー成分をマッピングすると，リガンドが周辺残基との間のどのような相互作用によって安定化しているのかを可視化できる．

分散相互作用（DI 項）は水素結合と比較して弱い相互作用であるが，分子どうしが脱溶媒和過程を経て結合する際にはその重要性が増す．水素結合の場合は，溶質と水中の水分子との相互作用が溶質間の相互作用に置き換わるだけであるが，分散相互作用では水中に露出していた不安定な疎水性の官能基が結合相手を得て安定

化するからである．これらの多くの分散相互作用は，化合物の構造に応じた誘導適合（induced fit）によって変化するものであり，電荷分布の影響を受けにくく，リガンド結合能（ligand binding affinity）の予測に有効な指標になり得る[28]．

## 7.3 量子化学計算のためのソフトウェア

前述のように，創薬のための生体高分子の QM 計算には分割法かハイブリッド法を用いるのが現実的である．また，低分子化合物の物性の予測やパラメータ取得のためには，従来法による高精度 QM 計算が用いられる．これらの計算のために開発されているソフトウェアは数多くあるが，一般ユーザーに浸透しているものは限られている．ここでは，生体高分子の QM 計算を行う場合に用いられるソフトウェアとその用途などについて，表7.1 にまとめる[4]．

表7.1　量子化学計算のためのソフトウェア．

| ソフトウェア名 | 主な用途，特徴 | 有償・無償 | 可視化 GUI |
|---|---|---|---|
| Gaussian | ・低分子を中心に幅広い<br>・ONIOM 法 | 有償 | GaussView |
| GAMESS | ・低分子を中心に幅広い<br>・FMO 法，DC（Divide and Conquer）法 | 無償 | Facio |
| ABINIT-MP | ・生体高分子に特化<br>・FMO 法<br>・HPCI で整備 | 無償 | BioStation Viewer,<br>FMODB |
| PAICS | ・生体高分子に特化<br>・FMO 法 | 無償 | PaicsView |
| NTChem | ・材料系の低分子 〜 高分子<br>・高次電子相関法，相対論的電子構造計算法<br>・HPCI で整備 | 無償 | |

Gaussian は，量子化学計算ソフトウェアとして世界中で広く使われている有償プログラムである．とくに構造最適化や化学反応解析に優れており，低分子化合物の QM 計算では定番になっている．タンパク質系の分子シミュレーションでは，系全体の QM 計算は現実的ではないが，QM/MM 法の一種である ONIOM 法を用いて活性サイトのみを QM 的に扱う手法が広く用いられている．計算レベルとしては，**密度汎関数法**（density functional theory, DFT）と MM 法の組み合わせが遷移金属を含む酵素反応にも適用可能であり，汎用的であるといえる．また，古典分子動力学計算においても，分子力場の構築の際にリガンドなどの RESP

**98** 第 7 章 創薬のための量子化学計算

（restrained electrostatic potential）電荷を算定するためによく用いられる．

　GAMESS は，低分子系の QM 計算ソフトウェアとしては Gaussian に次ぐ定番であり，無償であることから広く用いられている．生体分子系の計算としては，FMO 法が実装されているため，系全体の QM 計算を実施することが可能である[29]．計算レベルとしては各種の高精度手法が実装されており，MP2 法が精度とコストのバランスで優れているが，GAMESS-FMO のスクリーニング的な利用では DFTB（density functional tight binding）法が用いられる．DFTB 法は計算コストが圧倒的に低いために，スクリーニング計算などで多くのグループが用いているが[30]，半経験的な手法であるために，計算精度には注意を要する．

　一方で，国産ソフトウェアの **ABINIT-MP** や **PAICS** は，FMO 法に特化したプログラムである[15]．とくに，ABINIT-MP は MP2 計算が高速に実施できるため，標準的に利用されている[31-33]．MP2 レベルで電子相関に基づく分散力をあらわに計算できることが FMO 法を用いる最大のメリットであるともいえる[18]．また，生体分子系の応用計算のためには，計算方法の設定や結果の解析のための GUI が必須であるが，並行して開発されている可視化ソフト BioStation Viewer や PaicsView のおかげで創薬のための計算にはなじみやすい．ABINIT-MP は，HPCI（high performance computing infrastructure）共用計算資源提供機関のスーパーコンピュータにプリインストールされており[34]，HPCI ユーザーが手軽に利用できる環境が整っている．また FMO 計算結果の利用においては，FMO データベース（FMODB）が整備されており（https://drugdesign.riken.jp/FMODB/）[35]，自動計算ツールも併せて開発されている[36]．2024 年 7 月時点で 37450 構造の生体高分子の FMO 計算結果が公開されており，web ベースで簡易的な解析をすることもできる．現在のところ，ABINIT-MP の計算結果が中心であるが，GAMESS 結果にも一部対応している．計算レベルはほとんどのケースで FMO2-MP2/6-31G$^*$ が用いられているが，スーパーコンピュータの発展に伴って，最近では計算レベルや基底関数を変えたデータ収集も行われている[37]．

## 参考文献

[1] Szabo, A., Ostlund, N. S.（著），大野公男，阪井健男，望月祐志（訳），新しい量子化学（上，下），東京大学出版会，1987 年．

[2] 田中成典，計算分子生物学：物質科学からのアプローチ（物質・材料テキストシリーズ No. 13），内田老鶴圃，2018 年．

[3] Frank Jensen, F.（著），後藤仁志，立川仁典，長嶋雲兵ほか（訳），計算化学（第 3 版），森北出版，2023 年．

[4] 西長亨，本田康．有機化学のための量子化学計算入門．裳華房．2022 年．

[5] 都築誠二，有機分子の分子間力．東京大学出版会．2015 年．

[6] Warshel, A., Levitt, M., Theoretical studies of enzymic reactions: Dielectric, electrostatic and steric stabilization of the carbonium ion in the reaction of lysozyme. *Journal of Molecular Biology* **103**(2)：227-249（1976）.

[7] Singh, U. C., Kollman, P. A., A combinedab initio quantum mechanical and molecular mechanical method for carrying out simulations on complex molecular systems: Applications to the CH3Cl + Cl? exchange reaction and gas phase protonation of polyethers. *Journal of Computational Chemistry* **7**(6)：718-730（1986）.

[8] Field, M. J., Bash, P. A., Karplus, M., A combined quantum mechanical and molecular mechanical potential for molecular dynamics simulations. *Journal of Computational Chemistry* **11**(6)：700-733（1990）.

[9] Senn, H. M., Thiel, W., QM/MM methods for biomolecular systems. *Angew Chem. Int. Ed. Engl.* **48**(7)：1198-1229（2009）.

[10] Dapprich, S. et al., A new ONIOM implementation in Gaussian98. Part I. The calculation of energies, gradients, vibrational frequencies and electric field derivatives. *Journal of Molecular Structure：THEOCHEM* **461-462**：1-21（1999）.

[11] Vreven, T., Morokuma, K., Chapter 3 Hybrid Methods: ONIOM（QM：MM）and QM/MM. *Annual Reports in Computational Chemistry* **2**：35-51（2006）.

[12] Gaussian 16 Rev. C.01；Wallingford, CT, 2016.（accessed）.

[13] Vreven, T. et al., Combining Quantum Mechanics Methods with Molecular Mechanics Methods in ONIOM. *J. Chem. Theory Comput.* **2**(3)：815-826（2006）.

[14] Kitaura, et. al., Fragment molecular orbital method：an approximate computational method for large molecules. *Chemical Physics Letters* **313**：701-706（1999）.

[15] Mochizuki, Y., Tanaka, S., Fukuzawa, K., eds. *Recent Advances of the Fragment Molecular Orbital Method.* Springer, Singapore, 2021.

[16] Fedorov, D. G., Nagata, T., Kitaura, K., Exploring chemistry with the fragment molecular orbital method. *Phys. Chem. Chem. Phys.* **14**(21)：7562-7577（2012）.

[17] Tanaka, S. et al., Electron-correlated fragment-molecular-orbital calculations for biomolecular and nano systems. *Phys. Chem. Chem. Phys.* **16**(22)：10310-10344（2014）.

[18] Fukuzawa, K., Tanaka, S., Fragment Molecular Orbital Calculations for Biomolecules, *Curr. Opin. Struct. Biol.* **72**：127-134（2022）.

[19] Nakano,, T. et al., Fragment molecular orbital method：use of approximate electrostatic potential. *Chemical Physics Letters* **351**：475-480（2002）.

[20] Fedorov, D. G., Kitaura, K., The three-body fragment molecular orbital method for accurate calculations of large systems. *Chemical Physics Letters* **433**(1-3)：182-187（2006）.

[21] Nakano, T. et al., Development of the four-body corrected fragment molecular orbital（FMO4）method. *Chemical Physics Letters* **523**：128-133（2012）.

[22] Fedorov, D. G., Kitaura, K., Pair interaction energy decomposition analysis. *J. Comput. Chem.* **28**(1)：222-237（2007）.

[23] Tsukamoto, T. et al., Implementation of Pair Interaction Energy DecompositionAnalysis and Its Applications to Protein-Ligand Systems. *Journal of Computer Chemistry, Japan* **14**(1)：1-9（2015）.

[24] Fedorov, D. G. et al., The polarizable continuum model（PCM）interfaced with the fragment molecular orbital method（FMO）. *J. Comput. Chem.* **27**(8)：976-985（2006）.

[25] Okiyama, Y., Fragment Molecular Orbital Calculations with Implicit Solvent Based on the Poisson-Boltzmann Equation：II. Protein and Its Ligand-Binding System Studies. *J. Phys.*

*Chem. B* **123**(5) : 957-973 (2019).

[26] Fedorov, D. G., Kitaura, K., Energy decomposition analysis in solution based on the fragment molecular orbital method. *J. Phys. Chem. A* **116**(1) : 704-719 (2012).

[27] Fedorov, D. G., Kitaura, K., Subsystem Analysis for the Fragment Molecular Orbital Method and Its Application to Protein-Ligand Binding in Solution. *J. Phys. Chem. A* **120**(14) : 2218-2231 (2016).

[28] Takaba, K. et al., Protein-ligand binding affinity prediction of cyclin-dependent kinase-2 inhibitors by dynamically averaged fragment molecular orbital-based interaction energy. *J. Comput. Chem.* **43**(20) : 1362-1371 (2022).

[29] Fedorov, D. G., The fragment molecular orbital method : theoretical development, implementation in GAMESS, and applications, *WIREs Comput. Mol. Sci.* **7**(6) : e1322 (2017).

[30] Acharya, A. et al., Supercomputer-Based Ensemble Docking Drug Discovery Pipeline with Application to Covid-19. *J. Chem. Inf. Model.* **60**(12) : 5832-5852 (2020).

[31] Mochizuki, Y. et al., A parallelized integral-direct second-order Møller-Plesset perturbation theory method with a fragment molecular orbital scheme, *Theo. Chem. Acc.* **112** : 442-452 (2004).

[32] Mochizuki, Y. et al., Large scale MP2 calculations with fragment molecular orbital scheme, *Chem. Phys. Lett.* **396** : 473-479 (2004).

[33] Ishikawa, T., Kuwata, K., Fragment molecular orbital calculation using the RI-MP2 method. *Chem. Phys. Lett.* **474** : 195-198 (2009).

[34] https://www.hpci-office.jp/for_users/appli_software

[35] Takaya, D. et al., FMODB: The World's First Database of Quantum Mechanical Calculations for Biomacromolecules Based on the Fragment Molecular Orbital Method. *J. Chem. Info. Model.* **61** : 777-794 (2021).

[36] Watanabe, C. et al., Development of an automated fragment molecular orbital (FMO) calculation protocol toward construction of quantum mechanical calculation database for large biomolecules. *Chem-Bio. Info. J.* **19** : 5-18 (2019).

[37] Takaya, D. et al., Quantum chemical calculation dataset for representative protein folds by the fragment molecular orbital method, *Scientific Data*, **11** : 1164 (2024).

# 第8章 創薬における分子動力学シミュレーション

薬（薬剤分子）とタンパク質の詳細な相互作用を調べるには，**分子動力学**（molecular dynamics, MD）**シミュレーション**は非常に強力な手段である．近年，MD シミュレーションソフトウェアが非常によく整備されてきた．そのおかげで，自ら計算プログラムを書くことは稀になり，誰でも比較的容易に MD シミュレーションを実行できるようになってきた．しかし，正しいシミュレーションを行って，得られた結果をきちんと理解するには，MD シミュレーションがどのようなモデルや物理法則に基づいてなされるのかを知っておくことが必要不可欠である．この章では，MD シミュレーションにおいて最低限理解しておくべき基本的なアルゴリズムや，MD シミュレーションにおける温度や圧力がどのように定義・計算されるのかを説明する．

## 8.1 分子動力学シミュレーション

MD シミュレーションは，コンピュータを使って時々刻々の分子の動きを記録し解析する統計力学的な計算手法である．シミュレーションは計算科学によって実現され，複雑な系の平衡状態を求めたり，動的な性質を調べたりすることができる．さらに，ウェットな実験では試すことができない仮想的な条件を含め，さまざまな条件を試すことができる．そのため，今日では創薬においても欠かすことのできない研究手段の一つになっている．

タンパク質や核酸といった生体高分子の立体構造情報は，X 線あるいは中性子線結晶構造解析や，NMR，クライオ電子顕微鏡などによる単粒子構造解析によって得ることができる．この構造情報は非常に有用であるが，あくまで非常に多くの同一分子の平均情報である．実際の個々の分子は，分子内相互作用・分子間相互作用によって，時々刻々とその構造を変化させる柔らかい分子である．また，その構造変化は，異方性をもっている．つまり，構造変形しやすい部位とそうでない部位，また，構造変形の方向やその程度が，部位ごとに異なる．したがって，薬剤分子とタンパク質との結合を考える場合，一つの構造を考慮するだけでは不十分であり，タンパク質の多様な構造を考慮する必要がある．構造変形を効率的かつ精確に捉え

るには，全原子 MD シミュレーションが最適であり，薬剤分子とタンパク質の結合のメカニズムを理解するうえで，強力な研究手段となっている．MD シミュレーションデータを解析することで，個々の原子の平均的なゆらぎ，水素結合の生成・消滅，溶媒分子やイオンとの相互作用，アミノ酸側鎖の回転やリングの反転などの局所的な構造変化，タンパク質のループ部分やドメイン間の大きな構造変化，基質の結合構造，結合の強さを表す結合自由エネルギー，アミノ酸や核酸の変異における自由エネルギー変化といった情報を得ることができる．

## 8.2　分子動力学シミュレーションの背景

タンパク質の分子動力学（MD）シミュレーションとしては，1977 年に Karplus と McCammon が行った，ウシのトリプシン阻害剤（BPTI）の 9.2 ピコ秒（ps）の計算が最初である[1]．その当時，タンパク質は硬い構造体と考えられていた．しかし，計算結果は，「タンパク質は構造変形する柔らかい分子である」というものであり，当時のタンパク質の構造概念を大きく変える画期的なものであった．

最初の MD シミュレーションは真空中で実行されたものであったが，1980 年以降，より現実的な系，すなわち，実験系に近い状態で計算が行えるように改良されてきた．具体的には，溶媒を考慮したうえで，温度，圧力，化学ポテンシャルを制御する方法が MD シミュレーションに取り込まれてきた．その結果，いまや MD シミュレーションは一つの実験手法として広く用いられるようになっている．

全原子 MD シミュレーションで分子の運動を追跡できる時間には，いまだ実験と大きな乖離がある．比較的に構造が安定な球状のタンパク質の構造変化は，1 ナノ秒（ns）程度の短い MD シミュレーションによって捉えることができる．しかし，一定の安定な構造をとらない天然変性領域を含むタンパク質，タンパク質どうしの結合やタンパク質と薬の結合を調べるには，少なくとも，ミリ秒（ms）程度のシミュレーションが必要である．結合自由エネルギーを精度良く求めるには，できるだけ多様な分子構造のサンプリングが必要である．GPGPU（general-purpose computing on graphics processing units. GPU を画像処理目的以外の汎用的な計算に利用する技術）や計算アルゴリズムの開発によって，いまや 200 残基程度の小さなタンパク質では，サブミリ秒の全原子 MD シミュレーションが可能となってきた．また，ANTON[2] という MD シミュレーション専用コンピュータを使えば，ミリ秒オーダーのシミュレーションが実行できるようになっている．しかし，誰もが長時間のシミュレーションを行える環境にいるわけではない．そこで，長時間のシミュレー

ションをする代わりに，初期条件を変えた多くのシミュレーションを同時に行った
り，次章で述べるレプリカ交換法やメタダイナミクスといった拡張サンプリング法
を用いたりして，限られたコンピュータ資源で効率的に多様な構造をサンプリング
する方法が開発されている．

## 8.3　代表的な分子動力学計算プログラム

　分子動力学（MD）計算ソフトウェアは，非常によく整備されており，無償もし
くは低コストで使えるものが多い．代表的なソフトウェアは，AMBER，
CHARMM, GROMACS, NAMD, OpenMM である（表8.1）．国産のソフトウェ
アとしては，GENESIS, myPresto がある．GENESIS は，大規模なシミュレーショ
ンを得意とし，スーパーコンピュータ富岳に標準ソフトウェアとして装備されてい
る．それぞれのソフトウェアには，マニュアルのみならずチュートリアルが整備さ
れている．また，計算したトラジェクトリを解析するツールもインターネット上で
公開されている．したがって，MD シミュレーションのプログラムやデータを解析
するプログラムを自らコーディングしなくても，かなり高等なシミュレーションを
実行し，データを解析をすることができる．

表 8.1　代表的な分子動力学計算ソフトウェア．

| 名称 | 説明 |
| --- | --- |
| AMBER | タンパク質や核酸のシミュレーションに特化．高精度な力場パラメータで知られる．有償ライセンス． |
| CHARMM | 多様な生体分子のシミュレーションが可能．スクリプト言語による柔軟な操作性が特徴．有償ライセンス． |
| GROMACS | 高速な計算性能と並列化効率の高さが特徴．GNU GPL ライセンス． |
| NAMD | 大規模システムの並列計算に強み．とくに，膜タンパク質によく用いられている．高い拡張性とクロスプラットフォーム対応が特徴．アカデミック利用は無償（商用は要ライセンス）． |
| OpenMM | Python ベースの MD のフレームワークで，カスタマイズ性が高い．GPU を効率的に活用．MIT/LGPL デュアルライセンス． |
| GENESIS | レプリカ交換法などの拡張サンプリング手法に強み．日本発のソフトウェア．オープンソース（GPLv2）． |
| myPresto | 創薬向けの MD パッケージ．ドッキングシミュレーションなど，薬物設計向けの機能が充実．オープンソース（主にアカデミック向け）． |

104　第 8 章　創薬における分子動力学シミュレーション

## 8.4 分子の構造エネルギーと分子力場

MDシミュレーション計算を実行するには，**分子力場**が必要である．この力場によって得られる結果は大きく左右されるし，力場の善し悪しがシミュレーションデータの精度を決めるといっても過言ではない．一般に，MDシミュレーションに用いられている力場は，原子を図 8.1 に示すような質点モデルで表現し，原子間に作用するエネルギーは加算的に計算できるように設計されている．つまり，原子を質量をもつ点（質点）とみなし，原子核の中心に原子の質量と電荷を割り当てたモデルが用いられている．原子の位置，速度，および周囲の他の原子から受ける力を用いて，タンパク質の運動の軌道やエネルギーを計算することができる．タンパク質の構造変化や周囲の環境に応じて，個々の原子は分極することが知られている．実際に，分極を考慮した力場も作成されている．しかし，分極を考慮した力場を用いた MD シミュレーションは，計算コストが高いわりに，コストに見合った計算精度が出ない，といった理由であまり使われず，電荷を固定した力場が広く使われている．

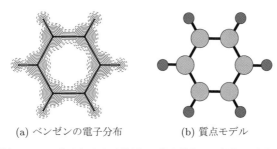

(a) ベンゼンの電子分布  (b) 質点モデル

図 8.1 質点モデル．分子を原子（質点）の集合体として扱う．原子の位置に基づいて，運動量やエネルギーを考える．例として，(a)にベンゼンの電子分布を示す．(b)に示す質点モデルでは，中心点を原子の位置とし，その位置に点電荷が存在するとして，エネルギーを計算する．

力場は，分子内および分子間相互作用を記述するための数学的なモデルである．力場内では，原子は，原子種（実際は，より細かく，同じ原子種でもアミノ酸や核酸ごとによって異なる半径が割り当てられている）に応じて決まった半径をもつ．分子は原子が連結したものであり，原子間に働くエネルギーは，原子どうしの結合長，結合角，ねじれの共有結合エネルギー（$E_{bond}$，$E_{angle}$，$E_{torsion}$）と，ファンデルワールス（van der Waals）力や静電相互作用の非共有結合エネルギー（$E_{vdW}$，$E_{ele}$）で構成される．AMBER などで用いられている力場のポテンシャルエネルギー

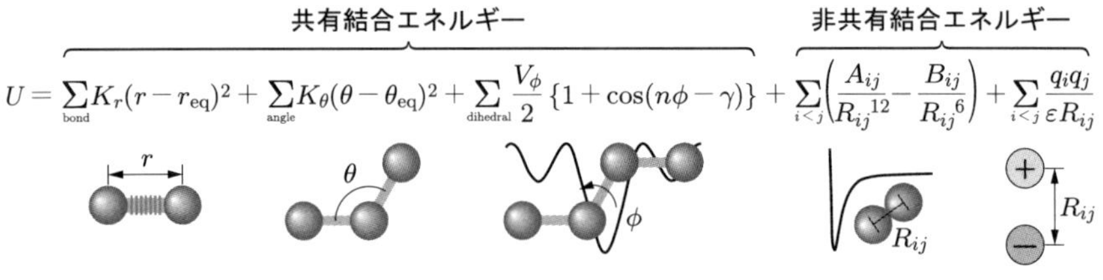

$$\overbrace{\hspace{5.5cm}}^{\text{共有結合エネルギー}} \qquad \overbrace{\hspace{3cm}}^{\text{非共有結合エネルギー}}$$

$$U = \sum_{\text{bond}} K_r(r - r_{\text{eq}})^2 + \sum_{\text{angle}} K_\theta(\theta - \theta_{\text{eq}})^2 + \sum_{\text{dihedral}} \frac{V_\phi}{2}\{1 + \cos(n\phi - \gamma)\} + \sum_{i<j}\left(\frac{A_{ij}}{R_{ij}^{12}} - \frac{B_{ij}}{R_{ij}^6}\right) + \sum_{i<j} \frac{q_i q_j}{\varepsilon R_{ij}}$$

図 8.2 典型的な分子力場のポテンシャルエネルギー（AMBER の例）．式の左から，共有結合エネルギー（結合長，結合角，ねじれ），非共有結合エネルギー（ファンデルワールス力，静電相互作用）を表す項である．

関数（図 8.2）は，係数の書き方に多少の違いがあるものの，次式に準じた形で定義されている．

$$U = E_{\text{bond}} + E_{\text{angle}} + E_{\text{torsion}} + E_{\text{vdW}} + E_{\text{ele}}$$

$$= \sum_{\text{bond}} K_r(r - r_{\text{eq}})^2 + \sum_{\text{angle}} K_\theta(\theta - \theta_{\text{eq}})^2 + \sum_{\text{dihedral}} \frac{V_\phi}{2}\{1 + \cos(n\phi - \gamma)\}$$

$$+ \sum_{i<j}\left(\frac{A_{ij}}{R_{ij}^{12}} - \frac{B_{ij}}{R_{ij}^6}\right) + \sum_{i<j} \frac{q_i q_j}{\varepsilon R_{ij}} \tag{8.1}$$

$$A_{ij} = \sqrt{\varepsilon_i \varepsilon_j}(r_i + r_j)^{12}, \quad B_{ij} = 2\sqrt{\varepsilon_i \varepsilon_j}(r_i + r_j)^6$$

ここで，$r$ および $r_{\text{eq}}$ は二つの原子の距離および平衡結合距離，$K_r$ は力の定数，$\theta$ および $\theta_{\text{eq}}$ は共有結合をしている三つの原子の結合角および平衡結合角，$K_\theta$ は力の定数である．結合長と結合角のポテンシャルは，調和振動子ポテンシャルの形で与えられる．ねじれのエネルギーは，定数 $V_\phi$，二面角 $\phi$ まわりの原子の対称性（多重度）$n$，位相 $\gamma$ で表される．ねじれのエネルギーは回転ポテンシャルである．たとえば 2 回対称であれば $n = 2$，つまり周期は 1/2 となる．ファンデルワールスエネルギーは，原子どうしの斥力と引力を表し，原子 $i$ と $j$ の距離 $R_{ij}$ の逆 12 乗に比例する斥力ポテンシャルと逆 6 乗に比例する引力ポテンシャルで表される．$\varepsilon_i$ は原子 $i$ のファンデルワールスエネルギーの深さ，$r_i$ は原子 $i$ の半径を表す．静電ポテンシャルはクーロンポテンシャルで与えられ，$q_i$ は原子 $i$ の電荷，$\varepsilon$ は誘電率である．

　ポテンシャルエネルギーは，原子の位置によって決まる．力場の精度は，シミュレーションの精度を大きく左右し，現在も改良が続けられている．現在の力場は，安定な構造をとる球状タンパク質に対しては，シミュレーション結果は実験値と非常に良い一致を示す．しかし，安定な構造をもたない天然変性領域に対するシミュレーション結果は実験値と比べ，コンパクトな構造をサンプリングすることが知られており，溶媒とタンパク質の相互作用の力場やタンパク質自体の力場の改良がい

106 ｜ 第 8 章　創薬における分子動力学シミュレーション

まも盛んに行われている.

通常のタンパク質や核酸の力場は,既存のものが使えるため,自ら用意する必要はない.しかし,翻訳後修飾を受けたアミノ酸残基やDNA,とくにさまざまな修飾RNA,そして薬剤などの低分子の分子力場は,必要に応じて作成しなければならない.通常,化学結合が同じタイプの組み合わせが既知の力場にあれば,その力場を使う.ただし,点電荷は,Gaussianなどの量子化学計算ソフトウェアを用いて決める.量子化学計算により静電場を計算し,その静電場を再現するように点電荷を決める.このような力場の決定をサポートする代表的なソフトウェアとして,AMBERにはGAFF[3],CHARMMにはCGenFF[4]などがある.GAFFは,ほとんどの有機分子に対してAMBER力場に適合した力場を半自動的に作成してくれる.しかし,アミノ酸残基に対する力場に比べ,精度が悪い,とくに二面角エネルギーが悪いことが指摘されている.その欠点を補うため,低分子の分子内エネルギーなど小さな領域に対しては量子化学計算を行って,その結果を機械学習して作成した力場と従来の力場を組み合わせたシミュレーションも行われるようになっている[5].機械学習による力場を採用することで,MDシミュレーションにQM(quantum mechanics)計算を組み込んだ場合に比べ,計算コストは100万分の1程度になり,高速化することができる.また,多くの場合,活性中心には金属イオンが配位しており,その力場を半自動的に生成するツールが開発されている[6].

## 8.5 タンパク質のプロトン化状態

タンパク質を構成する極性アミノ酸残基は,pHに依存してそのプロトン化状態を変える.タンパク質内部に存在する解離性残基は活性に重要なことが多く,また,プロトン化状態の変化による水素結合の形成によってタンパク質のドメイン配置や局所的な構造変化が誘起される.そのため,プロトン化状態を正しく扱う必要がある.とくに,ヒスチジン(His)は中性付近でプロトン化状態を変え,そのプロトン化状態の違いがタンパク質の活性や安定性を大きく変える.また,薬剤との結合はアミノ酸のプロトン化状態に大きく依存する.そのため,シミュレーションを行う前には,立体構造とその溶媒条件,つまり,pHに応じて各アミノ酸残基のプロトン化状態を決定し,それに応じた力場を割り当てる必要がある.たとえば,アスパラギン酸の側鎖の解離は,

$$[-COOH] \longrightarrow [H^+] + [-COO^-] \tag{8.2}$$

と表される.このとき,アスパラギン酸の解離定数$K_a$は,

$$K_a = \frac{[\text{H}^+][-\text{COO}^-]}{[-\text{COOH}]} \tag{8.3}$$

と書ける．このとき，$pK_a = -\log_{10} K_a$ とすると，$pK_a$ と pH の関係はつぎのよう
に表すことができる．

$$\text{pH} = pK_a + \log_{10}\frac{[-\text{COO}^-]}{[-\text{COOH}]} \quad (\text{ただし pH} = -\log_{10}[\text{H}^+]) \tag{8.4}$$

極性アミノ酸において，中性状態と極性（プラスまたはマイナス）状態になる分
子数が等しくなるとき，たとえばアスパラギン酸の場合では，$[-\text{COO}^-]$ =
$[-\text{COOH}]$ のとき，$pK_a = $ pH となる．このときの pH を一般に $pK_a$ とよぶ．

タンパク質の立体構造に大きく依存するため，水溶液中での単独アミノ酸の
$pK_a$ と立体構造中のアミノ酸の $pK_a$ は異なる．タンパク質の立体構造に基づいた
$pK_a$ は，タンパク質の構造，つまり，他のアミノ酸の空間配置や溶媒の効果を考
慮して，つぎのように計算することができる[7]．

$$pK_a = pK_a{}^0 - \frac{e\phi(r)}{RT\ln 10} \tag{8.5}$$

$pK_a{}^0$ はアミノ酸残基単体での $pK_a$，$e$ は電荷，$\phi(r)$ は解離基の位置における静電
ポテンシャルを表す．$\phi(r)$ は，ポアソン–ボルツマン方程式を解くことなどで求
めることができる．現在では，$pK_a$ を高速に計算することができるプログラムが
整備されており，代表的なものに PROPKA[8]，H++[9]，sol pKa[10] などがある．

## 8.6　運動方程式を解くための数値計算

分子動力学（MD）シミュレーションでは，ニュートン方程式

$$m_i\frac{d^2\boldsymbol{r}_i(t)}{dt^2} = m_i\ddot{\boldsymbol{r}}_i = \boldsymbol{F}_i \tag{8.6}$$

に従って，各粒子 $i$ にかかる力 $\boldsymbol{F}_i$ をもとに，粒子の初期座標 $\boldsymbol{r}_i(0)$ と初期速度
$(d\boldsymbol{r}_i/dt)|_{t=0}$ が与えられれば，時々刻々の粒子の位置を求めることができる．MD
計算を行うタンパク質の系の原子数は，溶媒分子の水やイオンを含めて数万から数
百万である．そのため，ニュートン方程式は数値的に解くしかない．ニュートン方
程式を数値的に精度良く解くためには，時間刻みを十分小さくする必要がある．タ
ンパク質分子で最も速い運動は，炭素，酸素原子に結合した水素原子の伸縮運動で
あり，その周期は約 10 フェムト秒（fs）である．その速い運動を捉えるためには，
この周期の 20 分の 1 から 10 分の 1，つまり時間刻み $\Delta t$ を 0.5 fs または 1.0 fs と

108　第 8 章　創薬における分子動力学シミュレーション

して数値計算を実行しなければならない. 数値計算を効率的に実行する方法として, この速い伸縮運動を凍結させる方法がある. SHAKE 法などの水素原子と他の原子との結合長を凍結した計算アルゴリズムを使えば, 2 fs の長い時間刻みを使っても, 系の全エネルギーの誤差は $\Delta t = 0.5$ fs で計算した場合と同程度である.

## ◀8.6.1▶ ベレ法

ニュートン方程式を数値的に解く最も単純な方法は, 時刻 $t$ における粒子の位置 $\boldsymbol{r}(t)$ が得られたとき, 時刻 $t + \Delta t$ の位置 $\boldsymbol{r}(t + \Delta t)$ をテーラー展開して, 近似的に求めるものである. 単純にこの計算を繰り返すと, 繰り返し回数に比例して誤差が蓄積してしまう. ベレ (Verlet) 法では, 時刻 $t - \Delta t$ の位置 $\boldsymbol{r}(t - \Delta t)$ を考えることで, 位置と速度を精度良く求めることができる.

$\boldsymbol{r}(t + \Delta t)$ と $\boldsymbol{r}(t - \Delta t)$ をテーラー展開すると,

$$\boldsymbol{r}(t + \Delta t) = \boldsymbol{r}(t) + \Delta t\, \dot{\boldsymbol{r}}(t) + \frac{(\Delta t)^2}{2!}\ddot{\boldsymbol{r}}(t) + \frac{(\Delta t)^3}{3!}\dddot{\boldsymbol{r}}(t) + O((\Delta t)^4)$$

$$\boldsymbol{r}(t - \Delta t) = \boldsymbol{r}(t) - \Delta t\, \dot{\boldsymbol{r}}(t) + \frac{(\Delta t)^2}{2!}\ddot{\boldsymbol{r}}(t) - \frac{(\Delta t)^3}{3!}\dddot{\boldsymbol{r}}(t) + O((\Delta t)^4) \tag{8.7}$$

となる. この 2 式を足し合わせて, 式 (8.6) を用いると,

$$\boldsymbol{r}(t + \Delta t) = 2\boldsymbol{r}(t) - \boldsymbol{r}(t - \Delta t) + \frac{(\Delta t)^2}{m}\boldsymbol{F}(t) + O((\Delta t)^4) \tag{8.8}$$

が得られる. この式は, 時刻 $t + \Delta t$ の位置は時刻 $t$ と $t - \Delta t$ の位置から決定できることを表している. 力は, 分子間ポテンシャル力場の位置微分として計算できる. また, 時刻 $t$ の粒子の速度は,

$$\boldsymbol{v}(t) = \dot{\boldsymbol{r}}(t) = \frac{\boldsymbol{r}(t + \Delta t) - \boldsymbol{r}(t - \Delta t)}{2\Delta t} + O((\Delta t)^2) \tag{8.9}$$

で求めることができる. これがベレ法である. このままの形を用いると, 数値計算上の桁落ちが起こるため, 実際の数値計算では, 式 (8.8) と式 (8.9) を変形した以下の速度ベレ法という形で計算が実行されている[11].

$$\boldsymbol{v}(t + \Delta t) = \boldsymbol{v}(t) + \frac{\Delta t}{2}\frac{\boldsymbol{F}(t) + \boldsymbol{F}(t + \Delta t)}{m}$$

$$\boldsymbol{r}(t + \Delta t) = \boldsymbol{r}(t) + \Delta t\boldsymbol{v}(t) + \frac{(\Delta t)^2}{2m}\boldsymbol{F}(t) + O((\Delta t)^4) \tag{8.10}$$

第 1 式では, $t + \Delta t$ での力が必要になるが, 各ステップでは 1 回だけ力を計算す

8.6 運動方程式を解くための数値計算 | 109

ればよい．また，これらの式からわかるように，まず第2項と第3項の小さい数の和を全原子に対してとり，その後大きな第1項の大きな数字に加えることになる．したがって，数値計算の桁落ちを防ぐことができる．

### ◀8.6.2▶ マルチタイムステップ法（高速化）

シミュレーションを効率的に実行するため，相互作用する原子を一定の距離以内の原子に限定するカットオフを適用したアルゴリズム，水素原子の結合伸縮運動のような非常に速い運動を凍結して大きな時間刻みを用いるアルゴリズムなどが開発されている．後者をさらに発展させ，**マルチタイムステップを用いるアルゴリズム**が開発されている．通常，MD計算の時間刻みは，変化の速いものの時間に合わせなくてはならない．しかし，炭素原子や酸素原子の運動は，水素原子に比べて10倍以上遅い．そこで，重い原子と水素原子に対する運動方程式の時間刻みを区別して扱うことができれば，計算効率が格段に上がる．分子動力学で扱う力学の下，運動方程式は時間に対する対称性が担保されている．したがって，複数の時間刻みを用いても，時間に対する対称性を保証するアルゴリズムが必要である．実は，速度ベレ法は，複数の時間刻みを用いることができるアルゴリズムである．オペレーター代数学を用いたRESPA（reference system propagator algorithms）[12]とよばれる数値積分法から，リュウビル演算子とトロッタ分解を用いることにより，時間に対して可逆的な軌跡を担保したアルゴリズムとして速度ベレ法を導出することができる．これが，単にアルゴリズムが明解なだけでなく，速度ベレ法が広く用いられている理由でもある．

## 8.7 束縛法

### ◀8.7.1▶ SHAKE法

時間刻み $\Delta t$ を大きくとることができれば，同じステップ数でより長い時間の分子の動きをシミュレーションできる．水素原子が含まれる結合伸長運動は非常に速いため，時間刻みを大きくするとその計算が破綻する．しかし，メチル基の場合のように三つの水素原子と炭素原子の距離を凍結してしまえば，その高速運動を考える必要がなくなるので，大きな時間刻みを使うことできる．SHAKE[13]は，原子間距離を一定に凍結する方法で，タンパク質のメチル基など重原子に結合した水素原子に適用される．ベレ法と結び付いた拘束条件を組み込んだ動力学の数値解法に

用いられる.

粒子 $i, j$ の距離の拘束条件が $K$ 個あるとする. その各距離を $d_k$ $(k = 1, \cdots, K)$ とすると, 拘束条件は,

$$g_k(t) = (\boldsymbol{r}_i(t) - \boldsymbol{r}_j(t))^2 - d_k{}^2 = 0 \tag{8.11}$$

と与えられる. この拘束条件は運動方程式にラグランジュの未定乗数法の形で組み込むことができ,

$$m_i \ddot{\boldsymbol{r}}_i(t) = F_i(t) + \sum_{k=1}^{K} \lambda_k \frac{\partial g_k(t)}{\partial \boldsymbol{r}_i(t)} \tag{8.12}$$

となる. ここで, $\lambda_k$ は**ラグランジュの未定乗数**とよばれる. ここで, 時刻 $t$ で満たされている拘束が時刻 $t + \Delta t$ でも満足するように $\lambda_k$ を決定する. 分子間力のみが働いた場合の式 (8.6) と比較して, この拘束力による粒子 $i$ の変位 $\Delta \boldsymbol{r}_i$ は,

$$\Delta \boldsymbol{r}_i(t + \Delta t) = \frac{(\Delta t)^2}{m_i} \sum_{k=1}^{K} \lambda_k \frac{\partial g_k(t)}{\partial \boldsymbol{r}_i(t)} \tag{8.13}$$

となる. つまり, 時刻 $t + \Delta t$ の位置は,

$$\boldsymbol{r}_i(t + \Delta t) = 2\boldsymbol{r}_i(t) - \boldsymbol{r}_i(t - \Delta t) + \frac{(\Delta t)^2}{m_i} \boldsymbol{F}_i(t) + \frac{(\Delta t)^2}{m_i} \sum_{k=1}^{K} \lambda_k \frac{\partial g_k(t)}{\partial \boldsymbol{r}_i(t)} \tag{8.14}$$

となる. このとき, 満たすべき拘束条件は,

$$g_k(t + \Delta t) = (\boldsymbol{r}_i(t + \Delta t) - \boldsymbol{r}_j(t + \Delta t))^2 - d_k{}^2 = 0 \tag{8.15}$$

となる.

式 (8.14) と式 (8.15) から $\lambda_k$ に対する $K$ 個の連立方程式を解けば, $\lambda_k$ を求めることができる. この計算は粒子数が増えるほど計算コストが高くなる. そのため, $K$ 個ある拘束条件のすべてを満足するように $\lambda_k$ を求めることをせず, 各 $k$ の拘束のみが働いている, という仮定の下で $\lambda_k$ を求め, それに関与している粒子の座標のみを補正する. つぎに, 2 番目の拘束のみが働いているとして, これに関与している粒子の座標のみを補正する. これを繰り返し行い, ある精度以上で $K$ 個の拘束が満たされるまで行う.

このように, ベレ法と結び付いた拘束条件を組み込んだ動力学の数値解法は, **SHAKE 法**とよばれる. ただし, 非線形方程式をガウス‐ザイデル反復法で解くため, 収束が遅く, 最悪の場合は収束せず, 計算が破綻することがある. より高速かつ正確な LINCS (liner constraint solver) [14] が開発され, GROMACS や GENESIS に実装されている.

## ◀8.7.2▶ RATTLE 法

速度ベレ法では，式 (8.10) を用いて速度と位置の時間発展を計算する．そのため，位置のみならず，速度に対しての拘束条件も必要になる．位置と速度に対する拘束条件を組み込んだ動力学の数値解法は RATTLE 法[15] とよばれ，以下の拘束条件を加えて運動方程式を解く．

$$\frac{dg_k(t)}{dt} = 2(\dot{\boldsymbol{r}}_i(t) - \dot{\boldsymbol{r}}_j(t)) \cdot (\boldsymbol{r}_i(t) - \boldsymbol{r}_j(t)) = 0 \tag{8.16}$$

$k$ 個の各拘束に対して，式 (8.10) と式 (8.12) から

$$\boldsymbol{r}_i(t + \Delta t) = \boldsymbol{r}_i(t) + \Delta t \boldsymbol{v}_i(t) + \frac{(\Delta t)^2}{2m_i} \boldsymbol{F}_i(t) + \frac{(\Delta t)^2}{2m_i} \lambda_k \frac{\partial g_k(t)}{\partial \boldsymbol{r}_i}$$

$$\boldsymbol{v}_i(t + \Delta t) = \boldsymbol{v}_i(t) + \frac{\Delta t}{2} \frac{\boldsymbol{F}_i(t) + \boldsymbol{F}_i(t + \Delta t)}{m_i} + \frac{\Delta t}{2m_i} \lambda_k \frac{\partial g_k(t)}{\partial \boldsymbol{r}_i}$$

$$\qquad + \frac{\Delta t}{2m_i} \lambda_k \frac{\partial g_k(t + \Delta t)}{\partial \boldsymbol{r}_i} \tag{8.17}$$

となる．

## 8.8 周期境界条件

孤立した系でシミュレーションを行う場合，密度を一定に保つため，粒子は表面から出ていかないように境界の壁から跳ね返されるようにする．この場合，粒子は粒子間の相互作用のみならず，壁からも力を受ける．液体や固体などの現実の系はモル単位（$6 \times 10^{23}$）の数である．しかし，そのような数の粒子を扱うことはできないので，一部を切り出して計算を行う．計算機シミュレーションで扱う粒子数は，一般に高々100 万（＝$10^6$）程度である．たとえば，$10^3$ 個の格子点の系を考える．そのうち，境界面になくて内にある点の数は $8^3 = 512$ 個しかない．したがって，系の全粒子数に対し，表面付近に位置する粒子の数は相対的に多い．そのため，壁の効果の影響がシミュレーション結果に反映されてしまう．その影響を防ぐために，周期境界条件が用いられている．

周期境界条件では，セルから出て行った粒子は壁から力を受けることなく，対面のセルの壁の相対する位置から同じ速度で入ってくるとする．中央のセルを基本セルとし，基本セルとまったく同じ粒子の配置と運動をもつセル（**イメージセル**とよぶ）が $x$, $y$, $z$ 方向に無限に繰り返していると考える（**図 8.3**）．たとえば，1 辺の

112 第 8 章 創薬における分子動力学シミュレーション

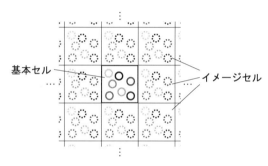

**図 8.3** 周期境界条件．中央の基本セルと同じ状態が無限に繰り返すことを仮定する．中央のセルから出た粒子は，出たところと反対側からセルに入ってくるとする．

長さ $L$ の立方体のイメージセルでは，分子の $x$ 座標が $x > L$ なら $x = x - L$，$x < 0$ なら $x = x + L$ と座標を置き換える．セルの形は，基本セルの向かい合う面が平行でさえあれば，立方体であっても直方体や斜方体であってもかまわない．粒子が近接相互作用だけの場合はこれだけでよいが，静電相互作用やファンデルワールス相互作用のある系では，平行移動によって系のポテンシャルエネルギーが不変に保たれなければならない．

粒子間のポテンシャルが 2 体間の距離による関数 $\phi(r)$ で与えられた場合，系のポテンシャル $U$ は，

$$U(\{\boldsymbol{r}_i\}) = \frac{1}{2} \sum_{i=1}^{N} \sum_{\substack{j=1 \\ j \neq i}}^{N} \phi(r_{i,j}) + \frac{1}{2} \sum_{\boldsymbol{\lambda} \neq 0} \sum_{i=1}^{N} \sum_{j=1}^{N} \phi(r_{i,\lambda j}) \tag{8.18}$$

$$r_{i,\lambda j} = |\boldsymbol{r}_i - \boldsymbol{r}_j + L\boldsymbol{\lambda}|, \quad \boldsymbol{\lambda} = (\lambda_x, \lambda_y, \lambda_z), \quad \lambda_x, \lambda_y, \lambda_z = 0, \pm 1, \pm 2, \cdots$$

と記述される．$\lambda$ はセルを表す指標で，基本セルは $(0, 0, 0)$ とする．式 (8.18) の第 1 項は基本セル内での粒子のポテンシャルエネルギーを，第 2 項は基本セル内の粒子 $i$ とイメージセル $\lambda$ 内の粒子 $j$ とのポテンシャルを表す．周期境界条件では，粒子の配置は基本セルと同じであるので，動径分布関数は距離 $r$ が $r < L/2$ の範囲でしか意味をもたないことに注意する必要がある．

## 8.9 静電相互作用計算の高速化

ファンデルワールス相互作用と比べ，静電相互作用は距離に対してゆっくりと減衰する．したがって，遠くにある粒子との相互作用まで考慮しなくてはならない．2 体間相互作用を考えると，その計算量は粒子数 $N$ の 2 乗に比例するため，計算

時間がつねに問題となってしまう．そのため，従来は，カットオフ法を使って，カットオフよりも遠い距離にある粒子間の相互作用は無視することが行われていた．しかし，カットオフ付近に位置する粒子の相互作用は，運動方程式を解く際に考慮されたりされなかったりするため，系に対してランダム力として作用する．この影響が大きいと，系の全エネルギーが保存されず，粒子の正しい軌跡を得ることができない．そのような影響を避けるために，カットオフによるポテンシャルエネルギーの変化を滑らかにするスイッチング関数が導入された．これにより，見かけ上，全エネルギーは保存されるようにはなるが，静電相互作用を正しく取り込んでいないことには変わりない．そこで，現在は遠距離の静電相互作用を効率的かつ精度良く計算するエワルド法や多重極展開法が開発されており，それらが MD シミュレーションではデフォルトとして用いられている．以下では，エワルド法について詳しく解説する．

**エワルド**（Ewald）**法**[16] は，元々はイオン結晶の静電相互作用による凝集エネルギーを計算するために開発された方法である．周期境界条件下において，遠距離相互作用を高速かつ精度良く計算することができる．クーロン静電相互作用は，二つの粒子間の距離に反比例して減衰するため，遠距離に位置していてもその相互作用は無視できない．エワルド法では，周期境界条件でのイメージセルに関して無限遠まで考慮し，セルの中のすべての粒子との相互作用を計算する．セルを一辺 $L$ の立方体とすると，静電ポテンシャル $V$ は，

$$V(\{\boldsymbol{r}_N\}) = \frac{1}{2} \sum_{\boldsymbol{\lambda} \neq \boldsymbol{0}} \sum_i \sum_j \frac{q_i q_j}{4\pi\varepsilon_0} \varphi(|\boldsymbol{r}_i - \boldsymbol{r}_j + L\boldsymbol{\lambda}|) \tag{8.19}$$

$$\varphi(r) = \frac{1}{r}$$

と書ける．ここで，系は $N$ 個の原子で構成されるとし，$q_i$, $q_j$ は原子 $i$, $j$ の電荷，$\boldsymbol{r}_i$, $\boldsymbol{r}_j$ は原子 $i$, $j$ の座標，$\boldsymbol{\lambda}$ はセルのベクトル（セルの位置を表す指標．式 (8.18) を参照），$\varepsilon_0$ は誘電率である．エワルド法は，減衰の遅い $\phi(r)$ の計算を実空間と波数空間の計算に分けることで，高速かつ高精度の計算を可能にする．

式 (8.19) を変形するために，ガウス積分，誤差関数 erf($x$)，補誤差関数 erfc($x$) を導入する．ガウス積分は，

$$\frac{2}{\sqrt{\pi}} \int_0^\infty du \exp(-u^2) = 1 \tag{8.20}$$

である．この積分区間を $[0, x]$ と $[x, \infty)$ に分けたものが erf($x$) と erfc($x$) である．

$$\frac{2}{\sqrt{\pi}} \int_0^x du \exp(-u^2) \equiv \mathrm{erf}(x) \tag{8.21a}$$

$$\frac{2}{\sqrt{\pi}} \int_x^\infty du \exp(-u^2) = 1 - \mathrm{erf}(x) \equiv \mathrm{erfc}(x) \tag{8.21b}$$

式 (8.21) から明らかなように，誤差関数と補誤差関数の和は 1 である．補誤差関数は，$x$ が 1 を超えると急速に減少する性質をもち，$\mathrm{erfc}(3)$ は $2.21 \times 10^{-5}$ と非常に小さな値になる．この関係を用いると，$\varphi(r)$ は，

$$\varphi(r) = \frac{1}{r} \times 1 = \frac{1}{r} \left( \frac{2}{\sqrt{\pi}} \int_0^\sigma du \exp(-u^2) + \frac{2}{\sqrt{\pi}} \int_\sigma^\infty du \exp(-u^2) \right)$$

$$= \frac{1}{r} \left( \mathrm{erf}(\sigma) + \mathrm{erfc}(\sigma) \right) \tag{8.22}$$

と表すことができる．したがって，式 (8.19) は，

$$V(\{\boldsymbol{r}_N\}) = \frac{1}{2} \sum_{\boldsymbol{\lambda} \neq \boldsymbol{0}} \sum_i \sum_j \frac{q_i q_j}{4\pi\varepsilon_0 |\boldsymbol{r}_i - \boldsymbol{r}_j + L\boldsymbol{\lambda}|} \mathrm{erfc}(\kappa |\boldsymbol{r}_i - \boldsymbol{r}_j + L\boldsymbol{\lambda}|)$$

$$+ \frac{1}{2} \sum_{\boldsymbol{\lambda} \neq \boldsymbol{0}} \sum_i \sum_j \frac{q_i q_j}{4\pi\varepsilon_0 |\boldsymbol{r}_i - \boldsymbol{r}_j + L\boldsymbol{\lambda}|} \mathrm{erf}(\kappa |\boldsymbol{r}_i - \boldsymbol{r}_j + L\boldsymbol{\lambda}|) \tag{8.23}$$

と表すことができる．$x$ の増加に対して，第 1 項の $(1/x)\,\mathrm{erfc}(x)$ の形の関数は急激に減少するのに対し，第 2 項の $(1/x)\,\mathrm{erf}(x)$ の形の関数は非常にゆっくりと減少する．そのため，遠方までの和を計算する必要がある．一方，第 2 項を逆空間に展開すれば，逆空間では変数の値の小さな領域の寄与が主であり，変数の値が大きくなるにつれて急激に値が小さくなり，効率的に精度良く計算することができる．そこで，第 2 項をフーリエ級数展開ができるように，

$$\frac{1}{2} \sum_{\boldsymbol{\lambda} \neq \boldsymbol{0}} \sum_i \sum_j \frac{q_i q_j}{4\pi\varepsilon_0 |\boldsymbol{r}_i - \boldsymbol{r}_j + L\boldsymbol{\lambda}|} \mathrm{erf}(\kappa |\boldsymbol{r}_i - \boldsymbol{r}_j + L\boldsymbol{\lambda}|)$$

$$= \frac{1}{2} \sum_{\boldsymbol{\lambda} \neq \boldsymbol{0}} \sum_i \sum_j \frac{q_i q_j}{4\pi\varepsilon_0 |\boldsymbol{r}_i - \boldsymbol{r}_j + L\boldsymbol{\lambda}|} \left( \frac{2}{\sqrt{\pi}} \int_0^{\kappa |\boldsymbol{r}_i - \boldsymbol{r}_j + L\boldsymbol{\lambda}|} dx \exp(-x^2) \right)$$

$$= \frac{1}{2} \sum_{\boldsymbol{\lambda} \neq \boldsymbol{0}} \sum_i \sum_j \frac{q_i q_j}{4\pi\varepsilon_0 |\boldsymbol{r}_i - \boldsymbol{r}_j + L\boldsymbol{\lambda}|}$$

$$\times \left( \frac{2 |\boldsymbol{r}_i - \boldsymbol{r}_j + L\boldsymbol{\lambda}|}{\sqrt{\pi}} \int_0^\kappa du \exp(- |\boldsymbol{r}_i - \boldsymbol{r}_j + L\boldsymbol{\lambda}|^2 u^2) \right)$$

$$= \frac{1}{2} \sum_{\boldsymbol{\lambda}} \sum_i \sum_j \frac{q_i q_j}{4\pi\varepsilon_0} \left( \frac{2}{\sqrt{\pi}} \int_0^\kappa du \exp(- |\boldsymbol{r}_i - \boldsymbol{r}_j + L\boldsymbol{\lambda}|^2 u^2) \right)$$

8.9　静電相互作用計算の高速化　**115**

$$-\frac{1}{2} \sum_i \frac{q_i^2}{4\pi\varepsilon_0} \left( \frac{2}{\sqrt{\pi}} \int_0^\kappa du \right) \tag{8.24}$$

と変形する. 途中の式展開で, 変数変換 $x = |\boldsymbol{r}_i - (\boldsymbol{r}_j + L\boldsymbol{\lambda})|u$ を用いた. 式 (8.24) の第 2 項をつくることで, 第 1 項はすべてのセル内で同じ繰り返し構造をもつ粒子系についての和を表す形に書け, フーリエ級数展開を適用することができる. ここで,

$$G(\boldsymbol{r}_j) = \sum_i \sum_{\boldsymbol{\lambda}} q_i \exp(-|\boldsymbol{r}_i - \boldsymbol{r}_j + L\boldsymbol{\lambda}|^2 u^2) \tag{8.25}$$

とおいて, 逆格子空間のフーリエ級数に展開する. 式 (8.25) は $x$, $y$, $z$ の積に分解される.

$$G(\boldsymbol{r}_j) = \sum_i q_i \sum_{\lambda_x} G(r_x) \sum_{\lambda_y} G(r_y) \sum_{\lambda_z} G(r_z) \tag{8.26}$$

$$G(r_x) = \sum_{\lambda_x = -\infty}^{\infty} \exp(-|r_{i,\,x} - r_{j,\,x} + L\lambda_x|^2 u^2)$$

ここで, $G(r_x)$ を周期 $L$ のフーリエ級数

$$G(r_x) = \sum_{h_x = -\infty}^{\infty} a_h \exp\left( i \frac{2\pi r_x h_x}{L} \right) \tag{8.27}$$

で展開する. 展開係数 $a_h$ は,

$$\begin{aligned} a_h &= \frac{1}{L} \int_0^L dr_x G(r_x) \exp\left( -i \frac{2\pi h_x r_x}{L} \right) \\ &= \frac{\sqrt{\pi}}{u} \exp\left( -\frac{\pi^2}{u^2 L^2} h_x^2 - i \frac{2\pi h_x r_x}{L} \right) \end{aligned} \tag{8.28}$$

と求められる. したがって,

$$G(r_x) = \frac{\sqrt{\pi}}{L} \sum_{h_x = -\infty}^{\infty} \frac{1}{u} \exp\left\{ -\frac{\pi^2}{u^2 L^2} h_x^2 + i \frac{2\pi}{L} h_x (r_{j,x} - r_{i,x}) \right\} \tag{8.29}$$

となる. $y$, $z$ についても同様にフーリエ級数で表すことができる. よって,

$$G(\boldsymbol{r}_j) = \frac{\pi^{3/2}}{L^3} \sum_i \sum_{\boldsymbol{h}} \frac{q_i}{u^3} \exp\left\{ -\frac{\pi^2}{u^2 L^2} |\boldsymbol{h}|^2 + i \frac{2\pi}{L} \boldsymbol{h} \cdot (\boldsymbol{r}_j - \boldsymbol{r}_i) \right\} \tag{8.30}$$

となる. ここで, $\boldsymbol{h}$ は, $\boldsymbol{\lambda}$ と同様に整数のベクトルである. これを式 (8.24) の第 1 項に代入して, $u$ で積分すると,

$$\text{第 1 項} = \frac{2\pi}{L^3} \sum_{\boldsymbol{h} \neq 0} \frac{\exp\{ -|2\pi\boldsymbol{h}/L|^2/(4\kappa^2) \}}{|2\pi\boldsymbol{h}/L|^2} \sum_i \sum_j \frac{q_i q_j}{4\pi\varepsilon_0} \exp\left\{ i \frac{2\pi}{L} \boldsymbol{h} \cdot (\boldsymbol{r}_j - \boldsymbol{r}_i) \right\}$$

$$\tag{8.31}$$

116 | 第 8 章 創薬における分子動力学シミュレーション

となる．$\boldsymbol{h} = 0$ の項は，総電荷がゼロ，つまり $\sum_i q_i = 0$ で消えるので 式 (8.31) は発散しない．また，符号の異なる逆格子ベクトルのペア $\boldsymbol{h}$，$-\boldsymbol{h}$ が必ず存在するから，$\sin\{(2\pi/L)\boldsymbol{h}\cdot(\boldsymbol{r}_j - \boldsymbol{r}_i)\}$ の項は消える．最終的に $V(\{\boldsymbol{r}_N\})$ は，

$$V(\boldsymbol{r}_N) = V_1 + V_2 + V_3 \tag{8.32}$$

$$V_1 = \frac{1}{2} \sum_{\boldsymbol{\lambda} \neq \boldsymbol{0}} \sum_i \sum_j \frac{q_i q_j}{4\pi\varepsilon_0 |\boldsymbol{r}_i - \boldsymbol{r}_j + L\boldsymbol{\lambda}|} \, \mathrm{erfc}(\kappa |\boldsymbol{r}_i - \boldsymbol{r}_j + L\boldsymbol{\lambda}|)$$

$$V_2 = \frac{2\pi}{L^3} \sum_{\boldsymbol{h} \neq \boldsymbol{0}} \frac{\exp\{-|2\pi\boldsymbol{h}/L|^2/(4\kappa^2)\}}{|2\pi\boldsymbol{h}/L|^2} \sum_i \sum_j \frac{q_i q_j}{4\pi\varepsilon_0} \cos\left\{\frac{2\pi}{L} \boldsymbol{h}\cdot(\boldsymbol{r}_j - \boldsymbol{r}_i)\right\}$$

$$V_3 = - \sum_i \frac{q_i^2}{4\pi\varepsilon_0} \frac{\kappa}{\sqrt{\pi}}$$

と書ける．ここで，$\kappa$ は正の任意のパラメータである．$V_1$ は実空間での計算を表す．$\mathrm{erfc}(r)$ は，$r$ に対して急激にゼロになる関数である．ポテンシャルエネルギーによる力の作用距離は $\kappa$ が大きいほど短くなるので，$\kappa$ は力の作用範囲を表すパラメータ，すなわち，ここでは電荷の広がりとして捉えることができる．$V_2$ はすべてのセル内で同じ繰り返し構造をもつ系についての和であり，フーリエ級数展開した逆空間で計算を行う．$V_1$ と $V_2$ は収束が速いため，高速かつ精密にポテンシャルエネルギーを計算することができる．そして，$V_3$ は，セル内の自己エネルギーを表し，定数である．エワルド法を用いる際は，基本セルとイメージセルとで同じであるため $E_{\mathrm{real}}$ での計算のカットオフ距離はセルの長さの半分より短くすることと，$V_2$ の値の発散を避けるために基本セルの電荷の総和をゼロにすることに注意する必要がある．

実際の MD 計算ソフトウェアでは，エワルド法の波数空間の計算（$V_2$），つまりフーリエ変換を高速化したパーティクルメッシュエワルド（particle mesh Ewald, PME）法[17] が用いられている．PME 法では，空間をメッシュに切り，電荷分布を近傍のメッシュの頂点に外挿し，メッシュ上で求めたポテンシャルエネルギーを逆に粒子に内挿する．

## 8.10 統計アンサンブル

統計力学では，同じ条件，つまり，同じ種類，同じ個数の粒子からなる多くの系の集団を考え，その統計集団を**アンサンブル**（emsemble）とよぶ．

熱平衡状態にある孤立系は**ミクロカノニカルアンサンブル**とよばれ，系のエネルギー $E$，体積 $V$，粒子数 $N$ が一定であり，エネルギーが変化しないアンサンブル

である. 系全体が孤立, すなわち外部とエネルギーのやり取りがないため, エネルギーは一定に保たれる. この系のハミルトニアン $H$, すなわち全エネルギーは, 運動エネルギー $K$ とポテンシャルエネルギー $U$ の和で与えられる. 我々が知りたいのは, 多くの場合, 系のエネルギー依存性ではなく, 温度依存性であることが多い. また, 実験データと正確に比較するには, 大気圧下で同じ温度でのシミュレーションを行う必要がある. 温度は, 以下に示すように, $K$ から求められる. しかし, ミクロカノニカルアンサンブルでは, 全エネルギーが運動エネルギーとポテンシャルエネルギーにどのように分配されるかは前もってわからない. なぜなら, 温度と圧力は計算結果として求められるからである. しかし, 我々が知りたいのは, 特定の温度や圧力の下での分子の振る舞いである. そこで, 温度, 圧力を制御する方法が開発された. そこでは, 温度をコントロールするためにハミルトニアンに熱浴を追加し, 熱浴とのエネルギーのやり取りによって温度一定を実現する.

実験室系では, 粒子数一定, 体積一定, 温度一定の**カノニカルアンサンブル**や, 温度, 圧力, 粒子数が一定の**等温等圧アンサンブル**での計測であるため, それらの結果と直接的な比較をするためには, 系を定温や定圧に保ったシミュレーションが必要である. 定温を孤立系で実現することはできないため, 粒子系が温度 $T$ の無限に大きな熱浴に接してエネルギー交換をすることによって, 熱的平衡状態を実現する.

熱浴に接触している系を考える. NVT 一定, つまり $N, V, T$ を指定すると, 分布関数 $f(\boldsymbol{r}, \boldsymbol{p})$ は,

$$f(\boldsymbol{r}, \boldsymbol{p}) = \frac{\dfrac{1}{N!h^{3N}} \exp(-\beta H(\boldsymbol{r}, \boldsymbol{p}))}{Z} \tag{8.33}$$

$$Z = \frac{1}{N!h^{3N}} \int d\boldsymbol{r} \int d\boldsymbol{p} \exp(-\beta H(\boldsymbol{r}, \boldsymbol{p}))$$

となる. ここで, $H$ はハミルトニアン, $Z$ は分配関数である. $Z$ はヘルムホルツの自由エネルギー $F$ と

$$F = -k_{\mathrm{B}} T \ln Z \tag{8.34}$$

の関係がある. これは, カノニカルアンサンブルの理論体系において中心的な役割を果たす式である.

つぎに, 熱浴と圧力浴 (圧力 $P$) に接触している系を考える. このとき, 体積 $V$ もミクロ状態を指定する変数になる. NPT 一定, つまり $N, P, T$ を指定すると, $f(\boldsymbol{r}, \boldsymbol{p}, V)$ は,

118 第 8 章 創薬における分子動力学シミュレーション

$$f(\boldsymbol{r},\,\boldsymbol{p},\,V) = \frac{\dfrac{1}{N!h^{3N}}\exp(-\beta H(\boldsymbol{r},\,\boldsymbol{p},\,V) + PV)}{Z} \tag{8.35}$$

$$Z = \frac{1}{N!h^{3N}}\int d\boldsymbol{r}\int d\boldsymbol{p}\int dV \exp(-\beta H(\boldsymbol{r},\,\boldsymbol{p},\,V) + PV)$$

となる．ここで，$Z$ は分配関数であり，$Z$ はギブスの自由エネルギー $G$ と

$$G = -k_{\mathrm{B}}T\ln Z \tag{8.36}$$

の関係がある．これは，等温等圧アンサンブルにおいて中心的な役割を果たす．

## 8.11 分子動力学における温度，圧力

分子動力学（MD）では，温度と圧力は定義するものである．統計力学に基づき，平衡状態で熱力学と整合するように，ミクロ状態を使って温度と圧力は，以下のように定義される．その値は，シミュレーションの観測量として計算できる．簡単のため，体積 $V$ の立方体に $N$ 個の粒子が入っている場合を考える．系のハミルトニアンを

$$H(\boldsymbol{r},\,\boldsymbol{p}) = \sum_{i=1}^{N}\frac{\boldsymbol{p}_i^{\,2}}{2m_i} + U(\boldsymbol{r}) \tag{8.37}$$

とすると，運動エネルギーのアンサンブル平均は，各状態の出現確率 $f(\boldsymbol{r},\,\boldsymbol{p})$ を考慮して，

$$\left\langle \sum_{i=1}^{N}\frac{\boldsymbol{p}_i^{\,2}}{2m_i}\right\rangle = \frac{\displaystyle\int d\boldsymbol{r}\int d\boldsymbol{p}\sum_{i=1}^{N}\frac{\boldsymbol{p}_i^{\,2}}{2m_i}\exp\left\{-\beta\left(\sum_{j=1}^{N}\frac{\boldsymbol{p}_j^{\,2}}{2m_j}+U(\{\boldsymbol{r}\})\right)\right\}}{\displaystyle\int d\boldsymbol{r}\int d\boldsymbol{p}\exp\left\{-\beta\left(\sum_{j=1}^{N}\frac{\boldsymbol{p}_j^{\,2}}{2m_j}+U(\{\boldsymbol{r}\})\right)\right\}} \tag{8.38}$$

となる．ただし，$\beta = 1/k_{\mathrm{B}}T$ である．ここで，$i$ 番目の粒子について計算を行うと，

$$\left\langle \frac{\boldsymbol{p}_i^{\,2}}{2m_i}\right\rangle = \frac{\displaystyle\int d\boldsymbol{p}\frac{p_{ix}^{\,2}+p_{iy}^{\,2}+p_{iz}^{\,2}}{2m_i}\exp\left\{-\beta\left(\sum_{j=1}^{N}\frac{\boldsymbol{p}_j^{\,2}}{2m_j}+U(\{\boldsymbol{r}\})\right)\right\}}{\displaystyle\int d\boldsymbol{p}\exp\left\{-\beta\left(\sum_{j=1}^{N}\frac{\boldsymbol{p}_j^{\,2}}{2m_j}+U(\{\boldsymbol{r}\})\right)\right\}} \tag{8.39}$$

となる．ここで，

$$\int_{-\infty}^{\infty} dx \exp(-ax^2) = \sqrt{\frac{\pi}{a}} \tag{8.40a}$$

$$\int_{-\infty}^{\infty} dx \, x^2 \exp(-ax^2) = \frac{1}{2a}\sqrt{\frac{\pi}{a}} = \frac{1}{2a}\int_{-\infty}^{\infty} dx \exp(-ax^2) \tag{8.40b}$$

を使って変形すると，式 (8.39) は，

$$\left\langle \frac{\boldsymbol{p}_i^2}{2m_i} \right\rangle = \frac{\dfrac{3}{2\beta}\displaystyle\int d\boldsymbol{p} \exp\left\{-\beta\left(\sum_{j=1}^{N}\frac{\boldsymbol{p}_j^2}{2m_j}+U(\{\boldsymbol{r}\})\right)\right\}}{\displaystyle\int d\boldsymbol{p} \exp\left\{-\beta\left(\sum_{j=1}^{N}\frac{\boldsymbol{p}_j^2}{2m_j}+U(\{\boldsymbol{r}\})\right)\right\}} = \frac{3}{2\beta} \tag{8.41}$$

となる．したがって，式 (8.38) は

$$\left\langle \sum_{i=1}^{N}\frac{\boldsymbol{p}_i^2}{2m_i} \right\rangle = \frac{3N}{2\beta} = \frac{3}{2}Nk_{\mathrm{B}}T \tag{8.42}$$

となる．この関係から，温度 $T$ は，

$$T = \frac{1}{3Nk_{\mathrm{B}}}\left\langle \sum_{i=1}^{N}\frac{\boldsymbol{p}_i^2}{m_i} \right\rangle \tag{8.43}$$

と決まる．つまり，温度 $T$ は，運動エネルギーの統計平均または時間平均から計算できる．

一方，圧力は，ヘルムホルツの自由エネルギー $F$ から

$$P = -\left(\frac{\partial F}{\partial V}\right)_T = k_{\mathrm{B}}T\frac{1}{Z}\left(\frac{\partial Z}{\partial V}\right)_T \tag{8.44}$$

である．分配関数 $Z$ の運動量に関する部分を計算すると，

$$Z = \left(\frac{2\pi mk_{\mathrm{B}}T}{h^2}\right)^{3N/2}Q \tag{8.45}$$

$$Q = \frac{1}{N!}\int d\boldsymbol{r} \exp(-\beta U(\{\boldsymbol{r}\}))$$

と書ける．ここで，$Q$ は**配置分配関数**とよばれる．圧力 $P$ を $Q$ で表すと，定数項は消えるので，

$$P = k_{\mathrm{B}}T\frac{1}{Q}\left(\frac{\partial Q}{\partial V}\right)_T \tag{8.46}$$

と表される．座標 $r_i$ は体積 $V$ の立方体にあると考えると，$0 \leqq r_i < V^{1/3}$ であり，積分範囲が $V$ に依存するため，偏微分を実行できない．そこで，座標 $\boldsymbol{r}$ を一辺の長さ $V^{1/3}$ を使ってスケールした座標 $\boldsymbol{q}$（$\boldsymbol{r} = V^{1/3}\boldsymbol{q}$）を導入する．こうすることで，積分変数 $q$ の積分範囲は $V$ に依存しなくなり，積分範囲は $0 \leqq q < 1$ となる．また，

120　第 8 章　創薬における分子動力学シミュレーション

$d\boldsymbol{r} = V^N d\boldsymbol{q}$ である．配置分配関数 $Q$ は，

$$Q = \frac{V^N}{N!} \int d\boldsymbol{q} \exp(-\beta U(V^{1/3}\boldsymbol{q})) \tag{8.47}$$

と書ける．$V$ による偏微分は，以下のように計算できる．

$$\frac{\partial Q}{\partial V} = \int d\boldsymbol{q} \exp(-\beta U(V^{1/3}\boldsymbol{q})) \frac{\partial}{\partial V}\left(\frac{V^N}{N!}\right) + \frac{V^N}{N!} \frac{\partial}{\partial V}\left\{\int d\boldsymbol{q} \exp(-\beta U(V^{1/3}\boldsymbol{q}))\right\}$$

$$= \frac{N}{V} Q - \beta \frac{V^N}{N!} \int d\boldsymbol{q} \frac{\partial U(V^{1/3}\boldsymbol{q})}{\partial V} \exp(-\beta U(V^{1/3}\boldsymbol{q}))$$

$$= \frac{N}{V} Q - \beta \frac{V^N}{N!} \int d\boldsymbol{q} \sum_{i=1}^{N} \frac{\partial U(\boldsymbol{r})}{\partial \boldsymbol{r}_i} \cdot \frac{\partial \boldsymbol{r}_i}{\partial V} \exp(-\beta U(V^{1/3}\boldsymbol{q}))$$

$$= \frac{N}{V} Q - \beta \frac{V^N}{N!} \int d\boldsymbol{q} \sum_{i=1}^{N} \frac{1}{3V} \boldsymbol{r}_i \cdot \frac{\partial U(\boldsymbol{r})}{\partial \boldsymbol{r}_i} \exp(-\beta U(V^{1/3}\boldsymbol{q}))$$

$$= \frac{N}{V} Q - \beta \frac{1}{3V} \frac{1}{N!} \int d\boldsymbol{r} \sum_{i=1}^{N} \boldsymbol{r}_i \cdot \frac{\partial U(\boldsymbol{r})}{\partial \boldsymbol{r}_i} \exp(-\beta U(\boldsymbol{r})) \tag{8.48}$$

最後の式では，$\boldsymbol{q}$ を元の座標 $\boldsymbol{r}$ に戻している．これを式 (8.46) に代入し，さらに式 (8.43) の温度の関係を代入すると，圧力は粒子の座標と運動量で，

$$P = k_{\mathrm{B}}T \frac{1}{Q}\left(\frac{\partial Q}{\partial V}\right)_T = \frac{N}{\beta V} - \frac{1}{3V} \frac{\dfrac{1}{N!} \displaystyle\int d\boldsymbol{r} \sum_{i=1}^{N} \boldsymbol{r}_i \cdot \dfrac{\partial U(\boldsymbol{r})}{\partial \boldsymbol{r}_i} \exp(-\beta U(\boldsymbol{r}))}{\dfrac{1}{N!} \displaystyle\int d\boldsymbol{r} \exp(-\beta U(\boldsymbol{r}))}$$

$$= \frac{N k_{\mathrm{B}} T}{V} - \frac{1}{3V}\left\langle \sum_{i=1}^{N} \boldsymbol{r}_i \cdot \frac{\partial U(\boldsymbol{r})}{\partial \boldsymbol{r}_i}\right\rangle = \frac{1}{3V}\left(\left\langle \sum_{i=1}^{N} \frac{\boldsymbol{p}_i^2}{2m_i}\right\rangle - \left\langle \sum_{i=1}^{N} \boldsymbol{r}_i \cdot \frac{\partial U(\boldsymbol{r})}{\partial \boldsymbol{r}_i}\right\rangle\right)$$

$$= \frac{1}{3V}\left(\left\langle \sum_{i=1}^{N} \frac{\boldsymbol{p}_i^2}{2m_i}\right\rangle + \left\langle \sum_{i=1}^{N} \boldsymbol{r}_i \cdot \boldsymbol{F}_i\right\rangle\right) \tag{8.49}$$

と表される．ここで，ポテンシャルの位置による偏微分は，粒子に対する力，すなわち，$\boldsymbol{F}_i = -\partial U(\boldsymbol{r})/\partial \boldsymbol{r}_i$ の関係を用いた．式 (8.49) の右辺の第 2 項はヴィリアルとよばれる．圧力も温度同様に，統計平均あるいは時間平均として得られる量であることに注意されたい．したがって，ヴィリアルは，粒子 $i$ の $\boldsymbol{r}_i$ と $\boldsymbol{F}_i$ が同じ向きであれば，粒子は壁に向かって力を加え（圧力を増加させ），逆向きであれば圧力を減少させることを表している．

8.11 分子動力学における温度，圧力 | **121**

## 8.12 温度・圧力制御方法

ミクロカノニカルアンサンブルでは，系の体積とエネルギーが一定である．MDシミュレーションを実行するまで，系の温度や圧力はわからない．しかし，往々にして調べたいのは，ある温度や圧力での分子の振る舞いである．そこで，系の温度や圧力を制御する方法が開発されている．その方法の一つに，**拡張系の方法**がある．拡張系の方法では，対象となる物理系の粒子が外系と相互作用して，外系が物理系の温度や圧力を制御する．物理系と外系を結び付けた系を**拡張系**とよぶ．

外系との相互作用をうまく選ぶと，カノニカルアンサンブルや定温定圧アンサンブルを得ることができる．

### ◀8.12.1▶ ベレンゼンの温度制御法[18]

統計力学では，系の温度は粒子の運動エネルギーから決まる．つまり，分子の運動エネルギーをスケーリングすることによって，温度を制御することができる．**ベレンゼン**（Berendsen）**の温度制御法**（ベレンゼン法）は，運動エネルギーのスケール値を徐々に調整して，温度を制御する方法である．具体的には，ニュートン方程式の変形によって，系の温度と指定した温度の差に応じて，ゆっくりと系の温度を指定温度にしていく．目標温度を $T_0$，現在の温度が $T$ であるとすると，緩和の時定数 $\tau$ を介して，

$$\frac{dT}{dt} = \frac{T_0 - T}{\tau} \tag{8.50}$$

が成り立つように運動エネルギーを変化させる．$\tau$ を大きくとると，ゆっくりと温度を制御することになる．この方法は，簡単かつ数値的にも安定しているため，広く用いられている．しかし，「平衡状態に達したとき，実現する統計集団がカノニカル分布にならない」という欠点が知られている．

### ◀8.12.2▶ 能勢‐フーバーの温度制御法[19, 20]

**能勢‐フーバー**（Nosé-Hoover）**の温度制御法**は，熱浴の中で運動する分子の温度を制御する方法である．熱浴と分子の相互作用を変更することで，分子の速度と位置について正確な分布を得ることができる．この方法では，運動方程式を以下の形で与える．

**122** 第8章 創薬における分子動力学シミュレーション

$$\frac{d\boldsymbol{p}_i}{dt} = -\frac{\partial H}{\partial \boldsymbol{r}_i} - \zeta \boldsymbol{p}_i = \boldsymbol{F}_i - \zeta \boldsymbol{p}_i$$

$$\frac{d\boldsymbol{r}_i}{dt} = \frac{\partial H}{\partial \boldsymbol{p}_i} = \frac{\boldsymbol{p}_i}{m_i}$$

$$\frac{d\zeta}{dt} = \frac{3Nk_{\mathrm{B}}}{Q}(T - T_0) \tag{8.51}$$

ここで，$\zeta$ はある種の抵抗係数のようなもので，粒子の運動に対して摩擦のように働いて運動を減速（温度が下がる）したり，負の摩擦のように働いて運動を加速（温度が上がる）したりする．$Q$ は**熱浴の質量**とよばれ，緩和の時定数を決める．**能勢－フーバー法**では，すべての粒子に対して，系に質量の十分に重い仮想的な一つの粒子を追加し，各粒子はその仮想的な粒子と相互作用する．この方法は，温度が振動しながら緩和していくので，物理系に内在しない時間スケール，つまり，温度制御に起因する振動モードが生じることが知られている[21]．このような振動はベレンゼン法では生じない．

## ◀8.12.3▶ ランジュバン法による温度制御[22]

　ランジュバン（Langevin）法は，液体の中のコロイドのブラウン運動を表すランジュバン方程式を用いて，温度を制御する方法である．シミュレーションボックス内の粒子が，外部の熱浴と確率的に衝突することによって，粒子の運動エネルギーを熱浴と交換し，温度を制御する．分子が熱浴と衝突した場合，熱浴からランダムな速度を受け取り，そうでない場合は分子の速度をそのまま維持する．この運動方程式は，

$$\frac{d\boldsymbol{p}_i}{dt} = -\frac{\partial H}{\partial \boldsymbol{r}_i} - \gamma \boldsymbol{p}_i + \boldsymbol{R} = \boldsymbol{F}_i - \gamma \boldsymbol{p}_i + \boldsymbol{R}$$

$$\frac{d\boldsymbol{r}_i}{dt} = \frac{\partial H}{\partial \boldsymbol{p}_i} = \frac{\boldsymbol{p}_i}{m_i} \tag{8.52}$$

と表される．ここで，$\gamma$ は摩擦力，$\boldsymbol{R}$ はランダムな揺動力を表す．$\boldsymbol{R}$ は，

$$\langle R_x(t) R_x(t') \rangle = 2D\delta(t - t') \tag{8.53}$$

のように，各成分がホワイトノイズ，つまり時間平均がゼロかつ無相関となるように決める．$D$ は揺動力の大きさを表す．ブラウン運動においては，アインシュタインの関係式により，温度は摩擦力と揺動力の比から決まる．つまり，$\beta = 1/(k_{\mathrm{B}}T) = \gamma/D$ の関係から，温度が決まる．

ランジュバン法は，物理系のすべての自由度に対して個別に温度制御するのが特徴で，温度に対してカノニカル分布を与える．しかし，分子と熱浴の衝突を確率的にシミュレートするため，物理的な衝突を正確に表現することができない問題点がある．つまり，個々の粒子に対して個別に運動量が保存されない．そのため，流体運動を記述することはできない．この欠点を解決して，運動量を保存する方法に，散逸粒子動力学法がある．この方法では，粒子のペアごとに摩擦力と揺動力をかけ，作用反作用の法則を成立させることで，運動量の保存を実現している[23].

## ◀8.12.4▶ アンダーセンの圧力制御法[24]

圧力を制御するには，基本セルの体積を変えればよい．このような圧力制御法の一つである，アンダーセン（Andersen）の方法を紹介する．まず立方体のセルを考える．立方体のセルを3方向から等方的に圧縮・膨張するピストンを考え，基本セルの体積を $V$（ピストンの自由度と捉えることができる）で表す．立方体の一辺の長さを $V^{1/3}$ でスケールした座標 $\boldsymbol{q}_i$ を導入すると，

$$r_i = V^{1/3} \boldsymbol{q}_i \tag{8.54}$$

と書ける．この時間微分は，

$$\dot{\boldsymbol{r}}_i = \frac{d\boldsymbol{r}_i}{dt} = V^{1/3} \frac{d\boldsymbol{q}_i}{dt} + \frac{1}{3V^{2/3}} \frac{dV}{dt} \boldsymbol{q}_i \tag{8.55}$$

となる．ここで，最右辺の第2項は系全体の体積の変化の影響を表す．この項を速度に反映させると，系の収縮や膨張に関する変化量が粒子の速度に反映されてしまい，粒子の運動エネルギーに影響する．系内の分子の相対的な速度のみを考えて温度を表すために，第2項は無視すると，

$$\dot{\boldsymbol{r}}_i = V^{1/3} \dot{\boldsymbol{q}}_i \tag{8.56}$$

となる．拡張系のラグランジアン $L$ を

$$L = \sum_{i=1}^{N} \frac{m_i V^{2/3} \dot{\boldsymbol{q}}_i^2}{2} - U(\boldsymbol{r}) + \frac{1}{2} M \dot{V}^2 - P_o V \tag{8.57}$$

で導入する．ここで，$M$ はピストンの仮想的な質量，$P_o$ は系の目標圧力である．ラグランジアン $L$ から，$\boldsymbol{q}, V$ それぞれの正準共役な運動量 $\boldsymbol{p}', p_v$ は，

$$\boldsymbol{p}' \equiv \frac{\partial L}{\partial \dot{\boldsymbol{q}}} = m V^{2/3} \dot{\boldsymbol{q}} = V^{1/3} \boldsymbol{p} \tag{8.58}$$

$$\boldsymbol{p}_v \equiv \frac{\partial L}{\partial \dot{\boldsymbol{V}}} = M \dot{\boldsymbol{V}} \tag{8.59}$$

124 第8章 創薬における分子動力学シミュレーション

となる．ラグランジアン $L$ に対応するハミルトニアン $H$ は

$$H = \sum_{i=1}^{N} \frac{\boldsymbol{p'}_i^2}{2m_i V^{2/3}} + U(V^{1/3}\boldsymbol{q}) + \frac{p_v^2}{2M} + P_o V \tag{8.60}$$

と求められる．ハミルトニアン $H$ から $V$ についての運動方程式を導くと，

$$\frac{d\boldsymbol{q}_i}{dt} = \frac{\partial H}{\partial \boldsymbol{p'}_i} = \frac{\boldsymbol{p'}_i}{m_i V^{2/3}}$$

$$\frac{d\boldsymbol{p'}_i}{dt} = -\frac{\partial H}{\partial \boldsymbol{q}_i} = -\frac{\partial U}{\partial \boldsymbol{q}_i} = -\frac{\partial U}{\partial \boldsymbol{r}_i}\frac{\partial \boldsymbol{r}_i}{\partial \boldsymbol{q}_i} = V^{1/3}\boldsymbol{F}_i$$

$$\frac{dV}{dt} = \frac{\partial H}{\partial p_v} = \frac{p_v}{M}$$

$$\frac{dp_v}{dt} = -\frac{\partial H}{\partial V} = \frac{1}{3V}\sum_{i=1}^{N}\frac{\boldsymbol{p'}_i^2}{m_i V^{2/3}} - \frac{\partial U}{\partial V} - P_o$$

$$= \frac{1}{3V}\sum_{i=1}^{N}\frac{\boldsymbol{p'}_i^2}{m_i V^{2/3}} - \sum_{i=1}^{N}\frac{\partial U}{\partial \boldsymbol{r}_i}\cdot\frac{\partial \boldsymbol{r}_i}{\partial V} - P_o$$

$$= \frac{1}{3V}\left(\sum_{i=1}^{N}\frac{\boldsymbol{p'}_i^2}{m_i V^{2/3}} + \sum_{i=1}^{N}\boldsymbol{F}_i\cdot\boldsymbol{r}_i\right) - P_o \tag{8.61}$$

となる．つまり，$V$ に対する運動方程式は，

$$M\frac{d^2V}{dt^2} = \frac{1}{3V}\left(\sum_{i=1}^{N}\frac{\boldsymbol{p'}_i^2}{m_i V^{2/3}} + \sum_{i=1}^{N}\boldsymbol{F}_i\cdot\boldsymbol{r}_i\right) - P_o$$

$$= \frac{1}{3V}\left(\sum_{i=1}^{N}\frac{\boldsymbol{p}_i^2}{m_i} + \sum_{i=1}^{N}\boldsymbol{F}_i\cdot\boldsymbol{r}_i\right) - P_o \tag{8.62}$$

となる．この ( ) で括った項の統計平均が圧力（式 (8.49) を参照）であることを思い出すと，この項は時々刻々の圧力であることがわかる．これを $P(t)$ と表すと，最終的に $V$ に対する運動方程式は

$$M\frac{d^2V}{dt^2} = P(t) - P_o \tag{8.63}$$

と書ける．つまり，時刻 $t$ の圧力が目標の圧力 $P_o$ よりも低いとき，体積 $V$ の加速度は負になり，系を小さくする速度を大きくして圧力を高くする．一方，圧力が高いときは，系を大きくする速度を大きくすることで圧力を下げる．このように，圧力を制御している．ここで，$M$ は圧力の緩和速度を調節する量になる．つまり，$M$ を大きくすると $V$ はゆっくりと時間変化し，反対に小さくすると速く変化する．平衡状態では，$V$ の自由度から生じるエネルギー（式 (8.60) の右辺第 3 項）は粒子のエネルギーに比べて一般に十分に小さいので，系のエンタルピーは一定値とみ

なすことができる．したがって，アンダーセン（Andersen）の方法では等エンタルピー等圧（NPH 一定）アンサンブルが得られる．

アンダーセンの圧力制御法では，対象となるセルを等方的に動かして圧力を制御している．そのため，結晶の形が変わる固体間の相転移などの MD シミュレーションには適用することができない．そこで，圧力テンソルを用いてセルの各辺の長さやセルの傾き（つまり斜方形）を変化させ，圧力を制御するパリネロ - ラーマン（Parrinello-Rahman）法が開発されている[25]．これにより，結晶の形が変わる固体間の相転移を MD シミュレーションで扱うことができるようになった．パリネロ - ラーマンの圧力制御法については，他書[26, 27]を参照されたい．

## 参考文献

[1] McCammon, J. A. et al., Dynamics of folded proteins, *Nature* **267** : 585-590 (1977).

[2] Shaw, D. E. et al., Anton 2 : Raising the Bar for Performance and Programmability in a Special-Purpose Molecular Dynamics Supercomputer, *Proceedings of the International Conference for High Performance Computing*, Networking, Storage and Analysis. New Orleans, LA : ACM. 41-53 (2014).

[3] Wang, J. et al. Automatic atom type and bond type perception in molecular mechanical calculations. *J. Mol. Graph. Model.* **25** : 247-260 (2006). http://ambermd.org/antechamber/gaff.html

[4] Vanommeslaeghe, K. et al., CHARMM General Force Field (CGenFF) : A force field for drug-like molecules compatible with the CHARMM all-atom additive biological force fields, *J. Comput. Chem.* **31** : 671-690 (2010). http://kenno.org/pro/cgenff/

[5] Lahey, S. L. J., Rowley, C. N., Simulating protein–ligand binding with neural network potentials, *Chem. Sci.* **11** : 2362-2368 (2020).

[6] Li, P., Merz, K. M., MCPB.py : A Python Based Metal Center Parameter Builder, *J. Chem. Inf. Model.* **56** : 599-604 (2016).

[7] Tanford, C., Roxby, R., Interpretation of protein titration curves application to lysozyme, *Biochemistry* **11** : 2192-2198 (1972).

[8] Olsson, M. H. M. et al., PROPKA3 : Consistent treat- ment of internal and surface residues in empirical pKa predictions. *J. Chem. Theor. Comp.* **7** : 525-537 (2011). https://github.com/jensengroup/propka

[9] Anandakrishnan, R. et al., H++ 3.0 : automating pK prediction and the preparation of biomolecular structures for atomistic molecular modeling and simulation, *Nucleic Acids Res.* **40** : W537-541 (2012). http://newbiophysics.cs.vt.edu/H++/

[10] Hebditch, M., Warwicker, J., Protein-sol pKa : prediction of electrostatic frustration, with application to coronaviruses, *Bioinformatics* **36** : 5112-5114 (2020). https://protein-sol.manchester.ac.uk/pka

[11] Swope, W. C. et al., A computer simulation method for the calculation of equilibrium constants for the formation of physical clusters of molecules : Application to small water clusters. *J. Chem. Phys.* **76** : 637-649 (1982).

[12] Tuckerman, M. et al., Reversible multiple time scale molecular dynamics. *J. Chem. Phys.* **97** :

1990-2001（1992）.

[13] Ryckaert, J. P. et al., Numerical integration of the cartesian equations of motion of a system with constraints; molecular dynamics of n-alkanes. *J. Comp. Phys.* **23** : 327-341（1977）.

[14] Hess, B. et al., LINCS : A linear constraint solver for molecular simulations. *J. Comp. Chem.* **18** : 1463-1472（1997）.

[15] Andersen, H. C., "RATTLE : A 'Velocity' version of the SHAKE algorithm for molecular dynamics calculations. *J. Comp. Phys.* **52** : 24-34（1983）.

[16] Ewald, P. P., Die Berechnung Optischer und Elektrostatischer Gitterpotentiale, *Ann. Phys.* **369** : 253-287（1921）.

[17] Darden, T. A. et al., Particle mesh Ewald : an N.log（N）method for Ewald sums in large systems, *J. Chem. Phys.* **98** : 10089-92（1993）.

[18] Berendsen, H. J. C. et al., Molecular dynamics with coupling to an external bath. *J. Chem. Phys.* **81** : 3684-3690（1983）.

[19] Nosé, S., A molecular dynamics method for simulations in the canonical ensemble. *Mol. Phys.* **52** : 255-268（1984）.

[20] Hoover, W. G., Canonical dynamics : Equilibrium phase-space distributions, *Phys. Rev. A* **31** : 1695-1697（1985）.

[21] Okumura, H., Yonezawa, F., Liquid-vapor coexistence curves of several interatomic model potentials. *J. Chem. Phys.* **113** : 9162-9168（2000）.

[22] Hoover, W. G. et al., High-Strain-Rate Plastic Flow Studied via Nonequilibrium Molecular Dynamics. *Phys. Rev. Lett.* **48** : 1818（1982）.

[23] Hoogerbrugge, P. J., Koelman, J. M. V. A., Simulating microscopic hydrodynamic phenomena with dissipative particle dynamics. *Europhysics Letters* **19** : 155-160（1992）.

[24] Andersen, H. C., Molecular dynamics simulations at constant pressure and/or temperature. *J. Chem. Phys.* **72** : 2384-2393（1980）.

[25] Parrinello, M., Rahman, A., Crystal Structure and Pair Potentials: A Molecular-Dynamics Study. *Phys. Rev. Lett.* **45** : 1196-1199（1980）.

[26] 岡崎進，コンピュータシミュレーションの基礎，化学同人，2000 年.

[27] 上田顕，分子シミュレーション，裳華房，2003 年.

# 第9章 分子動力学シミュレーション結果の解析法

前章では，分子動力学（MD）シミュレーションを実行するうえでの基礎理論を解説した．本章では，MD シミュレーションの出力（トラジェクトリ）から有用な情報を引き出すための解析法について解説する．

## 9.1 トラジェクトリの解析

MD シミュレーションの結果として生成される座標や速度の時系列のデータは，**トラジェクトリ**（trajectory）とよばれる．ここでは，座標のトラジェクトリの典型的な解析方法について解説する．

### ◀9.1.1▶ 初期構造からのずれとゆらぎの計算

トラジェクトリの解析において最初に行う解析は，初期構造からのずれの解析である．初期構造からのずれの指標には，**根平均2乗変位**（root mean square deviation, RMSD）が用いられる．

$$\mathrm{RMSD}(t) = \sqrt{\frac{1}{N}\sum_{i=1}^{N}|(\mathbf{R}\boldsymbol{r}_i(t) + \Delta\boldsymbol{r}) - \boldsymbol{r}_i(0)|^2} \tag{9.1}$$

ここで，$N$ は原子の数，$\boldsymbol{r}_i(t)$ は時刻 $t$（実際にはトラジェクトリに含まれる $t$ 番目の構造）における原子 $i$ の座標である．回転行列 $\mathbf{R}$ と並進ベクトル $\Delta\boldsymbol{r}$ は，時刻 $t$ における構造と初期構造が最もよく重なるように（すなわち，RMSD が最小になるように）決める．この操作は**立体構造重ね合わせ**とよばれ，$\mathbf{R}$ と $\Delta\boldsymbol{r}$ は Kabsch の方法[1, 2]を用いて求めることができる．式 (9.1) では，すべての原子を対象に計算を行っているが，実際には，タンパク質の場合は $\mathrm{C}_\alpha$ 原子，核酸の場合は P 原子，低分子化合物の場合は非水素原子を対象に計算することが多い．

RMSD を時刻に対してプロットすることで，立体構造の安定性を評価することができる．100 残基程度のタンパク質であれば，$\mathrm{C}_\alpha$ 原子の RMSD で 1～2 Å 程度，それ以上の大きさのタンパク質に対しては，$\mathrm{C}_\alpha$ 原子の RMSD で 3 Å 程度であれば，立体構造は安定に保持されているといえる．複数のサブユニットや複数のドメ

インからなるタンパク質の場合は，サブユニットやドメインごとにRMSDを計算することで，それらの安定性を個別に評価することもできる．また，重ね合わせ計算に用いる原子と，一部あるいは全部異なる原子を，RMSDの計算に用いることも可能である．たとえば，タンパク質－リガンド複合体の系において，タンパク質の$C_\alpha$原子の座標を用いて重ね合わせ計算を行い，リガンドの非水素原子の座標を用いてRMSDの計算を行うことで，リガンドのタンパク質への結合の安定性を評価することができる．

　系を構成する各原子の運動性（ゆらぎ）の大きさは，平均構造のまわりの原子の分布の幅，すなわち**根平均2乗変動**（root mean square fluctuation, RMSF）を用いて評価することができる．

$$\mathrm{RMSF}_i = \sqrt{\frac{1}{T}\sum_{t=1}^{T} |\boldsymbol{r}_i'(t) - \langle \boldsymbol{r}_i' \rangle|^2} \tag{9.2}$$

ここで，$T$はトラジェクトリに含まれる構造の数であり，$\boldsymbol{r}_i'(t)$は，$\boldsymbol{r}_i(t)$を平均構造$\langle \boldsymbol{r}_i' \rangle$に重ね合わせた後の座標である．

$$\boldsymbol{r}_i'(t) = \mathbf{R}\boldsymbol{r}_i(t) + \Delta\boldsymbol{r}$$

$$\langle \boldsymbol{r}_i' \rangle = \frac{1}{T}\sum_{t=1}^{T} \boldsymbol{r}_i'(t) \tag{9.3}$$

平均構造$\langle \boldsymbol{r}_i' \rangle$を求めるためには$\boldsymbol{r}_i'(t)$が必要であり，$\boldsymbol{r}_i'(t)$を求めるためには，平均構造が必要であるため，このままではどちらも求めることができない．このため実際には，初期構造などに重ね合わせて求めた平均構造を参照構造として重ね合わせを行い，そこから求めた平均構造を参照構造として重ね合わせを行う．これを，重ね合わせに使用した参照構造と，重ね合わせの結果得られた平均構造との間のRMSDが十分小さくなるまで繰り返す．タンパク質の系では，しばしば，$C_\alpha$原子を用いて重ね合わせ計算を行い，各$C_\alpha$原子についてRMSFの計算を行う．RMSFを残基番号に対してプロットすることで，ゆらぎが小さく剛直（rigid）な領域と，ゆらぎが大きく柔軟（flexible）な領域を見出すことができる．

## ◀9.1.2▶ ゆらぎの主成分分析

　前節で求めたRMSFはスカラー値であるが，実際の原子のゆらぎは等方的ではなく，決まった方向に大きくゆらぐという異方性がある．また，近接した位置にある原子どうしは同じ向きに動きやすいと考えられるし，複数のドメインからなるタンパク質で，一方のドメインが他のドメインに対して運動している場合は，同じド

9.1　トラジェクトリの解析　**129**

メインに属する原子は一斉に同じ向きに運動すると考えられる．このように，原子の運動は異方的であり，互いに相関している．統計手法の一つである，**主成分分析**（principal component analysis, PCA）を用いると，原子のゆらぎを，互いに相関した運動の成分に分解することができる．ここではまず，平均構造からの変位から，分散共分散行列 $\mathbf{C}$ を求める．

$$\mathbf{C} = \frac{1}{T} \sum_{t=1}^{T} (\mathbf{r}'(t) - \langle \mathbf{r}' \rangle) \otimes (\mathbf{r}'(t) - \langle \mathbf{r}' \rangle) \tag{9.4}$$

計算対象の原子（たとえば $\mathrm{C}_\alpha$ 原子）の数を $N$ とすると，$\mathbf{C}$ は $3N \times 3N$ の正方行列である．$\mathbf{r}'(t)$ は平均構造に重ね合わせた後の座標で，計算対象の原子の $x, y, z$ 座標が順に並んだ $3N$ 次元の列ベクトルである．同様に，$\langle \mathbf{r}' \rangle$ は平均構造の座標が順に並んだ $3N$ 次元の列ベクトルである．また，$\otimes$ はテンソル積を表しており，$\mathbf{c} = \mathbf{a} \otimes \mathbf{b}$ とおくと，$c_{ij} = a_i b_j$ である．$\mathbf{C}$ は対称行列（実際には半正定値対称行列）であるため，以下のとおり，直交行列 $\mathbf{U}$ を用いて対角化できる．

$$\mathbf{C} = \mathbf{U} \mathbf{\Lambda} \mathbf{U}^{\mathrm{T}} \tag{9.5}$$

ここで，$\mathbf{\Lambda}$ は $\mathbf{C}$ の固有値を対角成分にもつ対角行列，$\mathbf{U}^{\mathrm{T}}$ は $\mathbf{U}$ の転置行列である．$\Lambda_{ii}$ が降順に並んでいるとすると，最後の六つの固有値はゼロとなる．これは，$3N$ の自由度のうち，重ね合わせ計算により，並進と回転の 6 自由度が失われているためである．$k$ 番目の原子の $x$ 座標は $\mathbf{r}'_{3k-2}(t)$，$y$ 座標は $\mathbf{r}'_{3k-1}(t)$，$z$ 座標は $\mathbf{r}'_{3k}(t)$ であることに注意すると，この原子の RMSF の 2 乗，$\mathrm{RMSF}_k^2$ は以下で与えられる．

$$\mathrm{RMSF}_k^2 = \sum_{i=3k-2}^{3k} C_{ii} = \sum_{i=3k-2}^{3k} \sum_{j=1}^{3N} U_{ij} \Lambda_{jj} U_{ji}^{\mathrm{T}} = \sum_{j=1}^{3N} \Lambda_{jj} \sum_{i=3k-2}^{3k} U_{ij}^2 = \sum_{j=1}^{3N} \Lambda_{jj} |\mathbf{u}_{kj}|^2$$

$$\tag{9.6}$$

ここで，$\mathbf{u}_{kj} = (U_{3k-2, j}, U_{3k-1, j}, U_{3k, j})^{\mathrm{T}}$ である．したがって，$\mathrm{RMSF}_k^2$ は $3N - 6$ 個の成分（振動モード）の和で表され，一つひとつの成分は，ベクトル $\sqrt{\Lambda_{jj}} \mathbf{u}_{kj}$ で与えられることがわかる．また，$\sum_{k=1}^{N} |\mathbf{u}_{kj}|^2 = 1$ であるから，$|\mathbf{u}_{kj}|^2$ は各モードにおける原子 $k$ の寄与を表す．ゆらぎの大きさは $\Lambda_{jj}$ によって決まり，これが最も大きい成分を**第一主成分**，2 番目に大きい成分を**第二主成分**とよぶ．また，成分の向きを決める $3N$ 次元のベクトル $\mathbf{u}_j = (U_{1, j}, U_{2, j}, \cdots, U_{3N, j})^{\mathrm{T}}$ は主成分軸とよばれる．各成分の向きと大きさは，平均構造における原子 $k$ の座標 $\langle \mathbf{r}_k' \rangle$ から $\langle \mathbf{r}_k' \rangle + \sqrt{\Lambda_{jj}} \mathbf{u}_{kj}$ に向けた矢印を用いて可視化することができる（図 9.1）．ここから，同じドメインに属する原子が一斉に同じ向きに運動していることがわかる．

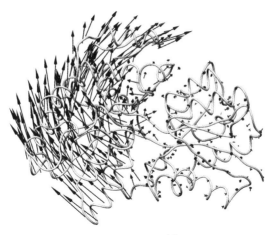

図 9.1 β-L-アラビノビオース結合タンパク質[3] について計算した第一主成分. 右側のドメインを重ね合わせて平均構造と分散共分散行列を計算した.

### ◀9.1.3▶ クラスタ解析

　MD シミュレーションのトラジェクトリには多数の構造が含まれている．たとえば 1 μs のシミュレーションを行い，10 ps ごとに座標を保存すると，10 万セットの座標が含まれることになる．これらを効率良く解析するには，トラジェクトリに含まれる構造を，類似の構造をもつグループに分類し，代表構造を抽出する**クラスタ解析**が有効である．類似性の指標には，ペアワイズの RMSD が用いられる．

$$\mathrm{RMSD}_{st} = \sqrt{\frac{1}{N}\sum_{i=1}^{N}|(\mathbf{R}r_i(t) + \Delta r) - r_i(s)|^2} \qquad (9.7)$$

$\mathbf{R}$ と $\Delta r$ は，時刻 $t$ における構造が時刻 $s$ における構造に最もよく重なるように決める．これに，一般的な階層的クラスタリングの手法を適用してグループに分類し，グループの平均構造との RMSD が最も小さい構造を代表構造とすることができる．ただしこの方法では，たとえば 10 万個の構造をクラスタ解析するためには，約 50 億回の重ね合わせ計算が必要となり，現実的ではない．このため，たとえば 1 ns ごとの 1000 個の構造についてクラスタ解析を行い，他の構造は，代表構造との RMSD を計算し，最も RMSD が小さい代表構造が属するクラスタに割り当てる，といった工夫が必要である．

　一方，$k$ 中心（$k$-center）法や $k$ 平均（$k$-means）法を用いると，ペアワイズ RMSD の計算回数を減らすことができる．ただし，これらの方法では，クラスタ数 $k$ をあらかじめ与える必要があるうえ，最初にランダムに選んだクラスタ中心（$k$

中心法）や，最初にランダムに割り当てたクラスタ（$k$ 平均法）に結果が依存する
ため，解が実行ごとに変わり，最適解が得られるとは限らないという問題がある．
そこで筆者らは，以下の手順の方法を提案している[4].

① トラジェクトリから構造を一つ選び，クラスタ中心とする．

② クラスタ中心から RMSD が $r_{cut}$ 以内の構造をクラスタメンバとし，その平
均構造を計算し新しいクラスタ中心とする．

③ クラスタ中心位置が収束するまで ② を繰り返す．

④ クラスタ中心が収束したら，クラスタ中心から RMSD が $r_{cut}$ 以内の構造（ク
ラスタ中心を含む）をクラスタメンバとしてトラジェクトリから取り除き，
残りの構造について ① に戻り，トラジェクトリが空になるまで繰り返す．

$r_{cut}$ には，1 ～ 2 Å 程度の値を用いる．この方法は，構造は構造空間の中に均等に
分布しているわけではなく，密度が高い領域と低い領域があることを利用している．
② の操作を繰り返すことにより，クラスタ中心が構造の密度が大きいところに移
動していくため，① で選んだ構造によらず，クラスタ中心には密度が高い領域の
中心に存在する構造が選ばれる．密度が高い領域は，後述するように，自由エネル
ギー極小状態に対応し，この中心に位置する構造は，自由エネルギー的に安定な（す
なわち出現確率が高い）構造であるため，代表構造として解析するのに適している
といえる．また，④ の操作により，密度の高い領域に存在する多数の構造が除か
れるため，つぎのサイクルでは計算対象の構造が減り，計算量を削減することがで
きる．これらにより，多数（10 万個程度）の構造に対して，現実的な時間内で，
クラスタ解析を行い，解析に適した代表構造を抽出することができる．

## 9.2 自由エネルギー計算法

天然構造は自由エネルギー最小状態に対応する．また，タンパク質に低分子化合
物が結合すると，自由エネルギーが変化するが，この自由エネルギー変化が負で絶
対値が大きいほど，その低分子化合物はタンパク質に強く結合する．このように，
自由エネルギーの計算は，創薬研究においても重要である．本節では，MD シミュ
レーションを用いて自由エネルギーを計算する方法を解説する．

### 9.2.1 立体構造分布と自由エネルギー地形

図 9.2(a) のようなタンパク質の溶液を考える．溶液にはタンパク質分子が多数

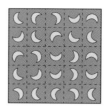

(a) 実際のタンパク質の溶解のイメージ　　(b) 1分子ずつ含む区画に分解

図 9.2　タンパク質の溶液のモデル．(b)の各区画は同じ分子構成，同じ形，同じ体積で，破線で表した熱のみを交換できる壁で仕切られている．

含まれており，**立体配座（コンフォメーション）**が異なるさまざまな構造をとっている．同じ構造をとるタンパク質の数を数え，全体に占める割合を求めることを考える．ここではまず，溶液を，タンパク質の周囲の水分子も含めて，同じ分子構成，同じ形，同じ体積の系に分割し，系の間で熱のみを交換できると仮定する（図 9.2 (b)）．系の総数一定，エネルギーの総和一定の下でエントロピーを最大化すると，この割合，すなわち構造 $\bm{r}$ の出現確率 $p(\bm{r})$ は，以下で与えられる．

$$p(\bm{r}) = \frac{1}{Z} \exp\left(-\frac{E(\bm{r})}{RT}\right) \tag{9.8}$$

ここで，$E(\bm{r})$ は構造 $\bm{r}$ のポテンシャルエネルギー，$R$ は気体定数，$T$ は温度である．このとき，構造 $\bm{r}$ の出現確率はカノニカル分布に従うという．また，カノニカル分布に従う構造群を**カノニカルアンサンブル**とよぶ．規格化定数 $Z$ は以下で与えられ，**分配関数**とよばれる．

$$Z = \int d\bm{r} \exp\left(-\frac{E(\bm{r})}{RT}\right) \tag{9.9}$$

系のヘルムホルツの自由エネルギー $F$ は，$Z$ を用いて以下で与えられる．

$$F = -RT \ln Z \tag{9.10}$$

8.10 節で述べたとおり，温度・体積一定の MD シミュレーションを行うと，各構造の出現確率はカノニカル分布に従う．これは，図 9.2(b) の全系を構成する各系を逐次的に生成することに対応する．

構造のみに依存する物理量 $A$ の平均値は，以下のとおり，各構造の出現確率を乗じた重み付け平均で与えられる．

$$\langle A \rangle = \int d\bm{r} A(\bm{r}) p(\bm{r}) = \frac{1}{Z} \int d\bm{r} A(\bm{r}) \exp\left(-\frac{E(\bm{r})}{RT}\right) \tag{9.11}$$

温度・体積一定の MD シミュレーションでは，各構造の出現確率はカノニカル分布に従うため，物理量 $A$ の平均値は時間平均として求めることができる．

$$\langle A \rangle = \frac{1}{T} \sum_{t=1}^{T} A(\boldsymbol{r}(t)) \tag{9.12}$$

構造 $\boldsymbol{r}$ が，構造空間上のある領域 $V_i$ にあるとき（$\boldsymbol{r} \in V_i$），状態 $i$ にあるとする．$\boldsymbol{r} \in V_i$ のとき $D_i(\boldsymbol{r}) = 0$，それ以外のとき $D_i(\boldsymbol{r}) = \infty$ となる井戸型ポテンシャルをポテンシャルエネルギー関数に加えて，状態 $i$ しかとれなくした系の自由エネルギーを $F_i$ とおくと，元の（制限のない）系の自由エネルギー $F$ との差 $\Delta F_i$ は，以下で与えられる．

$$\Delta F_i = F_i - F = -RT \ln \frac{Z_i}{Z} = -RT \ln \frac{1}{Z} \int d\boldsymbol{r} \exp\left(-\frac{E(\boldsymbol{r}) + D_i(\boldsymbol{r})}{RT}\right) \tag{9.13}$$

ここで，$\delta_i(\boldsymbol{r}) = \exp\{-D_i(\boldsymbol{r})/(RT)\}$ とおくと，$\delta_i(\boldsymbol{r})$ は，$\boldsymbol{r} \in V_i$ のとき 1，それ以外のとき 0 を返す関数となり，

$$\Delta F_i = -RT \ln \frac{1}{Z} \int d\boldsymbol{r} \delta_i(\boldsymbol{r}) \exp\left(-\frac{E(\boldsymbol{r})}{RT}\right) = -RT \ln \langle \delta_i \rangle \tag{9.14}$$

を得る．一方，MD シミュレーションのトラジェクトリから $\langle \delta_i \rangle$ を求めると，

$$\langle \delta_i \rangle = \frac{1}{T} \sum_{t=1}^{T} \delta_i(\boldsymbol{r}(t)) = p_i \tag{9.15}$$

となり，$\boldsymbol{r}(t) \in V_i$ となる構造の数を数えて構造の数 $T$ で割っていることになるので，$\langle \delta_i \rangle$ は状態 $i$ の出現確率 $p_i$ を表す．以上から，

$$\Delta F_i = -RT \ln p_i \tag{9.16}$$

を得る．ここから，状態の出現確率はその状態の自由エネルギーと関連付けられることがわかる．これを利用すると，反応座標に沿った出現確率から，その反応座標に沿った自由エネルギー地形を求めることができる．

$$\Delta F(\xi) = -RT \ln p(\xi) \tag{9.17}$$

$$p(\xi) = \frac{1}{T} \sum_{t=1}^{T} \delta(\xi(\boldsymbol{r}(t)) - \xi) = \frac{1}{Z} \int d\boldsymbol{r} \, \delta(\xi(\boldsymbol{r}) - \xi) \exp\left(-\frac{E(\boldsymbol{r})}{RT}\right)$$

ここで，$\xi(\boldsymbol{r})$ は座標 $\boldsymbol{r}$ から反応座標の値を計算する関数である．$\delta(x)$ はディラックのデルタ関数で，$x \neq 0$ のとき $\delta(x) = 0$，$\int_{-\infty}^{\infty} dx \delta(x) = 1$ を満たす．

温度・圧力一定の MD シミュレーションでは，各構造の出現確率は以下に従う．

$$p(\boldsymbol{r}) = \frac{1}{Z} \exp\left(-\frac{E(\boldsymbol{r}) + PV}{RT}\right) \tag{9.18}$$

ここで，$P$ は圧力，$V$ は体積である．分配関数 $Z$ は以下で与えられる．

$$Z = \int d\boldsymbol{r} dV \exp\left(-\frac{E(\boldsymbol{r}) + PV}{RT}\right) \tag{9.19}$$

この分布に従って生成された構造群は，**等温等圧アンサンブル**とよばれる．このアンサンブルは，以下により，ギブスの自由エネルギー $G$ と関連付けられる．

$$G = -RT \ln Z \tag{9.20}$$

等温等圧アンサンブルについても，これまで，カノニカルアンサンブルについて求めた式と同様な式が成り立つ．以下では，簡単のため，カノニカルアンサンブルとヘルムホルツの自由エネルギーを主に扱う．

## ◀9.2.2▶ アンブレラサンプリング

ポテンシャルエネルギー関数 $E(\boldsymbol{r})$ に，バイアス関数 $W(\boldsymbol{r})$ を加えて，温度・体積一定の MD シミュレーションを行うことを考える．このとき，各構造の出現確率は以下で与えられる．

$$p_W(\boldsymbol{r}) = \frac{1}{Z_W} \exp\left( -\frac{E(\boldsymbol{r}) + W(\boldsymbol{r})}{RT} \right) \tag{9.21}$$

ここで，$Z_W$ は以下で与えられる．

$$Z_W = \int d\boldsymbol{r} \exp\left( -\frac{E(\boldsymbol{r}) + W(\boldsymbol{r})}{RT} \right) \tag{9.22}$$

これと式 (9.8) との比較から，以下を得る．

$$p(\boldsymbol{r}) = p_W(\boldsymbol{r}) \frac{Z_W}{Z} \exp\left( \frac{W(\boldsymbol{r})}{RT} \right) = \frac{p_W(\boldsymbol{r}) \exp\{W(\boldsymbol{r})/(RT)\}}{\langle \exp\{W(\boldsymbol{r})/(RT)\} \rangle_W} \tag{9.23}$$

ここで，$\langle A \rangle_W$ は，バイアス関数 $W(\boldsymbol{r})$ を加えたポテンシャルエネルギー関数の下で得られた，物理量 $A$ のアンサンブル平均を表す．これを用いると，バイアスのないポテンシャルエネルギー関数の下で得られる物理量 $A$ の平均値を，以下により求めることができる．

$$\langle A \rangle = \int d\boldsymbol{r} A(\boldsymbol{r}) p(\boldsymbol{r}) = \frac{\langle A(\boldsymbol{r}) \exp\{W(\boldsymbol{r})/(RT)\} \rangle_W}{\langle \exp\{W(\boldsymbol{r})/(RT)\} \rangle_W} \tag{9.24}$$

したがって，バイアスのある MD シミュレーションから得られた物理量 $A$ のトラジェクトリに，バイアス関数の値から得られる重みを掛けることで，バイアスのない MD シミュレーションにおける $A$ の平均値を求めることができる．この操作は**再加重**（reweighting）とよばれる[5]．

バイアス関数は**アンブレラポテンシャル**とよばれ，バイアス関数を用いる構造探索（サンプリング）手法は**アンブレラサンプリング**とよばれる．アンブレラサンプリングは，自由エネルギー地形の計算と組み合わせて用いられることが多い．一般

9.2 自由エネルギー計算法 **135**

に，生体高分子には多数のエネルギー極小状態が存在し，それらがエネルギー障壁によって隔てられている．このため，生理的な温度（300 K 付近）で行われる MD シミュレーションでは，「初期構造近くのエネルギー極小状態に到達すると，エネルギー障壁を越える確率が低いために長時間そこに留まり，同じような構造しか得られない」という問題（**サンプリング問題**）が起こりやすい．そこで，たとえばエネルギー障壁を打ち消すようなバイアス関数を加えれば，エネルギー障壁を越えてエネルギー極小状態から抜け出しやすくなり，より広い構造空間を探索できる．conformational flooding 法[6]，meta dynamics 法[7]，accelerated MD 法[8] などは，この原理を利用してバイアス付きの MD シミュレーションを行い，こうして得られた広い構造空間を覆う構造アンサンブルから，再加重によりバイアスの影響を除いた自由エネルギー地形を計算する．

　これとは別に，自由エネルギー地形を求める反応座標を $M$ 個の区間に分割し，構造が現れる範囲を各区間とその近くに限定するバイアス関数を用いて MD シミュレーションを $M$ 回行い，これを統合して自由エネルギー地形を求めることもよく行われている（単にアンブレラサンプリングといえばこの方法を指す）（図9.3）．バイアス関数には，以下のような**調和ポテンシャル**（harmonic potential）がよく使われる．

$$W_i(\boldsymbol{r}) = \frac{\kappa_i}{2}(\xi(\boldsymbol{r}) - \xi_i)^2 \tag{9.25}$$

ここで，$\kappa_i$ は力の定数，$\xi_i$ は $i$ 番目の区間の中心の反応座標である．統合した自由エネルギー地形の計算には，WHAM（weighted histogram analysis method）法[9] や MBAR（multistate Bennett acceptance ratio）法[10] が用いられる．

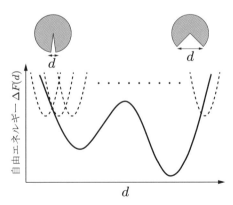

図 9.3　アンブレラサンプリングの模式図．構造変化を記述する反応座標 $d$ に沿った自由エネルギー（実線）を求める．破線はバイアス関数を表す．

### ◀9.2.3▶ 拡張アンサンブル法

温度・体積一定の MD シミュレーションにおける，エネルギーの確率密度関数は，以下で与えられる．

$$p(E) = \frac{1}{Z} n(E) \exp\left(-\frac{E}{RT}\right) \tag{9.26}$$

ここで，$n(E)$ はエネルギーが $E$ をとる状態（構造）の数で，以下で与えられる．

$$n(E) = \int d\boldsymbol{r}\, \delta(E(\boldsymbol{r}) - E) \tag{9.27}$$

水溶液中の生体高分子の系のように，多数の原子からなる系では，$p(E)$ は単峰性の分布をとる（図 9.4）．温度 $T$ が低いほど，$\exp\{-E/(RT)\}$ は速く減少することから，$p(E)$ は，低温ではエネルギーが低い領域に，高温ではエネルギーが高い領域に現れる．したがって，低温にあたる生理的な温度での MD シミュレーションでは，エネルギー極小状態を隔てるエネルギー障壁を越える確率は低くなる．一方，温度を高くすると，エネルギー障壁を越える確率は高くなるが，準安定状態や天然構造にあたるエネルギーが低い構造が現れる確率は低くなる．このように，カノニカルアンサンブルを生成する従来の MD 法では，エネルギー障壁を越えることと，エネルギーが低い構造を生成することを両立することは難しい．この問題を，従来の MD 法を拡張することで解決するのが，拡張アンサンブル法である．ここでは，その代表的な方法である，マルチカノニカル MD 法[11, 12]とレプリカ交換 MD 法[13]を紹介する．

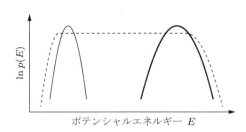

図 9.4　ポテンシャルエネルギー $E$ の確率分布関数の対数 $\ln p(E)$ のプロット．細い実線，太い実線はそれぞれ，低温，高温での MD シミュレーションによって得られるポテンシャルエネルギーの確率密度関数を表す．破線はマルチカノニカル MD 法によって得られるポテンシャルエネルギーの確率密度関数を表す．

## (1) マルチカノニカル MD 法

エネルギーが低い領域から高い領域まで，$p(E)$ が一定の値をとるようにすることができれば，エネルギー障壁を越えることと，エネルギーが低い構造を生成することを両立できる（図 9.4）．マルチカノニカル MD 法では，ポテンシャルエネルギー関数を変換することで，これを実現する．

$$p_{\mathrm{mc}}(E) = \frac{1}{Z_{\mathrm{mc}}} n(E) \exp\left(-\frac{E_{\mathrm{mc}}(E)}{RT_0}\right) = \mathrm{const.} \tag{9.28}$$

ここで，$p_{\mathrm{mc}}(E)$ はマルチカノニカル MD シミュレーションから得られるエネルギーの確率密度関数であり，$Z_{\mathrm{mc}} = \int_{-\infty}^{\infty} dE\, n(E) \exp\{-E_{\mathrm{mc}}(E)/(RT_0)\}$，$E_{\mathrm{mc}}(E)$ はポテンシャルエネルギー関数を変換する関数である．マルチカノニカル MD シミュレーションでは，原子 $i$ にかかる力 $\boldsymbol{F}_{\mathrm{mc},\,i}$ を以下により計算する．

$$\boldsymbol{F}_{\mathrm{mc},\,i} = -\frac{\partial E_{\mathrm{mc}}(E(\boldsymbol{r}))}{\partial \boldsymbol{r}_i} = -\frac{\partial E_{\mathrm{mc}}(E)}{\partial E}\frac{\partial E(\boldsymbol{r})}{\partial \boldsymbol{r}_i} = \frac{\partial E_{\mathrm{mc}}(E)}{\partial E}\boldsymbol{F}_i \tag{9.29}$$

式 (9.28) における $T_0$ はマルチカノニカル MD シミュレーションを実行する際の温度であり，通常はエネルギー障壁を越えるのに十分な高い温度に設定する．$p_{\mathrm{mc}}(E)$ が一定であることを用いて式 (9.28) を解くと，$E_{\mathrm{mc}}(E)$ について，以下の式を得る．

$$E_{\mathrm{mc}}(E) = RT_0 \ln n(E) + C \tag{9.30}$$

ここで，$C$ は任意の定数である．一方，式 (9.26) より，$n(E)$ は温度 $T_0$ における MD シミュレーションから得られるエネルギーの確率密度関数 $p(E, T_0)$ を用いて，以下のように求めることができる．

$$n(E) = Zp(E, T_0) \exp\left(\frac{E}{RT_0}\right) \tag{9.31}$$

これを式 (9.30) に代入すると，以下を得る．

$$E_{\mathrm{mc}}(E) = E + RT_0 \ln p(E, T_0) \tag{9.32}$$

ここでは，$C = -RT_0 \ln Z$ とした．$p(E, T_0)$ はエネルギーが高い領域しか値をもたないため，低いエネルギーに対する $E_{\mathrm{mc}}(E)$ を計算するために，$p(E, T_0)$ を多項式近似するなどして補外する．ただし，これは正確ではないため，以下のように繰り返し計算により，精密化する．

$$E_{\mathrm{mc},\,i+1}(E) = E_{\mathrm{mc},\,i}(E) + RT_0 \ln p_{\mathrm{mc},\,i}(E) \tag{9.33}$$

ここで，$p_{\mathrm{mc},\,i}(E)$ は $E_{\mathrm{mc},\,i}(E)$ をポテンシャルエネルギー関数として実行した予備的なマルチカノニカル MD シミュレーションから得られるエネルギーの確率密度関数であり，$p_{\mathrm{mc},\,0}(E) = p(E, T_0)$ である．予備的なマルチカノニカル MD シミュレーションは，生理的な温度に対応する低いエネルギー領域から $T_0$ に対応する高

エネルギー領域まで，$p_{mc}(E)$ が一定の値をとるようになるまで繰り返す．水溶液中のタンパク質の系のように原子数が多い系では，熱容量が大きくなるため，温度の違いによるエネルギーの差が大きくなる．このような系では，$E_{mc}(E)$ を精密化するための繰り返し計算の回数が多くなる傾向があるが，少ない回数の繰り返し計算で $E_{mc}(E)$ を求める方法も提案されている[14]．

マルチカノニカル MD 法における構造の確率密度関数は，以下で与えられる．

$$p_{mc}(\boldsymbol{r}) = \frac{1}{Z_{mc}} \exp\left(-\frac{E_{mc}(E(\boldsymbol{r}))}{RT_0}\right) \tag{9.34}$$

これを式 (9.8) と比較することにより，任意の温度 $T$ における構造の確率密度関数 $p(\boldsymbol{r}, T)$ は，以下のように書ける．

$$p(\boldsymbol{r}, T) = p_{mc}(\boldsymbol{r}) \frac{Z_{mc}}{Z} \exp\left(\frac{E_{mc}(E(\boldsymbol{r}))}{RT_0}\right) \exp\left(-\frac{E(\boldsymbol{r})}{RT}\right) \tag{9.35}$$

このように，マルチカノニカル MD シミュレーションから得られた構造アンサンブルを再加重することで，任意の温度におけるカノニカルアンサンブルを得ることができる．

### (2) レプリカ交換 MD 法

レプリカ交換 MD 法では，同じ構成の系（レプリカ）を複数用意し，それぞれ異なる温度で MD シミュレーションを行い，一定の時間間隔で，レプリカ間で座標を交換する．一続きのトラジェクトリについて見ると，時間とともに，低温から高温まで，さまざまな温度をとることになり，高温時にエネルギー障壁を越え，低温時に準安定状態や天然構造にあたる，エネルギーの低い構造を生成することができる．

レプリカ間の交換には一定の条件があり，これを理解するにはモンテカルロシミュレーションにおけるメトロポリスの方法[15] を理解する必要がある．$M$ 個の状態がある系について，それぞれの状態がとる確率が $\rho_i$ になるように状態間を遷移させることを考える．状態 $i$ から状態 $j$ に遷移する確率を $\pi_{ij}$ とすると，ステップ $t + 1$ における各状態の確率 $\boldsymbol{\rho}(t + 1)$ は，ステップ $t$ における各状態の確率 $\boldsymbol{\rho}(t)$ を用いて以下のように書ける．

$$\boldsymbol{\rho}(t + 1) = \boldsymbol{\rho}(t)\boldsymbol{\pi} \tag{9.36}$$

ここで，$\boldsymbol{\rho}(t)$ は行ベクトルであり，$\boldsymbol{\pi}$ は $M \times M$ の行列である．十分多くのステップを経ると，確率 $\boldsymbol{\rho}$ が一定の値に収束することから，$\boldsymbol{\rho} = \boldsymbol{\rho}\boldsymbol{\pi}$ が成り立つ．したがって，遷移行列 $\boldsymbol{\pi}$ が与えられれば，固有値 1 に対応する固有ベクトルとして，収束

する確率 $\rho$ を求めることができる．しかし一般には（この場合もそうであるが），
たとえばカノニカル分布に従う，といったように確率 $\rho$ が与えられている場合が
多い．その場合は，以下のように，与えられた $\rho$ に対して詳細つり合いを満たす
遷移行列 $\boldsymbol{\pi}$ を用いる．

$$\rho_i \pi_{ij} = \rho_j \pi_{ji} \tag{9.37}$$

これは，

$$\sum_i \rho_i \pi_{ij} = \sum_i \rho_j \pi_{ji} = \rho_j \sum_i \pi_{ji} = \rho_j \tag{9.38}$$

より，$\boldsymbol{\rho} = \boldsymbol{\rho}\boldsymbol{\pi}$ を満たすためである．ここでは，$\sum_i \pi_{ji} = 1$ を用いた．いい換えると，
詳細つり合いを満たす $\boldsymbol{\pi}$ を用いることは，これを用いて状態遷移を繰り返した結
果，各状態の確率が $\rho$ に収束することの十分条件である．メトロポリスの方法では，
詳細つり合いを満たす $\boldsymbol{\pi}$ として，以下を用いる．

$$\pi_{ij} = \begin{cases} \alpha_{ij} & (\rho_j \geqq \rho_i \text{ かつ } i \neq j \text{ のとき}) \\ \alpha_{ij}\left(\dfrac{\rho_j}{\rho_i}\right) & (\rho_j < \rho_i \text{ かつ } i \neq j \text{ のとき}) \end{cases} \tag{9.39}$$

ただし，$\sum_{j \neq i} \alpha_{ij} = 1$, $\pi_{ii} = 1 - \sum_j \pi_{ij}$ である．

　レプリカの数を $M$ とし，$m$ 番目のレプリカの温度を $T_m$ とする．各レプリカで
温度・体積一定の MD シミュレーションを行うと，レプリカ全体の確率密度分布
は以下で表される．

$$\rho(\boldsymbol{X}) = \prod_{m=1}^{M} \frac{1}{Z_m} \exp\left(-\frac{E(\boldsymbol{r}^i)}{RT_m}\right) \tag{9.40}$$

ここで，$\boldsymbol{X}$ は全レプリカの座標と速度のセットであり，$m$ 番目のレプリカの座標
を $\boldsymbol{r}^i$，速度を $\boldsymbol{v}^i$，$n$ 番目のレプリカの座標を $\boldsymbol{r}^j$，速度を $\boldsymbol{v}^j$ とする．レプリカ交換
MD 法では，一定時間ごとにレプリカ間で座標の交換を行う．交換後もレプリカ全
体の確率密度分布が式 (9.39) に従うようにするため，メトロポリスの方法に従っ
て交換の可否を判断する．$m$ 番目と $n$ 番目のレプリカの間で交換する試行を考え，
交換後の全レプリカの座標と速度のセットを $\boldsymbol{X}'$ とすると，$m$ 番目のレプリカの座
標は $\boldsymbol{r}^j$，速度は $\boldsymbol{v}^j$，$n$ 番目のレプリカの座標は $\boldsymbol{r}^i$，速度は $\boldsymbol{v}^i$ となる．このとき，

$$\frac{\rho(\boldsymbol{X}')}{\rho(\boldsymbol{X})} = \exp\left(-\frac{E(\boldsymbol{r}^j)}{RT_m}\right) \exp\left(-\frac{E(\boldsymbol{r}^i)}{RT_n}\right) \exp\left(\frac{E(\boldsymbol{r}^i)}{RT_m}\right) \exp\left(\frac{E(\boldsymbol{r}^j)}{RT_n}\right)$$

$$= \exp\left(-\frac{E(\boldsymbol{r}^j) - E(\boldsymbol{r}^i)}{RT_m}\right) \exp\left(\frac{E(\boldsymbol{r}^j) - E(\boldsymbol{r}^i)}{RT_n}\right) = \exp(-\Delta) \tag{9.41}$$

**140** 第 9 章　分子動力学シミュレーション結果の解析法

となる. ここで,

$$\Delta = \left(\frac{1}{RT_m} - \frac{1}{RT_n}\right)\left(E(\boldsymbol{r}^j) - E(\boldsymbol{r}^i)\right) \tag{9.42}$$

である. $\Delta \leqq 0$ のときは $\rho(\boldsymbol{X}') \geqq \rho(\boldsymbol{X})$ であるから, この試行は採択され, 座標と速度のセットが交換される. 一方, $\Delta > 0$ のときは $\exp(-\Delta)$ の確率で採択され, それ以外の場合は交換されない. なお, 速度は交換に際し, 交換先の温度に合わせてスケールされる. すなわち, $m$ 番目のレプリカでは速度を $\sqrt{T_m/T_n}$ 倍にスケールし, $n$ 番目のレプリカでは速度を $\sqrt{T_n/T_m}$ 倍にスケールする.

 レプリカ交換 MD 法では, 交換によって, MD シミュレーションの一続きのトラジェクトリの途中で温度が変化することになる. エネルギー障壁を越えることと, 準安定状態や天然構造を生成することを両立するためには, 低い温度から高い温度まで, 頻繁に遷移することが望ましい. $T_m < T_n$ のとき, 温度 $T_m$ における MD シミュレーションによって生成された $\boldsymbol{r}^i$ のエネルギー $E(\boldsymbol{r}^i)$ と, 温度 $T_n$ における MD シミュレーションによって生成された $\boldsymbol{r}^j$ のエネルギー $E(\boldsymbol{r}^j)$ を比較すると, $E(\boldsymbol{r}^j) > E(\boldsymbol{r}^i)$ となる可能性が高い. 温度の差が大きくなるほど, このエネルギー差も大きくなり, $\Delta$ は正の大きな値をとるため, 交換が採択される確率は低くなる. したがって通常は, レプリカを温度の順に並べたとき, 隣接したレプリカ間 (すなわち, $m-1$ 番目のレプリカと $m$ 番目のレプリカ, あるいは, $m$ 番目のレプリカと $m+1$ 番目のレプリカ) で交換を試行する. さらに, 効率的にシミュレーションを行うには, 交換の採択率は $0.2 \sim 0.3$ 程度が良いとされているため, レプリカ間の温度の差は採択率がこの程度になるように調整する. エネルギーの確率密度分布の温度依存性は, 熱容量によって決まるため, これを系に含まれる水分子の数とタンパク質の原子数からこれを見積もり, 適切なレプリカ数と温度を計算する方法が提案されている[16].

 レプリカ交換 MD 法の結果を解析するには, 目的の温度のレプリカから, そこで生成されたトラジェクトリを抽出する. 交換のタイミングでトラジェクトリの時間的な連続性は失われているため, ダイナミクスの解析には適さないが, 生成された構造アンサンブルには, エネルギー障壁を越えたより広い立体構造空間に由来する構造が含まれる. このため, エネルギー障壁によって隔てられた二つの準安定状態の間の自由エネルギー差を, 通常の MD 法よりも高い精度で求めることが可能である.

## ◀9.2.4▶ 自由エネルギー摂動法

　ここまでは，同じポテンシャルエネルギー関数で記述される一つの系において，
生体高分子が異なる構造をとるとき，この間の自由エネルギー差を求める方法につ
いて説明した．一方，自由エネルギー差は，ポテンシャルエネルギー関数が異なる
系の間でも計算することができる．本項では，その代表的な方法である，**自由エネ
ルギー摂動**（free energy perturbation, FEP）**法**[17] について説明する．

　系 0 を記述するポテンシャルエネルギー関数を $E_0(\boldsymbol{r})$，系 1 を記述するポテン
シャルエネルギー関数を $E_1(\boldsymbol{r})$ とし，二つの系の間の自由エネルギー差 $\Delta F = F_1$
$- F_0$ を求める．これは，式 (9.10) を用いて，以下のように計算できる．

$$\Delta F = -RT\ln\frac{Z_1}{Z_0} = -RT\ln\frac{\int d\boldsymbol{r}\,\exp\left(-\dfrac{E_1(\boldsymbol{r})}{RT}\right)}{\int d\boldsymbol{r}\,\exp\left(-\dfrac{E_0(\boldsymbol{r})}{RT}\right)} \tag{9.43}$$

これは以下のように変形できる．

$$\Delta F = -RT\ln\frac{\int d\boldsymbol{r}\,\exp\left(-\dfrac{E_1(\boldsymbol{r})-E_0(\boldsymbol{r})}{RT}\right)\exp\left(-\dfrac{E_0(\boldsymbol{r})}{RT}\right)}{\int d\boldsymbol{r}\,\exp\left(-\dfrac{E_0(\boldsymbol{r})}{RT}\right)}$$

$$= -RT\ln\int d\boldsymbol{r}\,\exp\left(-\frac{\Delta E(\boldsymbol{r})}{RT}\right)p_0(\boldsymbol{r})$$

$$= -RT\ln\left\langle\exp\left(-\frac{\Delta E(\boldsymbol{r})}{RT}\right)\right\rangle_0 \tag{9.44}$$

ここで，$\Delta E(\boldsymbol{r}) = E_1(\boldsymbol{r}) - E_0(\boldsymbol{r})$ である．また，$p_0(\boldsymbol{r})$ と $\langle\cdot\rangle_0$ は，ポテンシャルエ
ネルギー関数 $E_0(\boldsymbol{r})$ の下での，$\boldsymbol{r}$ の出現確率とアンサンブル平均を表す．この変形
は，座標 $\boldsymbol{r}$ が系 0 と系 1 の間で共通していることを前提としており，$\Delta E(\boldsymbol{r})$ は，
同じ座標のセット $\boldsymbol{r}_i$ $(i = 1, \cdots, N)$ を与えられたときの，系 0 と系 1 の間のポテン
シャルエネルギーの差を意味している．このため，二つの系を構成する原子数は等
しく，かつ同じ順番に並べられていなければならない．

　式 (9.44) がどのように計算されるかを 1 次元の簡単な系で見てみよう．二つの
系のポテンシャルエネルギー関数を以下のように定める．

$$E_0(x) = \frac{1}{2}(x+1)^2, \quad E_1(x) = \frac{1}{2}(x-1)^2 \tag{9.45}$$

**142** 第 9 章　分子動力学シミュレーション結果の解析法

$\Delta E(x) = -2x$ であり，$RT = 1$ とすると，$p_0(x)$ は平均 $-1$，分散 1 の正規分布になるから，これに従う $x$ を生成させて $e^{2x}$ を求め，この平均 $\langle e^{2x} \rangle_0$ を計算する．自由エネルギー差は $\Delta F = -RT \ln \langle e^{2x} \rangle_0$ により与えられる．図 9.5(a) は，生成する $x$ の数を変えたときの $\Delta F$ の値を示している．$Z_0 = Z_1$ より，二つの系の自由エネルギー差の理論値は 0 であるが，この図から $\Delta F$ は理論値になかなか収束しないことがわかる．図 9.5(b) は $p_0(x)$ と式 (9.44) の 2 行目の被積分関数 $p_0(x)e^{2x}$ を $x$ に対してプロットしたものである．$p_0(x)$ が小さい領域，すなわちサンプル数が少ない領域で $e^{2x}$ が大きな値をとるため，$p_0(x)e^{2x}$ の誤差が大きくなっていることがわかる．

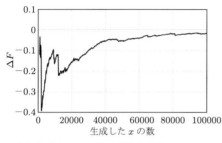 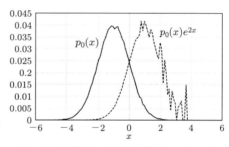

(a) 生成する $x$ の数を変えたときの $\Delta F$ の収束の様子

(b) $p_0(x)$（実線）と $p_0(x)e^{2x}$（破線）のプロット

図 9.5　FEP 法による自由エネルギーの計算．

**BAR**（Bennett acceptance ratio）法[18] は，この誤差を最小化する方法として考案された．ここではまず，以下の恒等式を考える．

$$\frac{Z_0}{Z_1} = \frac{Z_0 \int d\boldsymbol{r}\, W(\boldsymbol{r}) \exp\left(-\dfrac{E_0(\boldsymbol{r}) + E_1(\boldsymbol{r})}{RT}\right)}{Z_1 \int d\boldsymbol{r}\, W(\boldsymbol{r}) \exp\left(-\dfrac{E_0(\boldsymbol{r}) + E_1(\boldsymbol{r})}{RT}\right)} = \frac{\left\langle W(\boldsymbol{r}) \exp\left(-\dfrac{E_0(\boldsymbol{r})}{RT}\right)\right\rangle_1}{\left\langle W(\boldsymbol{r}) \exp\left(-\dfrac{E_1(\boldsymbol{r})}{RT}\right)\right\rangle_0} \tag{9.46}$$

自由エネルギー差の推定値の，真の値からの 2 乗誤差を最小化する $W(\boldsymbol{r})$ は，以下で与えられる．

$$W(\boldsymbol{r}) = \left\{ \frac{Z_0}{n_0} \exp\left(-\frac{E_1(\boldsymbol{r})}{RT}\right) + \frac{Z_1}{n_1} \exp\left(-\frac{E_0(\boldsymbol{r})}{RT}\right) \right\}^{-1} \tag{9.47}$$

ここで，$n_0$，$n_1$ はポテンシャルエネルギー関数 $E_0(\boldsymbol{r})$，$E_1(\boldsymbol{r})$ の下でのシミュレーションのサンプル数を表す．これを式 (9.46) の分子と分母に代入すると，以下を得る．

$$\left\langle W(\boldsymbol{r}) \exp\left(-\frac{E_0(\boldsymbol{r})}{RT}\right)\right\rangle_1 = \frac{n_1}{Z_1}\left\langle \frac{1}{1 + \dfrac{Z_0 n_1}{Z_1 n_0} \exp\left(-\dfrac{E_1(\boldsymbol{r}) - E_0(\boldsymbol{r})}{RT}\right)}\right\rangle_1$$

$$(9.48)$$

$$\left\langle W(\boldsymbol{r}) \exp\left(-\frac{E_1(\boldsymbol{r})}{RT}\right)\right\rangle_0 = \frac{n_0}{Z_0}\left\langle \frac{1}{1 + \dfrac{Z_1 n_0}{Z_0 n_1} \exp\left(-\dfrac{E_0(\boldsymbol{r}) - E_1(\boldsymbol{r})}{RT}\right)}\right\rangle_1$$

ここで，$\exp\{C/(RT)\} = Z_0 n_1/(Z_1 n_0)$ とおくと，式 (9.46) は以下のように整理される.

$$\frac{Z_0}{Z_1} = \exp\left(\frac{C}{RT}\right) \frac{\left\langle \dfrac{1}{1 + \exp\left(-\dfrac{E_1(\boldsymbol{r}) - E_0(\boldsymbol{r}) - C}{RT}\right)}\right\rangle_1}{\left\langle \dfrac{1}{1 + \exp\left(-\dfrac{E_0(\boldsymbol{r}) - E_1(\boldsymbol{r}) + C}{RT}\right)}\right\rangle_0} \qquad (9.49)$$

したがって，自由エネルギー差 $\Delta F$ は以下により求められる.

$$\Delta F = -RT\ln\frac{Z_0}{Z_1} = RT\ln \frac{\left\langle \dfrac{1}{1 + \exp\left(-\dfrac{E_1(\boldsymbol{r}) - E_0(\boldsymbol{r}) - C}{RT}\right)}\right\rangle_1}{\left\langle \dfrac{1}{1 + \exp\left(-\dfrac{E_0(\boldsymbol{r}) - E_1(\boldsymbol{r}) + C}{RT}\right)}\right\rangle_0} + C \qquad (9.50)$$

ここで，

$$C = RT\ln\frac{Z_0 n_1}{Z_1 n_0} = \Delta F + RT\ln\frac{n_1}{n_0} \qquad (9.51)$$

であるから，式 (9.50) と式 (9.51) が同時に成り立つように解く必要がある. これは，たとえば $C = 0$ とおいて式 (9.50) を計算して $\Delta F$ を求め，これを式 (9.51) に代入して $C$ を求める，ということを，$\Delta F$ が一定の値に収束するまで繰り返すことで

**144** 第9章 分子動力学シミュレーション結果の解析法

解くことができる．

　BAR法を上の1次元の系に適用した結果を図9.6に示す．図9.6(a)から，BAR法を用いると，FEP法よりも$\Delta F$がより少ないサンプル数で収束することがわかる．この系では，$C = 0$であることに注意して，図9.5(b)と同様に，式(9.50)の被積分関数をプロットする．

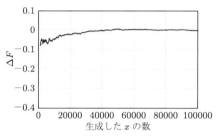
(a) 生成する$x$の数を変えたときの$\Delta F$の収束の様子

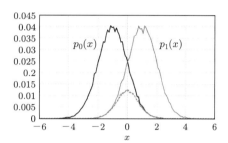
(b) $p_0(x)$（黒実線），$p_0(x)/(1 + e^{-2x})$（黒破線），$p_1(x)$（灰色実線），$p_1(x)/(1 + e^{2x})$（灰色破線）のプロット

図9.6　BAR法による自由エネルギー計算．(b)で黒破線と灰色破線はほぼ重なっていることに注意．

　$p_1(x)$をポテンシャルエネルギー関数$E_1(x)$の下で得られる，平均1，分散1の正規分布とすると，図9.6(b)は，式(9.50)の分母の被積分関数$p_0(x)/(1 + e^{-2x})$と式(9.50)の分子の被積分関数$p_1(x)/(1 + e^{2x})$を，それぞれ$p_0(x)$と$p_1(x)$とともにプロットしたものである．$1/(1 + e^{-2x})$および$1/(1 + e^{2x})$は0と1の間の値をとることから，FEP法のように，サンプル数の少なさに起因して$p_0(x)$と$p_1(x)$の誤差を拡大することはない．また，式(9.50)の分子と分母の被積分関数は，$p_0(x)$と$p_1(x)$がともに大きな値をとっている領域で値が大きくなることがわかる．このような領域では，サンプル数が十分にあるため，積分値を精度良く求めることができる．このことは逆に，二つのポテンシャルエネルギー関数$E_0(\boldsymbol{r})$と$E_1(\boldsymbol{r})$の下で得られる構造分布$p_0(\boldsymbol{r})$と$p_1(\boldsymbol{r})$の間に重なりがないとBAR法は機能しないことを示唆している．

　一般に，二つのポテンシャルエネルギー関数で記述される系に違いが大きいと，得られる構造分布$p_0(\boldsymbol{r})$と$p_1(\boldsymbol{r})$の間の重なりが小さくなる傾向がある．このような場合は，二つの系の間に$M - 1$個の中間状態を考える．$E_1(\boldsymbol{r})$を$E_M(\boldsymbol{r})$と書くことにすると，中間状態$i$のポテンシャルエネルギー関数は以下で与えられる．

$$E_i(\boldsymbol{r}) = (1 - \lambda_i)E_0(\boldsymbol{r}) + \lambda_i E_M(\boldsymbol{r}) \quad (i = 0, 1, \cdots, M) \tag{9.52}$$

ここで，$\lambda_0 = 0$，$\lambda_M = 1$，$0 < \lambda_1 < \lambda_2 < \cdots < \lambda_{M-1} < 1$である．

$$Z_i = \int d\boldsymbol{r} \exp\left(-\frac{E_i(\boldsymbol{r})}{RT}\right), \quad \Delta F_i = -RT \ln \frac{Z_i}{Z_{i-1}} \tag{9.53}$$

とおくと,

$$\Delta F = -RT \ln \frac{Z_M}{Z_0} = -RT \sum_{i=1}^{M} \ln \frac{Z_i}{Z_{i-1}} = \sum_{i=1}^{M} \Delta F_i \tag{9.54}$$

となる. $M$ を十分大きな値にすると, 隣り合う中間状態の間の違いは小さくなり, 得られる構造分布が十分に重なるようになると期待される. このような条件の下で, 隣り合う $M$ 個の中間状態の組について BAR 法を用いて自由エネルギー差を求め, この和を求めることで, 両端の状態に相当する二つの系の間の自由エネルギー差を高い精度で求めることができる.

式 (9.52) において, $M \to \infty$ とすると, 中間状態は二つの系の間に連続的に存在し, そのポテンシャルエネルギー関数は, パラメータ $\lambda$ を用いて以下のように表すことができる.

$$E(\boldsymbol{r}, \lambda) = (1 - \lambda)E_0(\boldsymbol{r}) + \lambda E_1(\boldsymbol{r}) \tag{9.55}$$

これをポテンシャルエネルギー関数の代わりに用い, 式 (9.10) の両辺を $\lambda$ で偏微分すると, 以下を得る.

$$\frac{\partial F}{\partial \lambda} = -\frac{RT}{Z} \frac{\partial Z}{\partial \lambda} = \frac{1}{Z} \int d\boldsymbol{r} \frac{\partial E(\boldsymbol{r}, \lambda)}{\partial \lambda} \exp\left(-\frac{E(\boldsymbol{r}, \lambda)}{RT}\right) = \langle \Delta E(\boldsymbol{r}) \rangle_\lambda \tag{9.56}$$

ここでは, $\partial E(\boldsymbol{r}, \lambda)/\partial \lambda = E_1(\boldsymbol{r}) - E_0(\boldsymbol{r}) = \Delta E(\boldsymbol{r})$ を用いた. したがって, 系 0 と系 1 の間の自由エネルギー差 $\Delta F$ は, 以下により求めることができる.

$$\Delta F = \int_0^1 d\lambda \frac{\partial F}{\partial \lambda} = \int_0^1 d\lambda \langle \Delta E(\boldsymbol{r}) \rangle_\lambda \tag{9.57}$$

ここで, $\langle \Delta E(\boldsymbol{r}) \rangle_\lambda$ は, ポテンシャルエネルギー関数 $E(\boldsymbol{r}, \lambda)$ の下でのアンサンブル平均を表す. この式により, 自由エネルギー差を計算する方法は, **熱力学的積分** (thermodynamic integration, TI) **法**とよばれる. この計算を行うには, $\lambda$ を離散化したうえで台形公式などを用いて数値積分する必要がある. 精度良く計算を行うには, 離散化した区間の間で, 被積分関数である $\langle \Delta E(\boldsymbol{r}) \rangle_\lambda$ が大きく変化しないよう, 十分に細かく離散化を行うことが重要である.

構造アンサンブルを生成する MD シミュレーションにおいて, 静電相互作用の計算に PME 法 (8.9 節を参照) を用いる場合は, 自由エネルギー差を計算する二つの系の間で, 溶質の全電荷の和を同じにする必要がある. これは, PME 法では, 系全体の電荷の和が 0 であることを仮定して計算を行っているためで, 仮に系全体の電荷の和が 0 でない場合は, これを打ち消す仮想的な電荷が系全体に均等に分布

した状態で計算を行うことになる．したがって，溶質の全電荷の和が異なる状態で自由エネルギー差を計算すると，この仮想的な電荷との相互作用が加わり，計算結果に誤差を生じることになる．この問題に対処する方法も提案されているので，関心のある読者は，たとえば文献[19, 20]を参照されたい．

## ◀9.2.5▶ 結合自由エネルギー計算法

前節で説明した，ポテンシャルエネルギー関数が異なる系の間の自由エネルギー差の計算法の典型的な応用先の一つとして，結合自由エネルギー計算が挙げられる．結合自由エネルギー $\Delta G°_{bind}$ は，受容体・リガンド複合体の標準状態における自由エネルギー $G°_{complex}$ と，解離状態の受容体およびリガンドの標準状態における自由エネルギー（$G°_{receptor}$ および $G°_{ligand}$）の和との差として定義される（図9.7）．

$$\Delta G°_{bind} = G°_{complex} - (G°_{receptor} + G°_{ligand}) \tag{9.58}$$

また，結合自由エネルギーは以下の式により，解離定数 $K_d$ と関連付けられる．

$$\Delta G°_{bind} = RT \ln \frac{K_d}{c_0} = RT \ln \frac{[\text{receptor}][\text{ligand}]}{[\text{complex}]c_0} \tag{9.59}$$

ここで，$c_0$ は標準状態における濃度（1 mol/L），[receptor]，[ligand]，[complex] はそれぞれ平衡状態における，受容体，リガンド，複合体の濃度である．このように，結合自由エネルギーは，薬剤の標的タンパク質への親和性と直接関連付けられているため，創薬の分野ではとくに重要な量である．本項では，結合自由エネルギーを分子シミュレーションを用いて計算する方法を解説する．

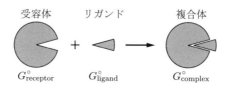

図9.7 受容体とリガンドの結合反応．

### (1) 相対結合自由エネルギー計算法

タンパク質の変異による結合自由エネルギーの変化，あるいは，類似したリガンドの間の結合自由エネルギーの違いを計算により求めることを考える．ここでは，図9.8に示すような熱力学過程を考える．変異のない野生型（wild type）とリガンドの間の結合自由エネルギーを $\Delta G°_{bind,WT}$，変異体（mutant）とリガンドの間の結合自由エネルギーを $G°_{bind,mut}$，解離状態，結合状態における受容体の野生型

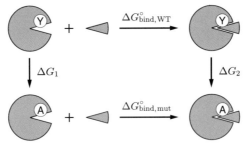

図 9.8 受容体の変異によるリガンドの結合自由エネルギーの差を求める際に考える熱力学過程．ここでは，野生型受容体のチロシン（Y）残基をアラニン（A）に変異させている．

から変異体への仮想的な変化の自由エネルギー差を，それぞれ $\Delta G_1$, $\Delta G_2$ とする．アミノ酸の種類を変える仮想的な変化過程は，錬金術になぞらえてアルケミカル変換ともよばれる．自由エネルギーは状態量であるので，状態間の自由エネルギー差は，経路によらないことに注意すると，以下の関係が成り立つ．

$$\Delta G°_{\text{bind,WT}} + \Delta G_2 = \Delta G_1 + \Delta G°_{\text{bind,mut}} \tag{9.60}$$

したがって，変異体の野生型に対する**相対結合自由エネルギー**（relative binding free energy）は以下で与えられる．

$$\Delta G°_{\text{bind,mut}} - \Delta G°_{\text{bind,WT}} = \Delta G_2 - \Delta G_1 \tag{9.61}$$

$\Delta G_1$, $\Delta G_2$ は，野生型と変異体の自由エネルギーの差であるので，これらは，前節で説明した，ポテンシャルエネルギー関数が異なる系の間の自由エネルギー差の計算法を用いて求めることができる．

ただし，前節で説明した方法ではいずれも，同じ座標 $r$ に対するポテンシャルエネルギーの差 $E_1(r) - E_0(r)$ を計算していることに注意する必要がある．野生型と変異体では一般に原子数が異なるが，そのままではこの計算はできないため，二つの系の間で，原子数 $N$ と，$3N$ 次元のベクトル $r$ の中での原子が並ぶ順番を同じにする必要がある．このため，この方法を適用できる系には一定の制約があり，一般に変異するアミノ酸と野生型のアミノ酸は，一方が他方の部分構造となるようにする．たとえば，野生型に存在するチロシンをアラニンに置換する場合は，図 9.9(a) に示すように，アラニンに含まれないチロシンの原子を，他の原子と非共有結合相互作用をしない，ダミー原子とする．具体的には，野生型のポテンシャルエネルギー関数 $E_0(r)$ を規定するトポロジー・パラメータファイルのうち，変異体にも存在する原子や相互作用について，パラメータの値を変異体のものに変更する．変異体に含まれない原子の非共有結合相互作用のパラメータ（点電荷やファンデルワールス

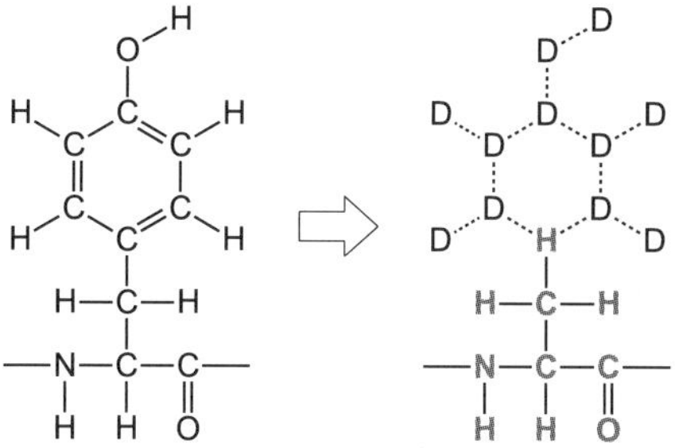

(a) チロシンからアラニンに変化させる場合

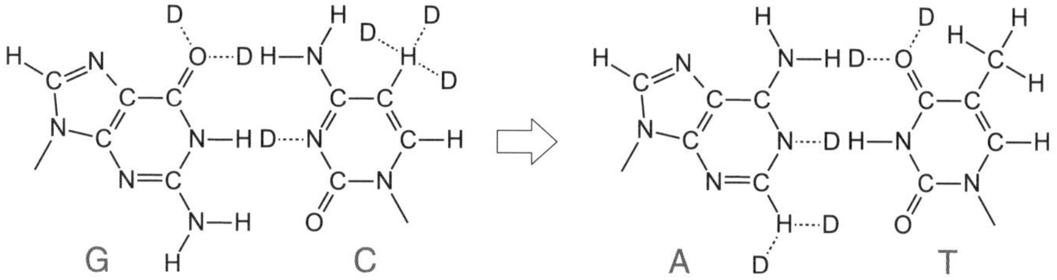

(b) GC ペアから AT ペアに変化させる場合

図 9.9　トポロジー・パラメータファイルの設定例. D はダミー原子を表す. (a) ではアラニンの原子を太字で示した.

半径, ファンデルワールス相互作用の強さ. 8.4 節を参照) については, これらの値をゼロにする.

　一方, ダミー原子間の共有結合相互作用のパラメータは任意に設定できるが, 野生型の対応する原子間のものと同じ値を用いることが多い. これは, 自由エネルギー差に対するダミー原子間の共有結合相互作用の寄与は, 式 (9.61) で解離状態と結合状態の間の差をとる際にキャンセルされるからである. 二つのリガンドの間で結合自由エネルギーを比較する場合も同様に, 一方のリガンドは他方のリガンドの部分構造となるようにする. あるいは, 二つのリガンドがともに部分構造となるような仮想的なリガンドを用いて, 一方のリガンドから他方のリガンドに原子数や原子の並びを変えずに変化できるようにする. この方法を用いると, たとえば, DNAの G-C ペアを A-T ペアに変化させたときの, タンパク質に対する結合自由エネルギーの変化を計算することができる (図 9.9(b)). また, 創薬への応用では, リード化合物に置換基を導入して親和性の高い化合物を探索するリード最適化や, タンパク質の変異による薬剤耐性獲得のメカニズムを解析する際に有用である.

9.2　自由エネルギー計算法　**149**

## (2) MM‐PB(GB)SA法

相対結合自由エネルギー計算法では，比較対象のタンパク質やリガンドの構造が類似している必要があった．しかし，インシリコ創薬の最初の段階である，バーチャルスクリーニングによって得られる候補化合物群は，構造が類似しているとは限らないうえ，多様な候補化合物を得るという観点からは，構造が類似していないほうが望ましい．このため，個々のタンパク質とリガンドのペアについて，結合自由エネルギーを計算することのできる，**絶対結合自由エネルギー**（absolute binding free energy）**計算法**が必要となる．

ここではまず，計算コストが低く，適用範囲が広い，**MM-PB(GB)SA** (molecular mechanics-Poisson-Boltzmann (generalized Born) surface area) 法[21] について説明する．ここでは，図9.10のような熱力学過程を考える．(1)の場合と同様に，自由エネルギー差は経路によらないことに注意すると，以下を得る．

$$\Delta G^\circ_{\text{bind, vac}} + \Delta G^\circ_{\text{solv, complex}} = \Delta G^\circ_{\text{solv, rec}} + \Delta G^\circ_{\text{solv, lig}} + \Delta G^\circ_{\text{bind, sol}} \quad (9.62)$$

求めたい値は $\Delta G^\circ_{\text{bind, sol}}$ であるので，これを単に $\Delta G^\circ_{\text{bind}}$ と書くと，

$$\Delta G^\circ_{\text{bind}} = \Delta G^\circ_{\text{bind, vac}} + \Delta G^\circ_{\text{solv, complex}} - (\Delta G^\circ_{\text{solv, rec}} + \Delta G^\circ_{\text{solv, lig}}) \quad (9.63)$$

となる．したがって，真空中における結合自由エネルギー $\Delta G^\circ_{\text{bind, vac}}$ と，複合体，解離状態における溶媒和自由エネルギーを得ることができれば，絶対結合自由エネルギーを得ることができる．このうち，溶媒和自由エネルギーは，溶媒を連続誘電体とみなす陰溶媒近似を用いて計算することができる．方法の名称のうち，PB(GB)SAは，静電相互作用の寄与の計算にPoisson-Boltzmann法もしくはgeneralized Born法を，空洞形成に必要な仕事の計算にsurface area法を用いる

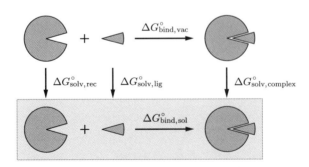

図9.10 MM-PB(GB)SA法における熱力学過程．上段は真空中，下段は溶液中における反応を表す．真空中における結合自由エネルギーを $\Delta G^\circ_{\text{bind,vac}}$, 溶液中における結合自由エネルギーを $\Delta G^\circ_{\text{bind,sol}}$, 受容体，リガンド，複合体の溶媒和自由エネルギーを $\Delta G^\circ_{\text{solv,rec}}$, $\Delta G^\circ_{\text{solv,lig}}$, $\Delta G^\circ_{\text{solv,complex}}$ とする．

ことに由来している.

真空中における結合自由エネルギー $\Delta G^{\circ}_{\mathrm{bind,vac}}$ は,分子力学（molecular mechanics, MM）法を用いて計算する.自由エネルギー $G$ は,エンタルピー $H$ およびエントロピー $S$ と,以下のように関係付けられる.

$$G = H - TS \tag{9.64}$$

これを用いて,$\Delta G^{\circ}_{\mathrm{bind,vac}}$ を以下により計算する.

$$\Delta G^{\circ}_{\mathrm{bind,vac}} = \Delta H^{\circ}_{\mathrm{vac}} - T\Delta S^{\circ}_{\mathrm{vac}} = \Delta\langle E\rangle - T\Delta S^{\circ}_{\mathrm{vac}} \tag{9.65}$$

ここで,$\langle E\rangle$ はポテンシャルエネルギーの平均値であり,$\Delta\langle E\rangle$ と $\Delta S^{\circ}_{\mathrm{vac}}$ は以下で与えられる.

$$\Delta\langle E\rangle = \langle E\rangle_{\mathrm{complex}} - (\langle E\rangle_{\mathrm{rec}} + \langle E\rangle_{\mathrm{lig}})$$
$$\Delta S^{\circ}_{\mathrm{vac}} = S^{\circ}_{\mathrm{vac,complex}} - (S^{\circ}_{\mathrm{vac,rec}} + S^{\circ}_{\mathrm{vac,lig}}) \tag{9.66}$$

MM-PB(GB)SA 法により,結合自由エネルギーを計算するには,まず,複合体と,解離状態の受容体,リガンドのそれぞれについて,水溶液中で MD シミュレーションを実行する.それぞれのトラジェクトリから,溶質のみの座標をとりだし,分子力学法により,$\langle E\rangle_{\mathrm{complex}}$, $\langle E\rangle_{\mathrm{rec}}$, $\langle E\rangle_{\mathrm{lig}}$ を計算する.エントロピーには,分子の内部運動のエントロピーを用いる.これを計算する方法は,さまざまな方法が提案されている（たとえば文献［22］を参照）が,簡便な方法として,分散共分散行列（9.1.2 項を参照）を用いて計算する方法[23] が広く利用されている.続いて,同様に溶質の座標を用いて,Poisson-Boltzmann 法もしくは generalized Born 法と surface area 法により,$\Delta G^{\circ}_{\mathrm{solv,complex}}$, $\Delta G^{\circ}_{\mathrm{solv,rec}}$, $\Delta G^{\circ}_{\mathrm{solv,lig}}$ を計算する.これらの値は,トラジェクトリに含まれる構造（スナップショット）ごとに計算されるため,最終的な値には,それぞれの平均値を用いる.これらを式 (9.63) に代入することで,結合自由エネルギーを求めることができる.

このように,MM-PB(GB)SA 法では,中間状態を考慮する必要もなく,結合状態と解離状態のそれぞれについて,MD シミュレーションを行うだけで,結合自由エネルギーを計算することができる.さらに,得られた値は,構造が似ていないリガンドどうしの比較にも用いることができ,タンパク質複合体のような,高分子どうしの結合自由エネルギーの計算にも適用できる.

また,式 (9.63) と式 (9.65) からわかるとおり,MM-PB(GB)SA 法で得られる結合自由エネルギーは,さまざまな項の和で表されている.このため,各項の値を比較することで,どの相互作用に由来する項の寄与が大きいかを議論することができる.とくに,式 (9.65) のポテンシャルエネルギーの平均値に由来する項は,各アミノ酸残基とリガンドの間の相互作用の和として表すことができるため,リガン

ドの結合に重要なアミノ酸残基を見つけるうえで，有用である．

一方，MM-PB(GB)SA 法の弱点は，誤差が大きいことである．これは，式 (9.63)，(9.65) で複合体と解離状態の間で溶媒和自由エネルギーやポテンシャルエネルギーの平均値の差を計算しているが，これらは系が大きくなるに従って絶対値が大きくなり，そのゆらぎの幅も大きくなるため，平均値の差が誤差に埋もれてしまう，という事情による．このため，MM-PB(GB)SA 法で得られる結合自由エネルギーは，定量的な議論には適していない．定性的な議論を行う場合でも，独立な MD シミュレーションを複数回実行して，得られる結合自由エネルギーの値のゆらぎの幅を見積もっておく必要がある．

### (3) double annihilation 法

図 9.11 で示す熱力学過程を考える．ここでのポイントは，リガンド全体をダミー (dummy) 原子に変える過程の自由エネルギー差を考えることである．

$$\Delta G°_{\mathrm{bind}} + \Delta G_2 = \Delta G_1 + \Delta G°_{\mathrm{bind,dummy}} \tag{9.67}$$

となるが，$\Delta G°_{\mathrm{bind,dummy}} = 0$ であるから，

$$\Delta G°_{\mathrm{bind}} = \Delta G_1 - \Delta G_2 \tag{9.68}$$

となる．このように，リガンドをダミー原子に変える過程の自由エネルギー差を，複合体と解離状態のそれぞれについて計算することで，絶対結合自由エネルギーを計算することができる．この方法は，解離状態と複合体の両方でリガンドを「消す」ため，一般に double annihilation 法とよばれる．藤谷らは，多数の中間状態を考慮し，隣接する中間状態の間の自由エネルギー差を，BAR 法を用いて計算することで，高い精度で結合自由エネルギーを求めることができることを示し，この方法を MP-CAFEE (Massively Parallel Computation of Absolute binding Free Energy with well-Equilibrated states) 法と名付けた[24]．これには膨大な計算量が必要と

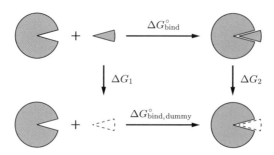

図 9.11　double annihilation 法における熱力学過程．ダミー原子に置き換わったリガンド分子を破線で表す．

なるが，各中間状態の間の自由エネルギー差は独立に計算できるため，多数の計算ノードからなるスーパーコンピュータを利用し，並列に計算することで，比較的短い時間（たとえば1日以内）で結果を得ることができる．

リガンドをダミー原子に変える過程では，その過程の前半でリガンド原子の点電荷を段階的に0にし，後半でファンデルワールス相互作用のパラメータを段階的に0にする．最終状態では，リガンドは他の原子と相互作用しないため，タンパク質の原子や水分子と重なりながら自由に動き回ることになる．しかし，ファンデルワールスエネルギーは原子間距離が0に近くなると無限大に発散するため，最終状態の直前まで，タンパク質の原子や水分子はリガンド周辺から排除される．9.2.4項で述べたとおり，BAR法を用いて自由エネルギー差を精度良く計算するためには，それぞれの系のポテンシャルエネルギー関数の下で生成される構造分布の間に十分な重なりがある必要がある．しかし，最終状態では，リガンド周辺からタンパク質の原子や水分子が排除された構造はほとんど現れず，逆にその直前の状態では，リガンド原子とタンパク質の原子や水分子が重なりあった構造はほとんど現れない．この問題に対処するために，$\lambda > 0$ のとき，ファンデルワールスエネルギーが発散しないようにするソフトコアポテンシャル関数

$$E_{\text{vdW, soft core}}(r, \lambda) = 4(1-\lambda)\varepsilon \left\{ \frac{\sigma^{12}}{(\alpha\sigma^6\lambda^p + r^6)^2} - \frac{\sigma^6}{\alpha\sigma^6\lambda^p + r^6} \right\} \quad (9.69)$$

が提案されている[25]．図9.12にこの関数の概形を示す．

このように，通常のファンデルワールスエネルギー関数をソフトコアポテンシャル関数に置き換えることで，最終状態付近で，構造分布が重ならない問題を解決することができる．ただし，式(9.50)では，リガンドの可能なすべての位置や向き，コンフォメーションについてポテンシャルエネルギーの差を計算し，この平均を求める必要がある．解離状態は，等方的な水溶液中で計算を行うため，コンフォメー

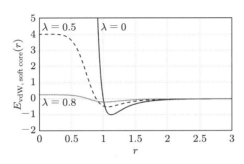

図9.12　ソフトコアポテンシャルの概形．$\alpha = 1, \varepsilon = 1, \sigma = 1, p = 1$ とした．

ションのみを探索すればよく，短時間の MD シミュレーションで十分に収束した結果を得ることができる．しかし，複合体では，リガンドはタンパク質のさまざまな原子と相互作用するため，ソフトコアポテンシャル関数により弱められたファンデルワールス相互作用の下で可能な，すべての位置や向き，コンフォメーションを，MD シミュレーションを用いて探索することは困難である．この問題に対処するために，リガンドの位置と向きをタンパク質に対して束縛しておき，リガンド原子がダミー原子になってからこの束縛を外す，double decoupling 法が提案されている[26, 27]．ダミー原子は他の原子と相互作用しないため，束縛を外すことに伴う自由エネルギー変化は解析的に計算可能である．また，自由エネルギーは溶質の濃度に依存し，$\Delta G^{\circ}_{\mathrm{bind}}$ は 1 mol/L における結合自由エネルギーである．MD シミュレーションでは，系の大きさによって溶質の濃度はさまざまになるが，double decoupling 法の枠組みでは濃度依存性を補正することができ，より正しい結合自由エネルギーを求めることができる．

## 参考文献 ●●●●●●●●●●●●●●●●●●●●●●●●●●●●●●●●●●●●●●●●●●●●●●●●

[1] Kabsch, W., A solution for the best rotation to relate two sets of vectors. *Acta Crystallographica A.* **32**(5) : 922-923 (1976).

[2] Kabsch, W., A discussion of the solution for the best rotation to relate two sets of vectors. *Acta Crystallographica A.* **34**(5) : 827-828 (1978).

[3] Miyake, M. et al., Structural analysis of $\beta$-L-arabinobiose-binding protein in the metabolic pathway of hydroxyproline-rich glycoproteins in Bifidobacterium longum. *FEBS J.* **287**(23) : 5114-5129 (2020).

[4] Terada, T. et al., Understanding the roles of amino acid residues in tertiary structure formation of chignolin by using molecular dynamics simulation. *Proteins.* **73**(3) : 621-631 (2008).

[5] Torrie, G. M., Valleau, J. P., Nonphysical sampling distributions in Monte Carlo free-energy estimation : Umbrella sampling. *J. Comput. Phys.* **23**(2) : 187-199 (1977).

[6] Lange, O. F., Schäfer, L. V., Grubmüller, H., Flooding in GROMACS : accelerated barrier crossings in molecular dynamics. *J. Comput. Chem.* **27**(14) : 1693-1702 (2006).

[7] Laio, A., Parrinello, M., Escaping free-energy minima. *Proc. Natl. Acad. Sci. USA.* **99**(20) : 12562-12566 (2002).

[8] Hamelberg, D., Mongan, J., McCammon, J. A., Accelerated molecular dynamics: A promising and efficient simulation method for biomolecules. *J. Chem. Phys.* **120**(24) : 11919-11929 (2004).

[9] Kumar, S. et al., The weighted histogram analysis method for free-energy calculations on biomolecules. I. The method. *J. Comput. Chem.* **13**(8) : 1011-1121 (1992).

[10] Shirts, M. R., Chodera, J. D., Statistically optimal analysis of samples from multiple equilibrium states. *J. Chem. Phys.* **129**(12) : 124105 (2008).

[11] Hansmann, U. H. E., Okamoto, Y., Eisenmenger F., Molecular dynamics, Langevin and hybrid Monte Carlo simulations in a multicanonical ensemble. *Chem. Phys. Lett.* **259**(3-4) : 321-330 (1996).

[12] Nakajima, N., Nakamura, H., Kidera, A., Multicanonical ensemble generated by molecular dynamics simulation for enhanced conformational sampling of peptides. *J. Phys. Chem. B.* **101**(5) : 817-824 (1997).

[13] Sugita, Y., Okamoto, Y., Replica-exchange molecular dynamics method for protein folding. *Chem. Phys. Lett.* **314**(1-2) : 141-151 (1999).

[14] Terada, T., Matsuo, Y., Kidera, A., A method for evaluating multicanonical potential function without iterative refinement : Application to conformational sampling of a globular protein in water. *Journal of Chemical Physics.* **118**(9) : 4306-4311 (2003).

[15] Metropolis, N. et al., Equation of State Calculations by Fast Computing Machines. *J. Chem. Phys.* **21**(6) : 1087-1092 (1953).

[16] Patriksson, A., van der Spoel, D., A temperature predictor for parallel tempering simulations. *Phys. Chem. Chem. Phys.* **10**(15) : 2073-2077 (2008).

[17] Zwanzig, R. W., High-Temperature Equation of State by a Perturbation Method. I. Nonpolar Gases. *J. Chem. Phys.* **22**(8) : 1420-1426 (1954).

[18] Bennett, C. H., Efficient estimation of free energy differences from Monte Carlo data. *J. Comput. Phys.* **22**(2) : 245-268 (1976).

[19] Ekimoto, T., Matubayasi, N., Ikeguchi, M., Finite-Size Effect on the Charging Free Energy of Protein in Explicit Solvent. *J. Chem. Theory Comput.* **11**(1) : 215-223 (2015).

[20] Ekimoto, T., Yamane, T., Ikeguchi, M., Elimination of Finite-Size Effects on Binding Free Energies via the Warp-Drive Method. *J. Chem. Theory Comput.* **14**(12) : 6544-6559 (2018).

[21] Kollman, P. A. et al., Calculating structures and free energies of complex molecules : Combining molecular mechanics and continuum models. *Acc. Chem. Res.* **33**(12) : 889-897 (2000).

[22] Hikiri, S., Yoshidome, T., Ikeguchi, M., Computational Methods for Configurational Entropy Using Internal and Cartesian Coordinates. *J. Chem. Theory Comput.* **12**(12) : 5990-6000 (2016).

[23] Schlitter, J., Estimation of absolute and relative entropies of macromolecules using the covariance matrix. *Chem. Phys. Lett.* **215**(6) : 617-621 (1993).

[24] Fujitani, H. et al., Direct calculation of the binding free energies of FKBP ligands. *J. Chem Phys.* **123**(8) : 084108 (2005).

[25] Beutler, T. C. et al., Avoiding singularities and numerical instabilities in free energy calculations based on molecular simulations. *Chem. Phys. Lett.* **222**(6) : 529-539 (1994).

[26] Boresch, S. et al., Absolute binding free energies: A quantitative approach for their calculation. *J. Phys. Chem. B.* **107**(35) : 9535-9551 (2003).

[27] Gilson, M. K. et al., The statistical-thermodynamic basis for computation of binding affinities : A critical review. *Biophys. J.* **72**(3) : 1047-1069 (1997).

# 第10章

## タンパク質立体構造を用いた
## ドッキング計算

薬剤候補分子の集合・ライブラリが与えられたとき，実際にそれらの分子が標的タンパク質などにどのようなポーズと強度で結合するかを予測し，有望な候補を選別するために行われるのが，タンパク質との**ドッキング計算**（ドッキングシミュレーション）である．

タンパク質の立体構造情報を利用したドッキング計算は，長年にわたり創薬研究や基礎生物学研究において重要な役割を果たしてきた．本章では，その中でもとくに重要な2種類のアプローチ，すなわちタンパク質 – 化合物（リガンド）ドッキングとタンパク質間ドッキングについて解説する．タンパク質 – 化合物ドッキングは，タンパク質と低分子化合物の相互作用を予測する計算手法であり，創薬の初期段階で広く用いられている．**バーチャルスクリーニング**による薬剤候補化合物の選抜や，既知の活性化合物の結合様式解析による薬物設計（ドラッグデザイン）の指針獲得などに貢献してきた．本章の前半では，タンパク質 – 化合物ドッキングの原理と手法，およびその応用例について詳説する．一方，タンパク質間ドッキングは，タンパク質どうしの相互作用を予測し，その複合体構造を推定する計算手法である．タンパク質間相互作用はさまざまな生命現象の基盤をなしており，その理解は基礎生物学のみならず創薬にとっても重要である．タンパク質間ドッキングは古くから研究されており，多くの手法が提案されてきた．本章の後半では，それらの手法と応用例，および近年の技術的進展について概説する．また，これらのドッキング計算の性能評価に用いられる指標や，ベンチマークデータセットについても触れる．ドッキング計算は，AlphaFoldなどのAIによる立体構造予測手法の性能向上とともに，その重要性はますます高まっている．

## 10.1 タンパク質 – 化合物ドッキング

**タンパク質 – 化合物ドッキング**（protein-ligand docking simulation，単に化合物ドッキングと称することもある）とは，タンパク質のリガンド結合部位に対して，ある化合物がどの程度の結合エネルギーで，どのような結合ポーズをとるか，を計

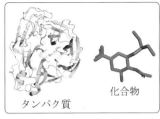 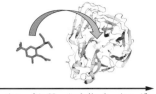 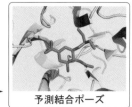

タンパク質　　化合物　　タンパク質 - 化合物ドッキング　　予測結合ポーズ

図 10.1　タンパク質 - 化合物ドッキングの入出力.

算機で予測する手法である（図 10.1）[1]．1982 年に Kuntz らによって DOCK が開発されて以来[2]，AutoDock[3]，AutoDock Vina[4, 5]，Glide[6, 7]，GOLD[8]，rDock[9] など，商用のものやオープンソースのものを含めて多数の化合物ドッキングツールが提案されている．

化合物ドッキングには大きく二つの用途がある．

① **複合体構造予測**：標的タンパク質に結合することが知られている化合物について，タンパク質 - 化合物複合体構造を予測する
② **薬剤候補化合物選抜**：膨大な数の化合物の中から，標的タンパク質に結合しうる，有望な化合物を選抜する（バーチャルスクリーニング）

① に関するユースケースとしては，ハイスループットスクリーニング（high-throughput screening, HTS）で得られた複数のヒット化合物の結合様式を推定することが考えられる．どのような分子構造が標的タンパク質への結合に重要であるかを検討することで，リード最適化における指針を定めるヒントを得ることができる．

一方，② は，数百万件 〜 数億件以上の膨大な化合物の集合（化合物ライブラリ）から in vitro 実験を行う薬剤候補化合物を選抜するための方法として，タンパク質立体構造に基づいて選抜する**構造ベースバーチャルスクリーニング**（structure-based virtual screening, SBVS）で広く利用されている．

なお，ここまでの説明でわかるように，タンパク質 - 化合物ドッキングはタンパク質立体構造が入手できてはじめて可能になる．化合物ドッキングはタンパク質側鎖の構造にすら敏感であるため，解像度の観点から X 線結晶構造解析によって実験的に得られたタンパク質立体構造を用いることが従来一般的であった．昨今はクライオ電子顕微鏡（Cryo-EM）の精度が向上したこと，また AlphaFold の登場に伴い，タンパク質立体構造予測精度が劇的に向上したことから，より多くの標的タンパク質に対して化合物ドッキングを行うことが可能になっている．

### ◀ 10.1.1 ▶ タンパク質 - 化合物ドッキングの原理

タンパク質 - 化合物ドッキングでは，**分子力学**（molecular mechanics, MM）法に基づいて，分子間相互作用が原子間相互作用の和で表現されるモデルの下で，タンパク質原子と化合物原子の相互作用エネルギーを模するエネルギースコア関数を定義し，分子間相互作用がより強いと推定されるタンパク質 - 化合物の複合体候補構造（化合物の結合ポーズ）を探索する．ここで注意しなければならないのは，化合物ドッキングは時間変化を考慮しない，ということである．これは，エントロピー的な効果，たとえば溶媒分子との相互作用や，タンパク質および化合物それぞれの構造制約を直接的には扱えないことを意味する．

化合物ドッキングでは，化合物の回転可能結合による立体構造変化は考慮される一方，結合長・結合角の変化は一切考慮されない．また，タンパク質の構造変化の扱い方には，化合物ドッキングツールやその設定により3種類ある（図10.2）．

- タンパク質の構造変化を一切考慮しない**リジッドドッキング**（rigid docking）
- タンパク質の側鎖のみ構造変化を考慮する**セミフレキシブルドッキング**（semi-flexible docking）
- 主鎖を含めた構造変化を考慮する**フレキシブルドッキング**（flexible docking）

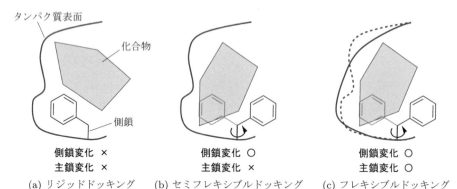

図 10.2　化合物ドッキング計算におけるタンパク質の構造変化の扱い方．一般に，(a) → (b) → (c)と変化を許すほど，計算コストが上がる．

通常，タンパク質は化合物の形状に適合するようにリガンド結合部位構造を変化させる（induced-fit モデル）ので，主鎖を含めた構造変化を考慮するフレキシブルドッキングが最も適切であるように思われる．しかし，化合物ドッキング計算でタンパク質構造変化を考慮すると計算コストが上がるため，とくにバーチャルスクリーニングの用途ではリジッドドッキングが一般的である．

## ◆10.1.2◆ 原子間相互作用エネルギーを推定するスコア関数

前述のとおり，化合物ドッキングは，タンパク質と化合物との相互作用エネルギーを推定する「エネルギースコア関数」と，タンパク質と化合物との結合ポーズを探し出す「ポーズ探索手法」の二つの要素から成り立っている．この項ではスコア関数について，次項では探索手法について解説する．

化合物ドッキングにおいて，タンパク質と化合物との非共有結合エネルギースコアは，タンパク質原子と化合物原子の間の相互作用エネルギースコアの総和として推定されることはすでに述べた（スコアと称するのは，エネルギーの推定精度がお世辞にも良いとはいえないためである）．この原子間相互作用のスコア関数は，限られた計算時間・限られた化合物やタンパク質の立体構造変化の下で適切な結合ポーズを取得するためにさまざまな工夫がなされている．スコア関数は，（1）分子力場に基づくスコア関数（force field-based），（2）経験的なスコア関数（empirical），（3）統計的スコア関数（knowledge-based）の大きく3種類に分けられる．

## (1) 力場に基づくスコア関数

力場に基づくスコア関数は，通常の分子力学法と同様に，レナード＝ジョーンズ（Lennard=Jones, LJ）ポテンシャルによるファンデルワールス（van der Waals, vdW）相互作用項，クーロン力のポテンシャルエネルギーに基づく静電相互作用項など，物理的な項によって構成される．ただし，各項の重みは，実験値にフィッティングさせるように適宜調整されていることが多い．たとえば，AutoDock のスコア関数は以下のようになっており，力場に基づくスコア関数であるといえる．

$$V = W_{\text{vdW}} \sum_{i,\,j} \left( \frac{A_{ij}}{r_{ij}^{12}} - \frac{B_{ij}}{r_{ij}^{6}} \right) + W_{\text{hbond}} \sum_{i,\,j} E(t) \left( \frac{C_{ij}}{r_{ij}^{12}} - \frac{D_{ij}}{r_{ij}^{10}} \right)$$

$$+ W_{\text{elec}} \sum_{i,\,j} \frac{q_i q_j}{\varepsilon(r_{ij}) r_{ij}} + W_{\text{sol}} \sum_{i,\,j} (S_i V_j + S_j V_i) e^{-r_{ij}^2/(2\sigma^2)} \tag{10.1}$$

ここで，$W_{\text{vdW}}$, $W_{\text{hbond}}$, $W_{\text{elec}}$, $W_{\text{sol}}$ はそれぞれファンデルワールス相互作用項，水素結合項，静電相互作用項，脱溶媒和項に対する重みである．$i$ はタンパク質原子に対する添え字，$j$ は化合物原子に対する添え字，$r_{ij}$ は原子ペア $i, j$ 間の距離，$E(t)$ は理想的な水素結合角度からのずれに対する係数関数，$q_i$, $q_j$ はそれぞれの原子がもつ部分電荷（形式電荷ではなく実数値をとる），$\varepsilon(r_{ij})$ は距離依存の誘電率，$S_i$ は原子種ごとの脱溶媒和パラメータ，$V_i$ は原子 $i$ の体積，$\sigma$ は脱溶媒和の効果の距離による減衰を決めるパラメータである．$A_{ij}$, $B_{ij}$, $C_{ij}$, $D_{ij}$ はそれぞれ原子ペア $i$,

$j$ の原子種に対応したパラメータである.

このスコア関数は，分子動力学法にも用いられている力場（8.4節を参照）を転用するものであり，適切なように思われるが，前述のとおり，化合物ドッキング計算ではタンパク質の構造変化を考慮しないことが多いために，わずかな構造の差が大きな自由エネルギー変化につながる力場との相性が悪く，予測精度が十分でないことが多い．また，エントロピー的な効果をスコア計算に入れるには，つぎの経験的スコア関数が必須となる.

## (2) 経験的スコア関数

経験的スコア関数は，化合物ドッキング計算で最も広く用いられている．水素結合，原子衝突など，力場に基づくスコア関数に含まれる項を独自の関数で表現することで，多少の構造変化に対するロバスト性の担保，探索効率の向上，予測精度の向上，計算速度の向上などを目指したものである．また，エントロピー変化を考慮するためのスコア関数（とくにペナルティ項）も良く定義されている．たとえば，前述した AutoDock のスコア関数であれば，第2項の水素結合による相互作用と第4項の脱溶媒和に関する相互作用項がこの経験的スコア関数に相当する．また，以下に示す AutoDock Vina のスコア関数 $\Delta G$（化合物ドッキング計算のスコア関数は結合自由エネルギーを模しているため，$\Delta G$ はマイナスであることが一般的であり，低いほうが良い値である）では，たとえばファンデルワールス相互作用が二つのガウス関数と一つの2次関数の和で表現されている．これにより，力場に基づくスコア関数の際に用いられるレナード＝ジョーンズポテンシャルに比べて原子どうしの衝突時のエネルギーの上昇が緩やかになり，多少のタンパク質構造変化に対するロバスト性を担保している（多くの場合タンパク質の構造変化が考慮されないことを思い出してほしい).

$$\Delta G = \frac{f_{\mathrm{vdW}}(d) + f_{\mathrm{phob}}(d) + f_{\mathrm{hbond}}(d)}{1 + w_1 N_{\mathrm{rot}}} \tag{10.2}$$

$$f_{\mathrm{vdW}}(d) = w_2 e^{-\left(\frac{d}{0.5}\right)^2} + w_3 e^{-\left(\frac{d-3}{2}\right)^2} + w_4 \cdot f_{\mathrm{rep}}(d), \quad f_{\mathrm{rep}}(d) = \begin{cases} d^2 & (d < 0) \\ 0 & (d \geq 0) \end{cases}$$

$$f_{\mathrm{phob}}(d) = w_5 \cdot \max\{\min(-d + 1.5, 1), 0\}$$

$$f_{\mathrm{hbond}}(d) = w_6 \cdot \max\left\{\min\left(-\frac{d}{0.7}, 1\right), 0\right\}$$

ここで，$f_{\mathrm{vdW}}(d)$，$f_{\mathrm{phob}}(d)$，$f_{\mathrm{hbond}}(d)$ はそれぞれファンデルワールス相互作用，疎水性相互作用，水素結合に対応するスコア関数になっており，距離

$d = r - R_i - R_j$ [Å] は原子間距離からそれぞれの原子のファンデルワールス半径を引いたものである．また，$N_{\mathrm{rot}}$ は化合物のもつ回転可能結合数を表している．これは，分子構造の自由度が高いほど溶媒中ではエントロピーが大きくなるが，タンパク質との結合状態ではその形状が一つに定まる，すなわちエントロピーを低くしなければならないため，結合自由エネルギー $\Delta G$ が悪くなる（エネルギーが高くなる），という効果を粗く取り入れているといえる．各 $w_i$ は定数である．

## (3) 統計的スコア関数

統計的スコア関数は，既知のタンパク質 - リガンド複合体構造における 2 原子間の距離をすべて記録し，ボルツマン分布に基づいてエネルギーに変換するなどの統計力学的処理を行ったスコア関数である．実験構造はエンタルピー的な相互作用に加えて溶媒和など一部のエントロピー的な項を含んだ結果として得られるため，十分なデータが存在するという仮定の下で高精度な予測が期待できる．旧来は立体構造が限定されていたものの，昨今は立体構造の蓄積が進んでおり，スコア関数の性能が向上している．たとえば DrugScore$^{2018}$ は，約 4 万件のタンパク質 - 化合物共結晶構造から，各原子間の距離の統計をとり，ボルツマン分布に基づいて相互作用エネルギーに変換している．

この方法では，原子をどの程度細かく分類するかが重要である．たとえば，アルキル鎖における炭素と芳香環の炭素では相互作用の性質が大きく異なるため，異なる原子種として取り扱うほうがスコア関数の精度は向上しうる．一方，異なる原子種として扱うことで，原子間距離のデータ数は減少してしまい，データ不足に陥る可能性がある．DrugScore$^{2018}$ では，原子を炭素 4 種類，窒素 7 種類など，合わせて 25 種類に分類し，スコア関数精度のバランスをとっている．

## ◀10.1.3▶ タンパク質 - 化合物結合ポーズの探索手法

続いて，上記スコア関数によって算出される結合自由エネルギースコアがなるべく良いような結合ポーズを探索する手法について記す．化合物ドッキングにおける探索すべき変数は，平行移動の 3 次元，立体回転の 3 次元の計 6 次元に加え，化合物内部の回転可能な単結合の数だけ存在する．このような中で最適な結合ポーズを得ることは困難であり，最適とはいえずとも良い結合ポーズを効率的に見つけることが重要である．このような目的から，表 10.1 に示すようなさまざまな探索アルゴリズムが提案されている．

表 10.1 結合ポーズの探索アルゴリズムの例.

| 分類 | 説明 | ツール例 |
|---|---|---|
| 遺伝的アルゴリズム | タンパク質化合物の結合ポーズを実数値ベクトルで表現，交叉と突然変異で徐々に良いポーズを得る． | AutoDock, GOLD, rDock |
| 反復的局所構造最適化 | 初期結合ポーズ生成とスコア関数に基づいた局所的な結合ポーズ改善を繰り返し行う． | AutoDock Vina |
| 階層的網羅探索 | 薬剤結合部位周辺に網羅的に化合物配置，粒度を変えながら段階的に結合ポーズを選抜する． | Glide |
| フラグメント伸長 | フラグメント（化合物部分構造）を一つ配置し，そこに共有結合でつながっているフラグメントを順次配置することで結合ポーズを推定する． | DOCK, FlexX |
| フラグメント無矛盾配置 | 好ましいタンパク質 – フラグメント結合ポーズを抽出したうえで，化合物としてあり得るフラグメント間距離を満たすようなフラグメント配置のセットを探索する． | Surflex, eHiTS, FFLD |

以下でこれらの探索アルゴリズムを詳しく説明する.

## (1) 遺伝的アルゴリズム

**遺伝的アルゴリズム**（genetic algorithm, GA）は，自然界における生物の進化の過程や自然淘汰を基に提案されたヒューリスティックな探索アルゴリズムである[10]．図 10.3 に示すように，遺伝的アルゴリズムには「世代」という概念があり，各世代ごとに一定数の「個体」が生成される．ここで，「個体」は一つの結合ポーズを表す．各世代において，1 世代前の個体を基に，突然変異と交叉を導入することによってこの世代における個体を多数作成する．そして，それぞれの個体に対してスコアを算出し，そのスコアに基づいて，残す個体を確率的に選抜することで自然淘汰を表現する．これにより，つぎの世代に「スコアの良い個体のもつ特徴」を伝達することができる．

このアルゴリズムを採用している例として，米国 Scripps 研究所で開発された **AutoDock** が存在する．AutoDock では，遺伝的アルゴリズムの亜種である Lamarckian GA という手法を採用している．これは，単なる遺伝的アルゴリズムを行うだけではなく，各個体に対応する結合ポーズに対して毎回局所最適化を実施することで，効率的に良い結合ポーズを得ようとするものである．

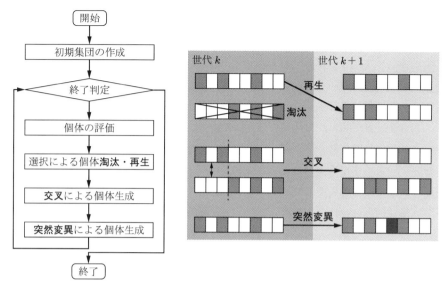

図 10.3　遺伝的アルゴリズム．

## (2) 反復的局所構造最適化

　反復的局所構造最適化は，Scripps 研究所で 2009 年に開発された AutoDock Vina で採用されている手法である．この手法では，初期結合ポーズをランダムに定め，結合ポーズの局所最適化を実施する．その後，反復的に結合ポーズの一部変形と変形後の結合ポーズの局所最適化を行うことで，最終的な結合ポーズを得ようとする方法である．この手法では，遺伝的アルゴリズムと比べると 1 世代の個体数が 1 であるため，計算コストの削減が期待される．ただし，最終的に得られる結合ポーズがランダムに作成された初期結合ポーズに強く依存してしまう．そこで，AutoDock Vina のデフォルト設定では，8 回の独立した試行を行うようにしている．初期状態を変えて複数回試行することで，図 10.4 のように，1 回の試行では

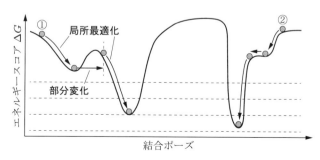

図 10.4　反復的局所構造最適化の概念図．

見つけられなかったより良い局所最適解を 2 回目以降の試行で見つけられる可能性がある．

### (3) 階層的網羅探索

ここまで説明した 2 手法は，とある初期結合ポーズからより良い結合ポーズを，ランダム性をもたせながら探索する手法であり，ドッキング計算範囲の中でも細かく探索される範囲と粗くしか探索されない領域がある．それに対し，ドッキング計算範囲全域をくまなく調べる「網羅探索」の戦術をとる手法が存在する．ただし，単純な網羅探索は莫大な計算コストを必要とするため，粗い計算から，徐々に精細化し，階層的に候補構造を絞り込んでいく，**階層的網羅探索**の戦術が取られることが一般的である．Schrödinger 社の **Glide** は，最初は結合ポケットと化合物の形状比較から始め，水素結合や金属結合を行える結合ポーズの抽出，粗いスコア計算，詳細なスコア計算，という流れで化合物ドッキング計算結果を出力する（図10.5）．階層的網羅探索では，どのような段階を準備し，どの段階でどの程度候補を絞るか，が手法の成否のカギとなる．

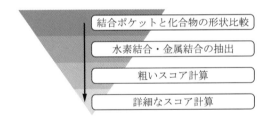

図 10.5　化合物ドッキングツール Glide の階層的網羅探索．

### (4) フラグメント伸長

化合物のタンパク質への結合は，一部の重要な官能基などによって支配され，その他の分子構造でその結合を補強することが多い．そのため，化合物全体を同時に最適化するのではなく，まず官能基などを表現する化合物部分構造（フラグメント）とタンパク質との結合ポーズを最適化し，そこから残りのフラグメントをつないでいく，という化合物ドッキング計算の戦略が考えられる（図10.6）．これが**フラグメント伸長**型の化合物ドッキングである．この方法では，どのフラグメントを最初に配置するかが大きな問題になる．

例として DOCK を挙げる．DOCK は，米国カリフォルニア大学サンフランシスコ校（UCSF）にて 1990 年代前半に公開され，いまも開発が続いている化合物ドッ

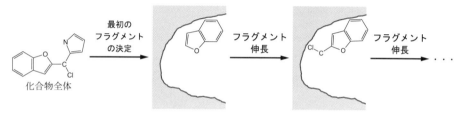

図 10.6 フラグメント伸長型の化合物ドッキング.

キングツールである.最新版である DOCK 6[11, 12] では,まず化合物を,内部自由度をもたない部分構造に分割し,そのうえで,重原子数が一定以上であるフラグメントそれぞれを初期フラグメントとしたドッキング計算を実施する.複数の初期フラグメントを設定することで,どのフラグメントがタンパク質との結合に必須であるかをユーザは考えることなく,全自動で計算することができる.

### (5) フラグメント無矛盾配置

前述のフラグメント伸長アルゴリズムは,単一の,あるいは隣接した少数のフラグメントによってタンパク質と化合物との非共有結合が支配されている場合に適した計算である.一方で,2 箇所の異なる重要な結合部分が存在し,その間をリンカーがつなぐような結合構造も考えられ,このようなケースではフラグメント伸長は不向きである.これを解決する方法として,各フラグメントが好むタンパク質表面を列挙し,それらの配置候補から,化合物構造として矛盾のないフラグメント配置セットを抜き出す方法が考えられている.

eHiTS は,この「矛盾のないフラグメント配置セット」を得るために,**最大クリーク探索**とよばれる,グラフの中から完全グラフを探索するアルゴリズムを利用する.多数のフラグメント配置それぞれをグラフにおけるノードとし,二つのフラグメント配置が化合物として無理がなければ,その二つのノード間にエッジを張る.ここで,無理がないとは,「フラグメントどうしが衝突しておらず,互いに結合しているフラグメントどうしであれば結合角・結合長などが現実的である」ということである.このようなグラフの下での完全部分グラフのノード,すなわち互いにエッジが張られているようなノード群は,ノードに対応する各フラグメント配置が化合物としてありうるものである(図 10.7).この情報を基に化合物構造を再構成することで,各フラグメントが結合したい場所を総合的に考慮した結合ポーズを見つけることができる.

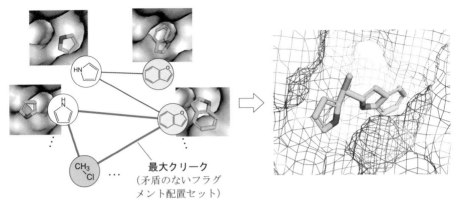

図 10.7　最大クリーク探索による化合物ドッキング．

## 10.2 タンパク質複合体構造予測とタンパク質間ドッキング

　タンパク質と化合物の複合体構造を予測するタンパク質 - 化合物ドッキングと同様に，タンパク質どうしの複合体構造を予測する手法として**タンパク質間ドッキング**（protein-protein docking．タンパク質 - タンパク質ドッキングともいう）がある．タンパク質複合体を形成する**タンパク質間相互作用**（protein-protein interaction, PPI．タンパク質 - タンパク質相互作用ともいう）は，さまざまな生命現象や疾病との関連が深く，創薬標的としてもとくに重要視されており，計算機によって複合体構造を予測する試みが古くからなされてきた．

　タンパク質複合体構造の予測は，タンパク質立体構造予測と同様に配列から構造を推定することも可能であるが，AlphaFold などの近年の立体構造予測技術の劇的な進展を迎える以前は，各構成要素となるタンパク質の単体の立体構造を入力として複合体構造を推定していた．その意味で，とくに単体の立体構造から複合体構造を予測する場合に，"ドッキング"という言葉が使われていた．現在では，配列から複合体構造を予測する場合でもドッキングとよぶことがある．以下では，単体の立体構造から複合体構造を予測する元来の"ドッキング"について説明する．配列から予測する複合体構造予測の近年の展開については第 6 章を参照されたい．

### 10.2.1 立体構造を入力としたタンパク質間ドッキング

　単体の立体構造を入力としたタンパク質間ドッキングでは，既知の複合体構造をヒントにする場合としない場合があり，既知の複合体構造を参考に重ね合わせなど

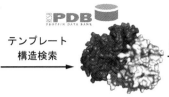
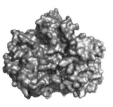

(a) テンプレートベースドッキング

(b) フリードッキング

図 10.8 テンプレートベースドッキングとフリードッキング.

で構築する方法を**テンプレートベースドッキング**，既知の複合体構造を用いない方法を**フリードッキング**（または *de novo* ドッキング）とよぶ．図10.8に両者の概要を示す．また，構造の柔軟性を考慮したり MD シミュレーションによるサンプリング（第9章を参照）をする場合と，入力の立体構造を剛体として用いる場合が存在する．

使える情報や計算リソース，目的のタンパク質の大きさや計算したいタンパク質の数などで手法を選択することになるが，タンパク質単体の構造の自由度はもちろん，複合体となると自由度が組み合わせ的に増してしまう．また，都合良くテンプ

表 10.2 代表的なタンパク質間ドッキングソフトウェア.

| テンプレートベースドッキング | |
|---|---|
| 配列の相同性検索を用いるもの | InterPreTS, HOMCOS, Interactome3D, SnapDock, SWISS-MODEL Oligo, HDOCK |
| 構造アラインメントを用いるもの | PRISM, PPI3D, KBDOCK |
| フリードッキング | |
| FFT ベースドッキング | ZDOCK, MEGADOCK, ClusPro (PIPER), SDOCK, Hex, FTDock, MolFit, F2DOCK, DOT, GRAMM-X, pyDock, FRODOCK, CoDockPP, ASPDock |
| 局所構造マッチングによる方法 | LZerD, PatchDock, CS, shDock, SP-Dock |
| その他の探索方法 | HADDOCK, RosettaDock, SwarmDock, LightDock |

レートとなりうる複合体構造が解かれていればよいが，そうではない状況も多い．そのような経緯から，「参考になる既知の複合体はなく，タンパク質は剛体として計算する」というタンパク質間ドッキング手法が数多く研究されてきた．**表 10.2** にタンパク質間ドッキングの代表的なソフトウェアを示す．

### ◀10.2.2▶ 格子上の探索によるフリードッキング

フリードッキングでは，格子上の探索を行う手法が多く提案されている．この手法は，各タンパク質を 1 Å 程度の刻み幅の 3 次元格子（グリッド）で表現し，各格子点に数値を与え，グリッドどうしを重ね合わせたときに重なった格子点どうしの数値から評価値を計算するものである．単純な例として，図 10.9 のような格子表現が考えられる．

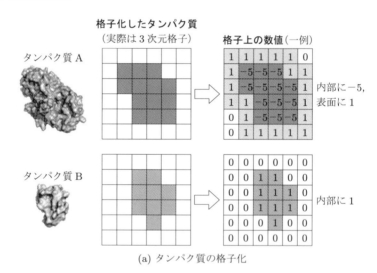

図 10.9　3 次元格子の重ね合わせ探索によるフリードッキング手法．

この格子点は，片方のタンパク質の表面にもう片方のタンパク質がうまく重なると評価が高くなるように設計されており，図 10.9 の格子表現と評価値 $S$ の計算を式に表すと，以下のようになる．

$$S(\alpha,\ \beta,\ \gamma) = \sum_{l\,=\,1}^{N}\ \sum_{m\,=\,1}^{N}\ \sum_{n\,=\,1}^{N} A(l,\ m,\ n)B(l + \alpha,\ m + \beta,\ n + \gamma) \qquad (10.3)$$

$$A(l,\ m,\ n) = \begin{cases} 1 & \text{（タンパク質の表面の空間）} \\ -5 & \text{（タンパク質の内部）} \\ 0 & \text{（それ以外）} \end{cases},$$

$$B(l,\ m,\ n) = \begin{cases} 1 & \text{（タンパク質の内部）} \\ 0 & \text{（それ以外）} \end{cases},$$

ただし，評価値 $S$ はタンパク質 B をベクトル $(\alpha,\ \beta,\ \gamma)$ だけ平行移動させた場合の評価値であり，$S(\alpha,\ \beta,\ \gamma)$ と表した．平行移動によってはうまく重なる場合と衝突したりする場合がある．評価値が高いほど，タンパク質 A の表面の形状とタンパク質 B が相補的になっており，複合体構造としての可能性が高いものと考えられる．なお，図 10.9 のタンパク質 B の格子の平行移動だけでは評価値 4 点のものが最良であるが，回転を許すとさらに評価値の高い重ね合わせが存在する．実際には，タンパク質 B を数千から数万通りに回転させた格子を用意して，最も良い重ね合わせを探索する．

なお，当然ながら図 10.9 の格子点上の数値は一例にすぎない．実際の例では，格子の位置によって点数を段階的に変化させたり，電荷と電界を模した点数による静電相互作用を表現したり，親水性・疎水性を模した点数による疎水性相互作用を表現したりし，さまざまな格子によってタンパク質複合体構造を予測しようとする試みがなされている．手法・ソフトウェアによって表現方法はさまざまであるが，多くのソフトウェアでは形状相補性，静電相互作用，疎水性相互作用などの格子を複合的に用い，最終的に重み付け和などで総合点として評価値を求めている．

ところで，評価値 $S(\alpha,\ \beta,\ \gamma)$ の式は，**離散フーリエ変換**（discrete Fourier transform, DFT）を用いると，以下のように書き換えることができる．

$$\text{DFT}[f(l,\ m,\ n)]_{\alpha,\ \beta,\ \gamma} = \sum_{l\,=\,1}^{N}\ \sum_{m\,=\,1}^{N}\ \sum_{n\,=\,1}^{N} f(l,\ m,\ n) \exp\left(-i2\pi\frac{l\alpha + m\beta + n\gamma}{N}\right)$$

$$S(\alpha,\ \beta,\ \gamma) = \sum_{l\,=\,1}^{N}\ \sum_{m\,=\,1}^{N}\ \sum_{n\,=\,1}^{N} A(l,\ m,\ n)B(l + \alpha,\ m + \beta,\ n + \gamma)$$

$$= \text{DFT}^{-1}[\text{DFT}[A(l,\ m,\ n)]_{\alpha,\ \beta,\ \gamma} \times \overline{\text{DFT}[B(l,\ m,\ n)]}_{\alpha,\ \beta,\ \gamma}] \qquad (10.4)$$

ただし，$\text{DFT}^{-1}$ は逆 DFT（逆離散フーリエ変換），上付きのバー（$\bar{z}$）は複素数（$z$）

の複素共役を表す．

突然わざわざ難しい数式変形をしたように思うかもしれないが，離散フーリエ変換には計算量を大幅に減らして計算する**高速フーリエ変換**（fast Fourier transform, FFT）というアルゴリズムが存在しており，これを用いることで計算時間を削減することが可能になる．すなわち，評価値 $S$ を

$$S(\alpha, \beta, \gamma) = \text{FFT}^{-1}[\text{FFT}[A(l, m, n)]_{\alpha, \beta, \gamma} \times \overline{\text{FFT}[B(l, m, n)]}_{\alpha, \beta, \gamma}] \quad (10.5)$$

のように計算することができる．なお，$\text{FFT}^{-1}$ は逆 FFT である．

FFT は，信号処理をはじめとする多くの情報処理分野で用いられることから，汎用的な計算ライブラリが整っている．FFTW3 や FFTE，GPU 向けの CUFFT などが代表的な FFT ライブラリであり，FFT や逆 FFT を効率良く計算できるように実装されており，表 10.2 で挙げたソフトウェアの一部もこれらのライブラリを活用している（ZDOCK などは独自の FFT 実装を用いている）．

FFT を用いると，元の評価値 $S(\alpha, \beta, \gamma)$ を直接計算した場合や DFT を用いた場合に比べて，計算量が $O(N^6)$ から $O(N^3 \log N)$ になる．$N$ はおよそ 100 から 200 であることから，演算回数を数十万分の 1 から数百万分の 1 に減らせることになる．これが多くのソフトウェアで FFT による格子表現の計算が採用されている理由であり，格子上の探索によるフリードッキングが **FFT ベースドッキング**とよばれる所以でもある．

FFT ベースドッキング法の流れを図 10.10 に示す．この FFT ベースドッキングは，1992 年に Katchalski-Katzir によって提案されたもの[13]が発端となっており，一連の流れを Katchalski-Katzir アルゴリズムとよぶこともある．

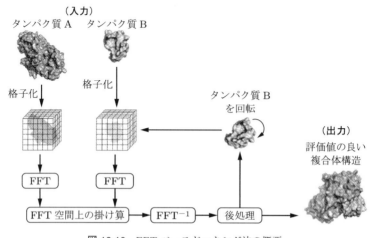

図 10.10　FFT ベースドッキング法の概要．

# ◆10.2.3▶ タンパク質間ドッキングによる PPI スクリーニング

タンパク質 – 化合物ドッキングによって薬剤候補化合物を選抜する SBVS が行われるのと同様に，タンパク質間ドッキングによって特定のタンパク質の結合相手となるタンパク質の候補を選抜する **PPI スクリーニング**が可能である．最も単純な方法としては，さまざまなタンパク質ペアに対して先の FFT ベースドッキングの評価値 $S(\alpha, \beta, \gamma)$（のうち最良値）を求めて，それらで順位付けすることが考えられる．ただし，ドッキング計算による評価値 $S(\alpha, \beta, \gamma)$ では基本的にエンタルピー的なエネルギーしか考慮できず，タンパク質の親和性（結合自由エネルギー）を見積もるうえでエントロピー的なエネルギーを加味することが難しい．

FFT ベースドッキングで PPI スクリーニングが行われた事例をいくつか紹介する．最初に行われたのは ZDOCK によるドッキングスコアを用いたもので，2008年から 2009 年にかけて塚本ら，吉川ら，松崎らがそれぞれ提案した[14, 15, 16]．これらはドッキングスコアをそのまま用いるのではなく，複数の予測複合体構造群をクラスタリングしてクラスタ内でスコアを標準化することで精度向上を達成している．2011 年には Wass らが，Hex を用いてドッキングスコア分布を解析し，約半数の複合体が偽の PPI 相手と真の PPI 相手を識別できたと報告した[17]．

2012 年には大上らが，より高速化された FFT ベースドッキングソフトウェアである MEGADOCK を用いて数万規模のタンパク質ペアの PPI スクリーニングを実施した[18]．それまでは ZLAB docking benchmark データセットのタンパク質を相互に交換した擬似的な PPI スクリーニングの評価が行われていたが，MEGADOCK によって細菌走化性パスウェイやヒトアポトーシスパスウェイなど，実際の PPI ネットワークに対する評価が行われ，また新規 PPI の可能性が提案された[19]．

その後，実際に生化学実験も行って新規に発見する試みが続いている．2014 年には Zhang らが，SDOCK を用いて TNFα 結合タンパク質を PPI スクリーニングし，実際に得られた 67 個の候補タンパク質のうち 16 個に対して表面プラズモン共鳴法によるアッセイを行い，親和性の高い 2 個のタンパク質を同定した[20]．また，2018 年には上らが，iPS リプログラミングにおける RNA 代謝因子の特定に MEGADOCK と Co-IP を用いた絞り込みを行い，BLItz システムによる親和性評価を経て Ro60/DDX6 という PPI を同定した[21]．

AlphaFold 2/AlphaFold-Multimer[22] が発表されてからは，AlphaFold-Multimer の出力構造から偽の PPI か真の PPI かを識別する取り組みが加速している．

pDockQ スコアや mpDockQ スコア，PI-score などが，未知のタンパク質ペアに対する PPI の可能性の判定スコアとして用いることができる[23, 24]．2023 年には Yu らによって AlphaPulldown とよばれるソフトウェアパッケージが報告され，AlphaFold-Multimer を複数のタンパク質に対して適用し，PPI の可能性が高いペアを効率良く得ることができるようになった[25]．また，2024 年には AlphaFold-Multimer の出力結果をニューラルネットワークで学習することにより，高精度に PPI を予測できる手法も登場した[26]．なお，AlphaFold の最新版として 2024 年 5 月に AlphaFold 3 が公開されており[27]，とくに抗原 – 抗体複合体を中心としたタンパク質複合体構造予測の精度の改善が図られている．

今後さまざまな PPI 研究にこれらの計算手法が活用されていくものと思われる．FFT ベースドッキングは計算が軽量であることから，大量の候補が存在する場合や網羅的な PPI ネットワークへの適用などに有用である．一方，AlphaFold を用いる方法はより精密な PPI の予測や複合体構造予測に有用であると思われる．ただし，AlphaFold 自体もアップデートが続いており，とくに複合体構造予測や AlphaPulldown のスクリーニング性能の評価はいまだ定まっていない．徐々にベンチマーキングや実際の PPI 同定などが行われ，PPI スクリーニングにおけるベストプラクティスが得られていくだろう．

## 10.3 ドッキングの評価

それでは，シミュレーションの結果が得られたこれらのタンパク質 – 化合物，タンパク質 – タンパク質複合体をどのように評価したらよいのだろうか．

### ◀ 10.3.1 ▶ タンパク質 – 化合物ドッキングの評価

タンパク質 – 化合物ドッキングの性能評価には，以下のような指標が用いられる．

① EF（enrichment factor）：これは，全化合物の中で上位 $x\%$ に選ばれた化合物群の中に含まれる活性化合物の割合を，ランダムに選んだ場合の割合で割った値である．以下の式で表される．

$$\mathrm{EF}\ x\% = \frac{N_{\text{true active},\ x\%}/N_{\text{compound},\ x\%}}{N_{\text{total active}}/N_{\text{total compound}}} \tag{10.6}$$

ここで，$N_{\text{true active},\ x\%}$ はシミュレーションで上位 $x\%$ として活性があると予測された化合物のうち実際に活性がある化合物の数，$N_{\text{compound},\ x\%}$ はシミュ

レーションで上位 $x$％として活性があると予測された化合物の総数，$N_{\text{total active}}$ はデータセット全体に含まれる実際の活性化合物の数，$N_{\text{total compound}}$ はデータセット全体の化合物の総数を表す．

期待される EF の値はランダム選択の場合は 1 となる．EF 1％や EF 10％ の値が高いほど，少ない候補化合物数の中に活性化合物を濃縮できていることを意味し，バーチャルスクリーニングの性能が高いといえる．

② ROC（receiver operating characteristic）曲線：これは，横軸に FPR（false positive rate，偽陽性率），縦軸に TPR（true positive rate，真の陽性率）をとったグラフである．ここで，

$$\text{TPR} = \frac{\text{真陽性（TP）}}{\text{真陽性（TP）} + \text{偽陰性（FN）}},$$

$$\text{FPR} = \frac{\text{偽陽性（FP）}}{\text{偽陽性（FP）} + \text{真陰性（TN）}} \tag{10.7}$$

である．TP（true positive，真陽性）はドッキングシミュレーションが正しくポジティブと予測した数を表す．TP + FN は実際にポジティブである全ての数を表し，実際に相互作用するすべての分子や分子対の総数である．一方，FP（false positive，偽陽性）は実際にはネガティブであるが，ドッキングシミュレーションがポジティブと予測した数を意味する．そして，FP + TN は実際にネガティブであるすべての数を表す．つまり，実際に相互作用しないすべての分子や分子対の総数になる．

ROC 曲線の下の面積，AUC（area under the curve）は 0 から 1 の値をとり，ランダム選択のときは 0.5，理想的な予測のときは 1 となる．AUC が高いほど活性化合物とそうでない化合物の識別性能が高いことを示す．

③ その他の指標：上記以外にも，RMSD（root mean square deviation）によって予測されたタンパク質 – 化合物複合体構造の精度を評価することもある．また，得られた複合体構造から相互作用の様子を目視で確認し，妥当性を評価することも重要である．

これらの指標を用いた性能評価のためのデータセットとして，DUD-E（directory of useful decoys, enhanced）[28] が広く用いられている．DUD-E には 102 種のタンパク質について，それぞれ活性が知られている化合物と，物性が類似しているが構造が異なる不活性な化合物（デコイ，decoy）が用意されている．

安尾らは，DUD-E を用いて新しいドッキングスコア関数 SIEVE-Score の性能評価を行った[29]．SIEVE-Score では，ドッキングシミュレーションから得られる

原子間相互作用エネルギーをランダムフォレストで学習することで，活性化合物とそうでない化合物を識別する．5分割交差検証により102種のタンパク質に対してEF 1%，EF 10%，AUC を評価したところ，97種のタンパク質でEF 1%がGlide を上回り，62種のタンパク質でRF-Score-VS を上回った．このように，既知の活性・不活性データを用いてスコア関数のパラメータを最適化するアプローチは，経験的スコア関数の性能向上に有効である．一方で，訓練データに含まれないような化合物や標的タンパク質に対しては予測性能が下がる可能性もあり，より一般性の高いスコア関数の開発も求められる．また，DUD-E のようなベンチマークデータセットは現実の化合物ライブラリよりも活性化合物の割合が高く，実際のバーチャルスクリーニングの状況とは異なる点にも注意が必要である．

## ◀10.3.2▶ タンパク質間ドッキングの評価

タンパク質間ドッキングの性能評価には，以下のような指標が用いられる．

① Success Rate：タンパク質間ドッキングによって予測複合体構造をある与えられた個数だけ出力したときに，その中に正解構造と近い構造が少なくとも1個以上得られる確率を表す．正解構造との近さは，複合体の片方のタンパク質を正解構造に重ね合わせたときのもう片方のタンパク質の正解構造に対するRMSD で評価され，ある閾値（たとえば5Å）以下であれば正しかったとみなす．

② Average Hit Count：タンパク質間ドッキングによって予測複合体構造をある与えられた個数だけ出力したときに，その中に正解構造と近い構造が平均いくつ得られるかを表す．

③ その他の指標：上記以外にも，Precision, Recall, F-measure などの指標が，タンパク質間相互作用の予測性能の評価に用いられることがある．

これらの指標を用いた性能評価のためのデータセットとして，ZLAB Protein-Protein Docking Benchmark が広く用いられている．このベンチマークセットには，複合体構造が既知のタンパク質ペアが含まれており，それぞれ bound セットと unbound セットが用意されている．bound セットは複合体構造から切り出した構造を，unbound セットは複合体形成前の構造を用いる．

大上らは，ZLAB Benchmark 4.0 を用いて彼らのタンパク質間ドッキングソフトウェア MEGADOCK の性能評価を行った．MEGADOCK は，FFT ベースの高速なドッキング計算と，デコイクラスタリングによる後処理を特徴とする．176

種の複合体に対して，Success Rate と Average Hit Count を評価したところ，MEGADOCK は ZDOCK よりも計算速度が 7.5 倍高速である一方で，許容できるレベルの精度を達成した[19].

## 参考文献

[1] 津本浩平，前仲勝実（編），実験医学別冊 創薬研究のための相互作用解析パーフェクト，羊土社，2021年．

[2] Kuntz, I. D. et al., A geometric approach to macromolecule-ligand interactions. *J. Mol. Biol.* **161**(2)：269-288（1982）.

[3] Morris, G. M. et al., AutoDock4 and AutoDockTools4：Automated docking with selective receptor flexibility. *J. Comput. Chem.* **30**：2785-2791（2009）.

[4] Trott, O., Olson, A. J., AutoDock Vina: Improving the speed and accuracy of docking with a new scoring function, efficient optimization, and multithreading. *J. Comput. Chem.* **31**：455-461（2009）.

[5] Eberhardt, J., et al., AutoDock Vina 1.2.0：New Docking Methods, Expanded Force Field, and Python Bindings. *J. Chem. Inf. Model.* **61**：3891-3898（2021）.

[6] Friesner, R. A. et al., Glide: A New Approach for Rapid, Accurate Docking and Scoring. 1. Method and Assessment of Docking Accuracy. *J. Med. Chem.* **47**：1739-1749（2004）.

[7] Halgren, T. A. et al., Glide：A New Approach for Rapid, Accurate Docking and Scoring. 2. Enrichment Factors in Database Screening. *J. Med. Chem.* **47**：1750-1759（2004）.

[8] Jones, G. et al., Development and validation of a genetic algorithm for flexible docking. *J. Mol. Biol.* **267**：727-748（1997）.

[9] Ruiz-Carmona, S. et al., rDock: A Fast, Versatile and Open Source Program for Docking Ligands to Proteins and Nucleic Acids. *PLoS Comput. Biol.* **10**：e1003571（2014）.

[10] Goldberg. D. E., Genetic Algorithms in Search, Optimization and Machine Learning. Addison-Wesley Longman Publishing Co., Inc.（1989）.

[11] Allen, W. J. et al., DOCK 6：Impact of New Features and Current Docking Performance. *J. Comput. Chem.* **36**：1132-1156（2015）.

[12] Balius, T. E. et al., DOCK 6：Incorporating hierarchical traversal through precomputed ligand conformations to enable large-scale docking. *J. Comput. Chem.* **45**：47-63（2024）.

[13] Katchalski-Katzir E. et al., Molecular surface recognition：determination of geometric fit between proteins and their ligands by correlation techniques. *Proc. Natl. Acad. Sci. USA.* **89**(6)：2195-2199（1992）.

[14] Tsukamoto, K. et al., Development of an affinity evaluation and prediction system by using the shape complementarity characteristic between proteins. *J. Bioinform. Comput. Biol.* **6**(6)：1133-1156（2008）.

[15] Yoshikawa, T. et al., Improving the accuracy of an affinity prediction method by using statistics on shape complementarity between proteins. *J. Chem. Inf. Model.* **49**(3)：693-703（2009）.

[16] Matsuzaki, Y. et al., In silico screening of protein-protein interactions with all-to-all rigid docking and clustering：an application to pathway analysis. *J. Bioinform. Comput. Biol.* **7**(6)：991-1012（2009）.

[17] Wass, M. N. et al., Towards the prediction of protein interaction partners using physical docking. *Mol. Syst. Biol.* **7**：469（2011）.

[18] Ohue, M. et al., Improvement of the protein-protein docking prediction by introducing a simple

hydrophobic interaction model : an application to interaction pathway analysis. In *Proc. PRIB*2012. **7632** : 178-187 (2012).

[19] Ohue, M. et al., MEGADOCK 4.0 : an ultra-high-performance protein-protein docking software for heterogeneous supercomputers. *Bioinformatics*. **30**(22) : 3281-3283 (2014).

[20] Zhang, C. et al., Discovery of binding proteins for a protein target using protein-protein docking-based virtual screening. *Proteins*. **82**(10) : 2472-2482 (2014).

[21] Kami, D. et al., The DEAD-box RNA-binding protein DDX6 regulates parental RNA decay for cellular reprogramming to pluripotency. *PLoS ONE* **13**(10) : e0203708 (2018).

[22] Evans, R. et al., Protein complex prediction with AlphaFold-Multimer. *bioRxiv* 2021.10.04.463034 (2021).

[23] Bryant, P., Pozzati, G., Elofsson, A., Improved prediction of protein-protein interactions using AlphaFold2. *Nat. Commun.* **13**(1) : 1265 (2022).

[24] Bryant, P., Noé, F., Rapid protein-protein interaction network creation from multiple sequence alignments with Deep Learning. *bioRxiv* 2023.04.15.536993 (2023).

[25] Yu, D. et al., AlphaPulldown-a python package for protein-protein interaction screens using AlphaFold-Multimer. *Bioinformatics*. **39**(1) : btac749 (2023).

[26] Hu, W., Ohue, M., SpatialPPI : Three-dimensional space protein-protein interaction prediction with AlphaFold Multimer. *Comput. Struct. Biotechnol. J.* **23** : 1214-1225 (2024).

[27] Abramson, J. et al., Accurate structure prediction of biomolecular interactions with AlphaFold 3. *Nature* **630** : 493–500 (2024).

[28] Mysinger, M. M. et al., Directory of Useful Decoys, Enhanced (DUD-E) : Better Ligands and Decoys for Better Benchmarking. *J. Med. Chem.* **55**(14) : 6582-6594 (2012).

[29] Yasuo, N., Sekijima, M., Improved Method of Structure-Based Virtual Screening via Interaction-Energy-Based Learning. *J. Chem. Inf. Model.* **59**(3) : 1050-1061 (2019).

# 第11章 タンパク質 – タンパク質相互作用

第10章で触れたタンパク質 – タンパク質間の相互作用（PPI）の問題について，もう少し深く掘り下げる．この章の前半では，タンパク質 – タンパク質相互作用の構造予測（**タンパク質 – タンパク質ドッキング**）という問題に過去の研究者たちがどのように取り組んできたのかを紹介する．その目的は，その手法の全容を体系的に詳細に説明することではなく，タンパク質 – タンパク質ドッキングという大きな課題を複数の小さな課題に分割するための手法を理解してもらうことにある．そのような問題解決スキルを学び，他の研究分野に応用できるようになってもらうことを期待する．後半では，生物学分野へのタンパク質 – タンパク質ドッキングの応用例をいくつか簡単に紹介する．ここでは，単純化モデルからディープラーニングへのパラダイムシフトも取り上げる．

## 11.1 タンパク質 – タンパク質ドッキングの研究意義

生物学においてタンパク質 – タンパク質ドッキングの重要性を理解するために，脊椎動物のもつ抗体を含む**免疫グロブリン**というタンパク質スーパーファミリーについて考えてみよう．このスーパーファミリーは，高い特異性と親和性で他のタンパク質抗原に結合することに特化している．ヒトゲノムにコードされた全タンパク質のセットにおいて，色々なファミリーやドメインの出現頻度を比較すると，免疫グロブリンは最も多くの割合を占めている[1]．また，DASH データベース[2] によると，免疫グロブリンの折りたたみ構造はタンパク質構造データバンク（PDB）で最も多く見られるドメインである．**抗原抗体反応**は人類の生存にとって非常に重要であり，その相互作用について世界中で実験が行われ，広く研究されている．

脊椎動物の免疫機構だけでなく，リボソーム，スプライソソーム，ポリメラーゼなどを含んだ巨大分子装置におけるタンパク質 – タンパク質相互作用やタンパク質 – ヌクレオチド相互作用についても考えてみよう．これらの集合体を研究対象とした場合，単に正確な構造的相互作用について研究するだけでは不十分であり，その本質的な機能を支える分子動力学も考慮しなければならない．分子メカニズムの観点

から生物学を理解するためには，こうした構造的相互作用の予測から分子動力学を考察することが重要となる．

また，タンパク質構造予測をしていると，誰もが，このタンパク質はどの分子とどのようにドッキングするか，気になるだろう．そうして，この分野は非常に盛んに研究されてきており，何十年にも及び積み上げられた研究成果に基づいて自らの研究に従事することができる．しかし，可能なタンパク質－タンパク質相互作用の数は極めて多く，その多くはクライオ電子顕微鏡（cryoEM）によってごく最近明らかになったものである．ゆえに，タンパク質－タンパク質相互作用はこれまでに数多く研究されてきているが，いまもなお活発に目まぐるしく発展し続けている研究分野である．

## 11.2 用語について

タンパク質－タンパク質ドッキングでは，ドッキングに関わる大小ある二つのタンパク質の複合体を表すのに，それぞれ**受容体**と**リガンド**という言葉が伝統的に使われる．これらの用語は低分子ドッキングから引き継がれたものである．また，同様の由来をもつ用語として**ポーズ**がある．これは受容体とリガンドの複合体構造のことを指す．

## 11.3 サンプリング問題，スコアリング問題，その他の近似

とくに構造バイオインフォマティクス研究において，**サンプリング問題**と**スコアリング問題**という二つのフレーズをよく耳にする（図 11.1）．ドッキングにおける**サンプリング**（sampling）とは，候補となる複数のポーズを生成することであり，**スコアリング**（scoring）とは，生成されたポーズの候補から最適な構造を選び出すことを指す．それ以外の選ばれなかった構造は，しばしば**デコイ**（decoy）とよばれる．もちろん，ドッキングにはサンプリングとスコアリングの両方が必要となるが，研究者らは，慣習的に一つずつ分けて考えるようにしている．このように複雑な問題を概念的に分割することは，科学を学ぶ者にとってとても重要である．これは自明なことのように思えるが，この議論には価値がある．複雑な問題は，精神的な罠となり，「行き詰まり」につながることがある．研究者が陥りがちな問題が，この「行き詰まり」である．ゆえに，どうすればこの「行き詰まり」を解消できるかを学ぶことは重要である．そして，一つの課題を小さな課題に分割することは，

**178** 第 11 章 タンパク質－タンパク質相互作用

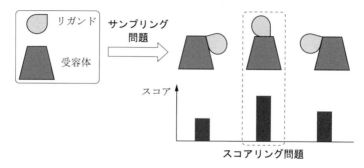

図 11.1 サンプリング問題とスコアリング問題．サンプリングとは，試行ソリューションの生成を指す．これには，リジッドドッキングでは，一方のタンパク質を他方のタンパク質に対して相対的に移動させることが含まれる．スコアリングとは，最良の試行位置を選択することである．

「行き詰まり」を解消するための有効な戦略となる．

### ◀ 11.3.1 ▶ スコアリング問題

まず，スコアリングについて述べる．サンプリングとスコアリングを分割する最も簡単な手法は，サンプリングのための確立された**ベンチマーク**を使用することである．幸い，マサチューセッツ大学医学部の Zhiping Weng 教授が率いる "Zlab" が，2002 年からベンチマークシリーズを提供している（現在，バージョン 0 から 5 までが利用可能）[3]．このベンチマークは，ドッキングに携わる研究者の間では広く認知されており，新しいタンパク質 - タンパク質ドッキングスコアを開発する場合，サンプリングを行う必要はなく，これらベンチマークとデコイ[4]のセットを ダウンロードしてスコアリング問題に取りかかることができる．さらに，多くの研究室がドッキングスコアリングを開発しているため，自身が開発したスコアリングを比較・検討することが可能である．もし結果が有望であれば，ドッキング手法の盲検試験である CAPRI への参加を検討してもよいだろう．

新しいスコアリング開発に着手するときに注意すべき，陥りがちな落とし穴がいくつかある．それらは以下のとおりである．

- **トレーニング - テストコンタミネーション**：これは，トレーニングセットの一部がテストセットに漏れた状態でスコアリングを評価することを指す．テストセットとトレーニングセットの類似性は最小限に抑えるよう，つねに心がけるべきである．
- **盲検試験のスキップ**：トレーニング - テストコンタミネーションに注意した

としても，CAPRI のような単盲検試験で評価されていなければ，そのスコアは研究者らから信頼されないだろう．

- **文献検索の漏れ**：ドッキング研究の歴史は長い．独自に開発したアイデアであっても，過去に誰かが同じアイデアをもっていたかもしれない．そのアイデアを主張する前に，文献を検索すべきである．
- **サンプリングの不完全さ**：サンプリングが不完全だった場合，スコアが正しく出ないことがある．

## ◀11.3.2▶ サンプリング問題

前項とは逆に，スコアリングにはすでに確立された手法を利用して，サンプリング問題に集中することも可能である．この場合，スコアリング手法の選択がサンプリングの結果を大きく左右してしまう．いい換えれば，サンプリングからスコアリングを分離することは，スコアリングからサンプリングを分離することよりも現実的には難しい．これは，スコアリングがサンプリングよりも基礎的であることを意味している．では，「なぜサンプリング問題に取り組むのか？」と思うかもしれない．答えは簡単で，スコアリング問題は概念的には魅力的であるが，実際取り組むには難易度が高く，逆にサンプリング問題は扱いやすいからである．

タンパク質－タンパク質ドッキングにおいて，サンプリング手法は**ドッキングエンジン**とよばれることがある．総じて，効率的かつ確かなドッキングエンジン（すなわち，個々の入力構造が実際の構造から逸脱していても，それに近いタンパク質－タンパク質複合体を生成できる）は，タンパク質－タンパク質ドッキングに必要不可欠なものである．

前述のスコアリング問題に関する落とし穴は，サンプリング問題にも当てはまる．さらに，サンプリングがスコアリングに依存していることを念頭に置くことが重要である．上記のように，すべてのドッキングエンジンは，ある種のスコアリングを仮定している．ドッキングエンジンの効率や再現性を報告する場合，スコアリングのパラメータに対する感度を検証する必要がある．これは大変な作業となるだろう．

## ◀11.3.3▶ その他の近似

サンプリング問題やスコアリング問題を扱う場合，例外をある程度除外することで，当該の問題に焦点を当てることができる．ドッキングの分野では，研究者らはこうした近似を多く使用している．たとえば，以下のようなものである．

- **大きな構造変化はないものと仮定する（リジッドドッキング）**：この近似は，自由度を最小にすることを目的とし，通常，ドッキングされたポーズを剛体として生成した後から柔軟性を加えることによって，正当化される．これは，ドッキングの際に大きな構造変化を起こさないタンパク質にしか適用できない．実際，Zlab ベンチマークと CAPRI ターゲットは，結合時にタンパク質構造がどの程度変化するかに基づいて，難易度別に分類されている．
- **二量体のみを考慮し，三量体や高次の複合体は考慮しない（バイナリードッキング）**：その目的は，同様に自由度を減らすことにある．この近似は，タンパク質の一対（またはそれ以上）の系を単一の剛体として扱うことで，高次ドッキングに一般化できるとして，正当化される．

## 11.4 タンパク質 – タンパク質相互作用のエネルギー地形

生理的温度では，タンパク質 – タンパク質相互作用は，**静電相互作用**と**疎水結合**を含むさまざまな相互作用に大きく支配される．静電相互作用は，アミノ酸に内在する電荷間の相互作用によって説明される．一方，疎水結合は可視化するのが比較的難しい．疎水結合を理解するためには，電荷をもたない二つのタンパク質を水溶液中に置いたときの挙動を考えるのが有効である．一般に，二つのタンパク質は，たとえ結合相手ではないとしても，疎水的相互作用によって結合する．これは，二つのタンパク質の疎水性部位が溶媒から隔てられることによって，系の自由エネルギーが低下し安定化するからである．電気的に中性のタンパク質の水における分子動力学シミュレーションでは，タンパク質は「粘着性」をもっているように見える．このような粘着性のある相互作用は，たとえば，抗体と抗原のペアが示すような高親和性の複合体や，分子機械が必要とする正確な形状にはならない．むしろ，タンパク質は安定した最小値を見つけることなく，非特異的な極小値を行ったり来たりするのである．この「粘着性」は，疎水性の効果によるものであり，タンパク質は解離しているよりも近接していたほうが安定するが，近接の仕方についてはあまり頓着しない，というところに起因する．

このような**エネルギー地形**の全体的な形状は，漏斗状である（図 11.2 左）．表面積を最小化する強い勾配があるが，この漏斗の底では他の相互作用（水素結合，バックボーンのねじれ，側鎖のエントロピーなど）が局所的なエネルギー地形を決定しており，エネルギー地形は入り組んでいる．

サンプリング問題に戻るが，表面積を減らしたポーズ（つまり，二つのタンパク

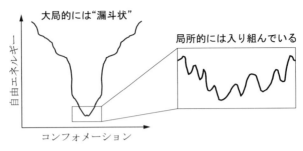

図 11.2　エネルギーランドスケープの形はスケールによって異なる．大局的に見ると，タンパク質ドッキングのエネルギー状況は漏斗状になる傾向がある．また，局所的には入り組んでいる．

質が**接触しているが重なっていない状態**）を生成することは非常に簡単であることはわかるだろう．同時に，このような立体配座は数多く存在し，低解像度であってもそのすべてをサンプリングするのは大変であることは容易に想像できよう．スコアリング問題の難しさは，ここにも表れている．ほとんどのコンパクトな構造は，少なくとも合理的なように思えるが，我々の目的は，単に「合理的」なものと「非合理的」なものを区別することではなく，むしろ，多くの妥当なポーズの中から最適なポーズを選ぶことにある．さらに，良いスコアリング関数は，局所的なコンフォメーション（ループの立体配座や側鎖の向き）がすべて最適な状態でなくても，最適なポーズを見分けられるものでなければならない．実際，エネルギー地形の局所的な形状は，さまざまな相互作用のバランスに依存しており，タンパク質配列のどのペアに対しても，一貫して実際の構造が最上位に来るようになっている（図11.2 右）．

## 11.5　条件付き折りたたみ

　大きな構造変化を到底無視できないような問題において，そもそもタンパク質が自発的に秩序だった構造にならない領域が関係している場合がある．これらのいわゆる**天然変性領域**は，構造上のドメイン間の「リンカー」として機能する．現在では，コーディング領域の 40％以上に 30 残基以上の天然変性領域が存在し，この領域は，構造上のドメインをつなぐだけではなく，機能的な役割をもつことがわかっている[5]．その機能的な役割の一つに**条件付き折りたたみ**がある．すなわち，他のタンパク質と結合したときにのみ，秩序立った状態になる．このような条件付き折りたたみの機能的利点として，このような領域がタンパク質 – タンパク質相互作

用の「ハブ」として機能することにより，さまざまな相互作用を媒介すると考えられている[6]．

## 11.6 タンパク質 – タンパク質ドッキングスコア

ドッキングにおけるスコアリング関数には，相同な複合体のペアワイズポテンシャル，共進化情報，クラスタリングスコアなどの特徴量を一つ以上導入する傾向がある．ここでは，これらの三つのスコアについて簡単に説明する．

### ◀11.6.1▶ ペアワイズポテンシャル

ペアワイズポテンシャルは，通常，タンパク質の折りたたみ構造を記述するために使用されるものに類似した解析式から導かれる．この手法では，PDBにある二つのタンパク質間の各残基間距離に基づく接触頻度 $N$ と他の条件によってスコアが構築される[7]．慣習的に，ペアワイズポテンシャルは，「予想される」接触頻度 $N_{\mathrm{expected}}$ に対する「観測される」接触頻度 $N_{\mathrm{observed}}$ の比率を対数化することで評価される．たとえば，距離 $d$ だけ離れた残基ペア $i, j$ について，

$$\mathrm{Score}(i, j, d) = -\log\left(\frac{N_{\mathrm{observed}}(i, j, d)}{N_{\mathrm{expected}}(i, j, d)}\right) \tag{11.1}$$

と定義される．このような対数オッズスコアには，調整の必要なパラメータがほとんどないという大きな利点がある．一方で，単純ではあるが，ある距離のある残基の組について，「予想される」接触頻度を定義することは困難であることがわかっている．

### ◀11.6.2▶ 共進化情報

共進化的手法では，相同な複合体の配列情報を利用する．これは，タンパク質 – タンパク質境界面で片方のタンパク質が構造変化を起こすと，共進化の形でもう一方のタンパク質に影響し，そちらも構造変化を起こすという考え方に基づく．しかし，この手法では，非常に多くの相同な複合体（通常 1000 個以上）が必要となる[8, 9]．このように多数の相同な複合体を集めることは現実的に困難であるため，ほとんどのドッキング手法は，このような大規模な配列情報の必要性を減らすよう試みられている[10]．

### ◀ 11.6.3 ▶ クラスタリングスコア

CAPRI における自動ドッキングのチャンピオンは，ClusPro サーバーである[11]．ClusPro は物理的なスコアリング機能をそのドッキングエンジンに組み込んでいるが，最終的なポーズはそれらが属するクラスターの大きさに基づいて選択される[12]．また，最新の CAPRI 実験で示された別の有効な手法として，多くの手法でコンセンサスの得られた接触点に基づくスコアを導き出す手法がある[13]．この手法では，すべての候補の中から上位にランクされたポーズを利用し，コンセンサスのある接触点に基づいてサンプリングを行う．すべてのドッキングエンジンは暗黙のスコアリング関数を含んでおり，したがってドッキング空間をランダムにサンプリングしないため，結果として得られるモデルは暗黙のエネルギー地形を表現している．このエネルギー地形は，静電相互作用や疎水結合といった他の物理化学的特徴量に加え，二つのタンパク質表面の排除体積を反映しているため，かなり複雑なものとなっている．したがって，このエネルギー地形における「底」，すなわち極小値をとるポーズの集合は，エネルギー状態の安定したポーズのクラスターを意味しており，ポーズの数はそのクラスターの大きさとして解釈することができる．おそらく，ClusPro の盲検試験における優れた性能は，そのクラスターの大きさが個々のタンパク質のモデリングに対して何らかの確かさをもっているという事実を反映しているのだろう．

## 11.7 リジッドドッキングとフレキシブルドッキング

11.3.3 項で述べたように，サンプリングに関して，大多数のタンパク質ドッキング法は，相互作用するタンパク質を剛体（rigid body）として扱う．これは，二つのタンパク質が相互作用しているが重なり合っていない状態を生成する，効率的なサンプリングアルゴリズムである．これをリジッドドッキングとよぶ．このような状態における二つのタンパク質の表面の形状を相関関係で表すことができ，かつ，その形状がグリッド上の離散的な点で表される場合，高速フーリエ変換（FFT）に基づくアルゴリズムによってサンプリングを効率的に実行することができる．また，FFT は，ClusPro[14] や Hex[15] などにおいて広く利用されており，実際にドッキング計算の効率化に成功している．

　そうしたリジッドドッキングは，6 次元空間をグローバルにサンプリングするために使用される近似法であるが，もしこれらの自由度のいくつかを制限することが

できれば（すなわち，一つ以上の相互作用する残基を固定することができれば），分子内の動きも考慮できる．この手法をフレキシブルドッキングとよぶ．重要なフレキシブルドッキングエンジンの一つがHADDOCK[16]で，これは分子動力学を利用するため，分子内および分子間相互作用を同時にサンプリングできる．もう一つの広く使われているフレキシブルドッキング手法はRosettaDock[17]で，タンパク質のモデリングとドッキングを同時に行える．

## 11.8 特徴量としての共進化

タンパク質の構造や機能を予測することを目的とした多くの機械学習的手法において，特徴量として多重配列アラインメント（multiple sequence alignment, MSA）を用いることが一般的となっている．タンパク質 – タンパク質ドッキングにおいて接触する残基間の相互作用を保持するような進化的制約が働くので，こういった特徴量が有効なのである．このような手法をタンパク質複合体に適用する場合，酵素阻害剤複合体や生存に必須なタンパク質複合体のような共進化をするタンパク質複合体に対しても効果的であると予想される．ここでは，分子内および分子間相互作用は，相互作用するタンパク質の進化の情報を含むMSAによって捉えることができる．

## 11.9 MSAを用いた深層学習

これまで，タンパク質ドッキングを簡略化するために近似を使用することの重要性について述べてきた．重要な近似としては，以下の二つがある．

① スコアリングとサンプリングの分割

② 相互作用するタンパク質を剛体として扱うこと

現代の深層学習は，このような手法で問題を分割していない．むしろ分割せず，入力データを望ましい出力に変換する一連の数学的操作の層で構成されている．この手法により，何百万もの調整可能なパラメータを含むシステムが出来上がる．深層学習の課題は，これらのパラメータを，新たな入力に対してもうまく汎化できるように最適化することである．この手法には，カスタマイズされたニューラルネットワーク構造と膨大な計算リソースが必要である．この手法は，本章で説明した近似とは概念的に正反対であるといえるかもしれない．CASP13[18]とCASP14[19]コンテストにおけるDeep MindのAlphaFoldの圧倒的な性能は，この手法の説得

力のある裏付けとなっている．そこでは，タンパク質構造予測深層学習モデルのフレキシブルドッキングへの汎化[20]がなされており，パラメータの最適化こそ最重要課題であるという確信をさらに強固なものにしている．

本書の執筆時点（2024年7月時点）で，複数の研究室から，構造ドメイン間に適切なリンカーを追加するだけで，AlphaFoldによってタンパク質複合体を正確に予測できることが独自に報告されている．その後，DeepMindは，タンパク質複合体について明示的に学習させた最新のAlphaFoldモデル（AlphaFold-Multimer）をリリースし，リンカー付きのAlphaFoldよりも大幅に優れた性能を示した．これらの最近の発見は，DeepMindによる詳細に記述された文書とソースコードの公開とともに，彼らの手法がドッキングに携わる研究者らによって広く受け入れられたことを強く示唆する．

このように，我々は現在，タンパク質-タンパク質ドッキングの歴史において，大きなパラダイムシフトを経験している．この分野は，スコアリングとサンプリングを分割し，二つの複合体のみをリジッドドッキングで扱うという概念によって，何年も支配されてきた．ところが突然，このような前提を一切もたない新しいタンパク質構造予測法が誕生し，タンパク質-タンパク質ドッキングの問題に取って代わったように思われる．しかし，DeepMindのAlphaFoldの影響は衝撃的であったが，それは，「取って代わった」というより，タンパク質の折りたたみとタンパク質ドッキングという二つの分野が「統合された」ようにも思える．これは近似ではないかもしれないが，一種の単純化であり，タンパク質ドッキングはタンパク質の折りたたみの特殊なケースにすぎないのである．

## 11.10 抗原抗体反応

本章の冒頭で述べたように，ヒトは多様な免疫グロブリンをもつ．これはおそらく，病原体に満ちた環境において，抗体と抗原の反応が我々にとって重要であることに起因していると考えられる．配列決定技術の向上により，抗体の配列数は実験的に決定された構造の数を大きく上回っており，このため，抗体と抗原のモデルをドッキングさせる計算手法が必要とされている．

しかし，ドッキングにおけるさまざまな問題に関して，その出発点となる構造の質に大きく依存しているように思われる[21]．もし結合領域に大きな不確かさ（柔軟性やモデリングエラーによる）がある場合，一般に，抗体-抗原複合体の信頼度は非常に低くなる．さらに，**相補性決定領域**（complementarity determining region,

CDR）として知られる，抗原と反応する抗体領域は，誤差が大きく柔軟性も高い．したがって，この「ノイズ」にどう対処するかは，未解決の重要な課題である[22]．この課題は，結合部位の予測によって解決することができると考えられている．近年，抗体の結合部位（パラトープ）および抗原の結合部位（エピトープ）の予測に関して，配列と予測される構造的特徴を学習した機械学習モデルによって改善されたことが報告された[23]．そして筆者らは，抗体‐抗原モデリング，パラトープおよびエピトープ予測，リジッドドッキング，再スコアリングを組み合わせて，配列から抗体‐抗原複合体モデルを予測するAbAdaptという手法を導入した（図11.3）．これは有望なシステムであり，ドッキングから得られた特徴量を機械学習モデルに組み込むと，エピトープ予測を大幅に改善することを示した[24]．

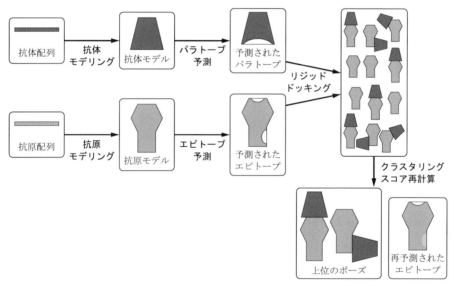

図11.3　AbAdaptによる抗体依存エピトープ予測[24]．特定の抗原上の抗体結合部位（エピトープ）は，結合する抗体によって異なる．

## 参考文献

[1] Lander, E. S. et al., Initial sequencing and analysis of the human genome. *Nature* **409**：860-921（2001）．
[2] Rozewicki, J. et al., MAFFT-DASH：integrated protein sequence and structural alignment. *Nucleic Acids Res.* **47**（W1 02）：W5-W10（2019）．
[3] Zlab. Docking Benchmark 5, https://zlab.umassmed.edu/benchmark/（2022）．
[4] Zlab. Zlab decoys.（2022）．
[5] Oates, M. E. et al., D(2)P(2)：database of disordered protein predictions. *Nucleic Acids Res.* **41**：

D508-516 (2013).

[6] Hu, G. et al., Functional Analysis of Human Hub Proteins and Their Interactors Involved in the Intrinsic Disorder-Enriched Interactions. *Int. J. Mol. Sci.* **18**(12) : 2761 (2017).

[7] Liu, S., Vakser, I. A., DECK : Distance and environment-dependent, coarse-grained, knowledge-based potentials for protein-protein docking. *BMC Bioinformatics* **12** : 280 (2011).

[8] Ovchinnikov, S. et al., Robust and accurate prediction of residue-residue interactions across protein interfaces using evolutionary information. *Elife* **3** : e02030 (2014).

[9] Weigt, M. et al., Identification of direct residue contacts in protein-protein interaction by message passing. *Proc. Natl. Acad. Sci. USA* **106** : 67-72 (2009).

[10] Yu, J. et al., Lessons from (co-) evolution in the docking of proteins and peptides for CAPRI Rounds 28-35. *Proteins* **85** : 378-390 (2017).

[11] Lensink, M. F. et al., Modeling protein-protein, protein-peptide, and protein-oligosaccharide complexes : CAPRI 7th edition. *Proteins* **88** : 916-938 (2020).

[12] Desta, I. T. et al., Performance and Its Limits in Rigid Body Protein-Protein Docking. *Structure* **28** : 1071-1081 e1073 (2020).

[13] Barradas-Bautista, D. et al., The CASP13-CAPRI targets as case studies to illustrate a novel scoring pipeline integrating CONSRANK with clustering and interface analyses. *BMC Bioinformatics* **21** : 262 (2020).

[14] Kozakov, D. et al., PIPER : an FFT-based protein docking program with pairwise potentials. *Proteins* **65** : 392-406 (2006).

[15] Macindoe, G. et al., HexServer : an FFT-based protein docking server powered by graphics processors. *Nucleic Acids Res.* **38** : W445-W449 (2010).

[16] Dominguez, C. et al., HADDOCK : a protein-protein docking approach based on biochemical or biophysical information. *J. Am. Chem. Soc.* **125** : 1731-1737 (2003).

[17] Lyskov, S. & Gray, J. J., The RosettaDock server for local protein-protein docking. *Nucleic Acids Res.* **36** : W233-W238 (2008).

[18] Senior, A. W. et al., Improved protein structure prediction using potentials from deep learning. *Nature* **577** : 706-710 (2020).

[19] Jumper, J. et al., Highly accurate protein structure prediction with AlphaFold. *Nature* **596** : 583-589 (2021).

[20] Evans, R. et al., Protein complex prediction with AlphaFold-Multimer. *bioRxiv* 2021.10.04.463034 (2021).

[21] Kilambi, K. P., Gray, J. J., Structure-based cross-docking analysis of antibody-antigen interactions. *Sci. Rep.* **7** : 8145 (2017).

[22] Norman, R. A. et al., Computational approaches to therapeutic antibody design : established methods and emerging trends. *Brief Bioinform.* **21**(5) : 1549-1567 (2020).

[23] Jespersen, M. C. et al., BepiPred-2.0 : improving sequence-based B-cell epitope prediction using conformational epitopes. *Nucleic Acids Res.* **45** : W24-W29 (2017).

[24] Davila, A. et al., AbAdapt : an adaptive approach to predicting antibody–antigen complex structures from sequence. *Bioinformatics Advances* **2**(1) : vbac015 (2022).

# 第Ⅲ部
# 応用実例編

第Ⅲ部「応用実例編」では，ここまで学んできたインシリコ創薬の基礎技術がどのように実際の創薬の現場で使われているかを，実例を通じて紹介する．扱われている実例の多くは，日本医療研究開発機構（AMED）の創薬等先端技術支援基盤プラットフォーム（BINDS）（https://www.binds.jp/）において実際に研究支援として行われた内容に準拠している．そのため，研究の現場で用いられる専門用語が急に現れて戸惑うこともあるかもしれないが，できるだけその場での読者の理解を助けるよう，簡単な補足説明を加えてある．さらに詳しく用語の意味を知りたい場合は，ウェブ情報などを活用してほしい．

　ここでは，合わせて 11 の実例を紹介している．各実例は，課題名，概要，関連するキーワード，実施内容，参考文献の順に記述してある．これらの例を通じて，インシリコ技術が創薬の中でいかに重要な働きを演じているかを感じとることができるだろう．読者の皆さんは，もしこれらの課題が与えられたとき，本書で学んだ基礎技術を用いて自分ならどのようにアプローチし，解を見つけていくか，ぜひ研究者目線で考えながら読んでみてほしい（なお，創薬と直接関係ないと思われる実例もいくつか含まれているが，そこで用いられる手法は参考になるはずである）．

## 実例 1  Stratifin を標的とした初期肺腺癌治療薬の開発支援

[広川]

　肺癌は日本で最も死亡数が多いがんで，とくに肺腺癌が一般的である．肺腺癌の原因としては EGFR 遺伝子変異などが知られており，これらの異常は互いに排他的である．EGFR 変異は日本人の肺腺癌患者の約 50% で見られ，EGFR に対する分子標的治療薬が使用されているが，再発するのが一般的である．

　一方，CT 検診により初期の肺腺癌の発見が増加しているが，これらの初期段階の腫瘍に対する適切な治療基準はまだ存在していない．そういった中で本研究により，肺腺癌の発展段階に関する分子病理学的研究から，初期の浸潤癌に焦点を当てることで，SFN というタンパク質が重要であることが発見された．SFN は肺腺癌の発展を促進する役割を果たす可能性がある．そこで，SFN を標的とした治療を検討し，SFN 阻害薬の開発を行うという計画である．具体的な SFN と SKP1 の結合部位の予測，ドラッガブルポケットの探索，化合物の同定がインシリコで行われ，その後，実験室での評価が予定されている．本研究は初期の肺腺癌の治療法を開発するためのものである．

〈キーワード〉
- ・ドッキング計算（タンパク質-タンパク質ドッキング）➡ 第 10 章，第 11 章
- ・機能部位予測 ➡ 第 11 章
- ・バーチャルスクリーニング（タンパク質構造ベース）➡ 第 10 章
- ・ケモインフォマティクス（ファルマコフォアモデリング）➡ 第 4 章

〈実施内容〉

　筑波大学医学医療系の広川貴次研究室と野口雅之研究室の共同研究によって，初期肺腺癌における標的タンパク質間相互作用阻害薬探索において，機能部位予測結果の検証およびバーチャルスクリーニングが行われた．実施内容としては，
① 標的タンパク質間相互作用予測
② ドラッガブル（機能）部位予測
③ バーチャルスクリーニング
の 3 段階である（図 1）．

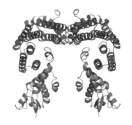 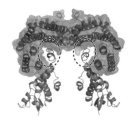 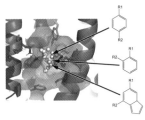

① 標的タンパク質間　　② ドラッガブル（機能）　　③ バーチャルスクリーニング
　 相互作用予測　　　　　 部位予測

図1　共同研究で実施した機能部位予測およびバーチャルスクリーニングの流れ．
カラー口絵を参照．

## (1) 標的タンパク質間相互作用予測

本疾患の標的タンパク質であるSFNとSKP1の立体構造をPDBより取得し，タンパク質-タンパク質ドッキング計算をすることで，SFN-SKP1複合体を予測した（図2上段）．その結果，相互作用エネルギーや出現するポーズのクラスタリング解析から，上位2結合ポーズが有意な複合体構造と判断された．SFNは二量体構造を形成していることからも，両サイドにSKP1が結合していると考察すると，2結合ポーズの結果予測は妥当であるといえる．複合体構造からSFNとSKP1との相互作用に重要なアミノ酸残基は，変異体を用いたIP Western法での結合実験を通じて，実際に相互作用に関与していることが検証された（図2下段）．

## (2) ドラッガブル（機能）部位予測

つぎに，SFNタンパク質内のSKP1結合部位周辺に存在するポケットのドラッガビリティが，本研究で用いている機能部位予測法で評価された．その結果，ドラッガビリティを示すPLB値が2.86であることがわかり，判定基準の2を上回ったことから，低分子結合が可能であると判断された．

## (3) バーチャルスクリーニング

上の結果に基づき，SKP1と競合する医薬品候補となりうる小分子化合物に対し，既存薬データベースDrugBankからドッキング計算によるバーチャルスクリーニングを行い，ドッキングスコア上位化合物より，購入可能な46候補化合物の選定を行った（図3上段）．候補化合物は，筑波大学の研究チームによってさまざまな生化学実験で評価が行われた．その結果，*in vitro*の結合阻害実験では，Aprepitant，Ticagrelor，Ezetimibe，Chlorhexidineの4化合物に阻害能が確認された（図3下段）．

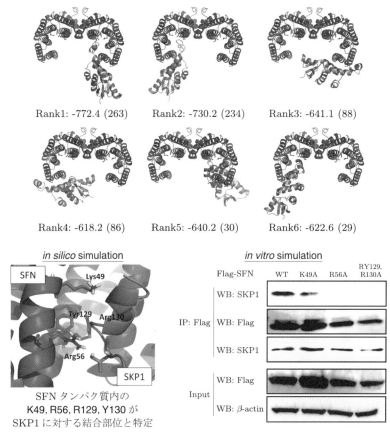

図2 SFN-SKP1ドッキング計算結果および変異体を用いた結合評価実験結果．上段の六つの図では，SFNおよびSKP1をそれぞれマゼンタ，オレンジのリボンモデルで表示．各ポーズについて，順位（Rank），ドッキングエネルギー，クラスタ数（カッコ内）を記している．ドッキング計算には，ClusProプログラムを利用した．下段の図は，複合体モデル（左）から推定された結合部位に重要なアミノ酸をアラニンに変異させたSFNによるIP Westernによる結合評価実験の結果（右）．カラー口絵を参照．

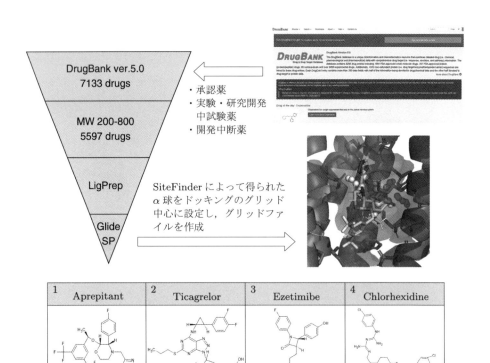

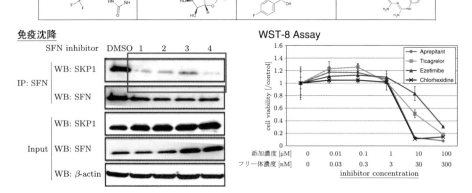

図3 ドラッガブル機能部位に対する既知医薬品のバーチャルスクリーニング（上段）および結合阻害評価実験結果（下段）．計算環境は，Schrodinger 社 LigPrep および Glide SP ツールを用いた．バージョンは 201504．力場は OPLS3．DrugBank：https://www.drugbank.ca/

これらの4化合物について，肺腺癌細胞，A549 をヌードマウス皮下に0日目に移植（$5 \times 10^6$ cells/individual）し，翌日から毎日強制経口投与（80 mg/kg/day）を行った結果，Aprepitant と Ticagrelor の2化合物について，強い腫瘍抑制効果を有することが確認された（図4）．

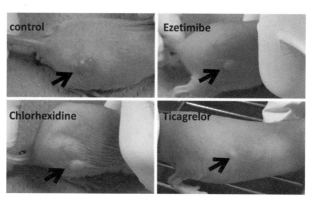

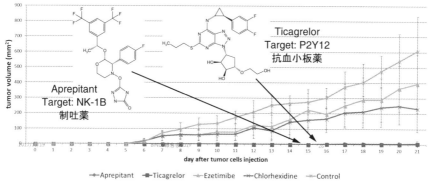

図4　4ヒット化合物に対する腫瘍抑制効果評価実験.

　上記の成果は Clinical Cancer Research 誌へ発表され[1]．また，Aprepitant および Ticagrelor については，開発元の製薬会社でドラッグリポジショニングとしての可能性が検討されている．複合体モデリングおよびドラッガブル機能部位は，ともに IP Western（部位の確認）および実際に *in vitro* および腫瘍抑制実験で化合物が同定（ドラッガビリティ）されたことで，創薬現場で適用可能な精度を示すことができた．また，ヒット率については，タンパク質間阻害剤探索という難易度の高い課題でありながらも，*in vitro* では 8.7%（= 4/46），腫瘍予測性ヒットでは 4.3% と高いヒット率を達成した（一般的な酵素阻害剤探索では 10% 程度）．

# 参考文献

[1] Shiba-Ishii, A., Hirokawa, T. et al., Stratifin Inhibits SCFFBW7 Formation and Blocks Ubiquitination of Oncoproteins during the Course of Lung Adenocarcinogenesis. *Clin. Cancer Res.* **25**(9) : 2809-2820 (2019).

## 実例 2　チロシンキナーゼ HCK を標的とした急性骨髄性白血病治療薬の設計・開発支援

[本間]

　白血病の中でも，成人に多い血液がんである急性骨髄性白血病は再発率が高く，再発した場合の有効な治療法がない．理化学研究所（理研）の石川文彦らの研究により，健常者の正常造血幹細胞と患者由来の白血病幹細胞の遺伝子の違いが解析され，白血病幹細胞においてリン酸化酵素 HCK を含むタンパク質をコードする遺伝子が高発現していることがわかった．HCK は悪性度の高い急性骨髄性白血病の治療薬の有望な標的であることが強く示唆され，阻害剤のインシリコスクリーニング，およびヒットした阻害剤の最適化設計が行われることになった．HCK は，500 種類以上のメンバーを含むキナーゼスーパーファミリーの中のチロシンキナーゼの一種であることから，活性だけではなく，副作用に関係するキナーゼとの選択性の向上が重要であり，さらに経口医薬品を目指していることから，膜透過性，代謝安定性などの薬物動態プロファイル，細胞毒性，心毒性などの毒性プロファイルについても高いレベルの解析が要求されている．ここでは，ドッキングに基づく活性・選択性向上を目指した設計に加え，臨床候補品を目指して AI 予測および構成生成 AI による毒性を回避する設計について紹介する．

〈キーワード〉

- ・インシリコスクリーニング ➡ 第 5 章，第 10 章
- ・ドッキング計算（設計した新規化合物のドッキング）➡ 第 10 章
- ・心毒性（hERG）予測（AI による予測）➡ 第 5 章
- ・心毒性を回避する新規構造生成（AI による構造生成）➡ 第 5 章

〈実施内容〉

　患者由来の急性骨髄性白血病細胞で効果の高い HCK 阻害剤を設計するために，HCK 阻害剤のインシリコスクリーニングと最適化設計を効率的に行う必要がある．さらにそのために，候補化合物の評価，設計した化合物の合成，HCK との複合体構造解析を実施する必要があり，関係する研究室（理研の石川，小山，白水ら）との共同研究が重要となった．

　HCK 阻害剤をインシリコスクリーニングする方法としては，既知の阻害剤に基づく方法と標的である立体構造に基づく方法の 2 種類がある．HCK に関しては両方の情報が利用可能であったため，医薬品開発の成功率を高めるために両方の方法

が併用された．900万個の市販化合物データベースに対して，36個の既知HCK阻害剤の構造に基づいた2D（2次元）構造類似性，3D（3次元）形状類似性，およびHCK構造に対するドッキングによるインシリコスクリーニングが行われた結果，3088個の化合物が選択された．2D構造類似性としては，Circularフィンガープリント（ECFP4）とファルマコフォアフィンガープリント（GpiDAPH3）の組み合わせが，ヒット率とヒット化合物の多様性の両面から期待できる．3D形状類似性としては，形状類似性とファルマコフォアの空間上の一致の両面をスコアに反映されることができるTanimotoComboスコアが有用である．ドッキングについては，最もユーザーが多い有償ドッキングソフトウェアであるGlideを利用し，複数のHCK構造を用いて上記の36個の既知阻害剤，数百個のデコイ化合物のドッキングが行われ，既知阻害剤の判別効果の高い条件が採用された．10 μMのHCK阻害アッセイの結果，数十個のヒットがあり，そのうち最も活性が高かったのは，3D形状類似性検索によって見出されたRK-24466（$IC_{50}$：7.7 nM）であった．初期ヒットしては，10 nM以下とかなり活性が高いが，さらなる活性の向上を目指してX線結晶解析を行い，Asp348との水素結合を狙えることがわかった．Asp348との静電相互作用を形成できる置換基を設計して見出されたRK-20449は，$IC_{50}$：0.43 nMと非常に高い阻害活性を示した（図1）[1]．

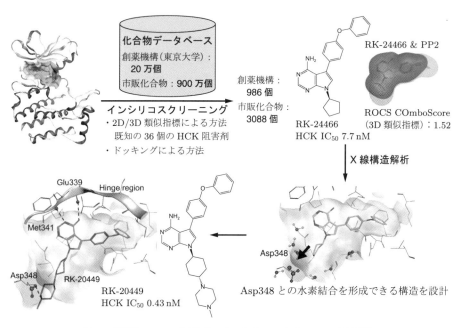

図1 高活性のHCK阻害剤のインシリコスクリーニングと設計．

実例2 チロシンキナーゼHCKを標的とした急性骨髄性白血病治療薬の設計・開発支援 | **197**

RK-20449 は，既存の化学療法抵抗性の患者由来白血病細胞に対して 500 nM 程度で細胞増殖阻害効果を示した（図 2(a)）．また，免疫不全マウスに移植した患者由来白血病細胞についても，30 mg/kg ip（腹腔内投与）において高い薬効を示した（図 2(b)）．

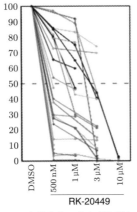 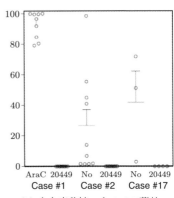

(a) RK-20449 の患者由来の白血病細胞における効果　　(b) 白血病移植マウスでの薬効

図 2　RK-20449 の薬効．カラー口絵を参照．

　RK-20449 およびその類縁体を医薬品として開発するためには，薬物動態，毒性のプロファイルを改善する必要がある．RK-20449 類縁体は，溶解性，膜透過性，代謝安定性などについては比較的良好であったが，心臓の電位を制御するカリウムイオンチャネルである hERG を強く阻害（10 μM において 50％以上の阻害）するため，心毒性が懸念された．hERG は，hERG 側の Tyr 残基，Phe 残基がそれぞれリガンド側のプラス電荷をもつ置換基，脂溶性の高い置換基と結合することが知られており，RK-20449 類縁体はそれらの構造上の特徴をもっている．hERG 親和性を回避するために，プラス電荷を生成させる塩基性置換基を変換したところ，塩基性が下がると HCK の Asp348 との相互作用が弱まり，HCK 阻害活性が低下してしまうことがわかった[2]．

　そこで，より広範囲の構造変換候補から心毒性を回避できる HCK 阻害剤を高い精度で設計するために，hERG 親和性を予測する AI 予測モデルを利用することになった．ChEMBL，GOSTAR，HCGC，hERG Central の各データベースから hERG 親和性のデータを抽出・統合を行い，独自の新規データを加えることによって，29 万 1219 の化合物のデータからなる AMED hERG データベースを構築した（表 1，http://drugdesign.riken.jp/hERGdb/）．

表1 AMED統合心毒性データベース.

| データベース | 分類 | 化合物数 |
|---|---|---|
| ChEMBL (v22) | hERG 阻害剤 | 4793 |
| | 不活性化合物 | 5275 |
| | 全化合物 | 10068 |
| GOSTAR | hERG 阻害剤 | 3260 |
| | 不活性化合物 | 3509 |
| | 全化合物 | 6769 |
| NCGC | hERG 阻害剤 | 232 |
| | 不活性化合物 | 1234 |
| | 全化合物 | 1466 |
| hERGCentral | hERG 阻害剤 | 4321 |
| | 不活性化合物 | 274536 |
| | 全化合物 | 278857 |
| AMED 統合心毒性 DB | hERG 阻害剤 | 9890 |
| | 不活性化合物 | 281329 |
| | 全化合物 | 291219 |

このデータベースを用いて，数百個のフィンガープリント・記述子を遺伝的アルゴリズムの一種である NSGA-Ⅱによって絞り込み，SVM によって機械学習が行われた．その結果，外部テストセットにおいて，正答率が 0.985，Kappa 統計量が 0.749 を示す，非常に予測性能の高い AI モデルを得ることができた（表2）[3]．

表2 表1のデータに基づく hERG 予測 AI の性能.

| モデル | 正答率 | Kappa 統計量 | Sensitivity | Specificity | Positive Precision | Negative Precision |
|---|---|---|---|---|---|---|
| AMED hERG | 0.985 | 0.749 | 0.683 | 0.996 | 0.849 | 0.989 |

つぎに，新規構造生成モデルの一種である RLS 法を用いて，HCK 阻害活性への影響の少ない先端部分に対して構造生成を行った結果，79571 個の構造を生成することができた．これらの中から，合成可能性が高く医薬品ライクな構造に絞り込み，1450 個の構造に対して，hREG 予測が実施された．その結果，737 個が hERG 10 μM で 50%以下の阻害であることが予測された．その後の検証によって，実際に合成された hERG 10 μM で 50%以下の阻害剤 4 個は，すべてこの 737 個の発生構造に含まれていることがわかり，予測 AI と構造生成を組み合わせた手法の有用性を検証することができた（図3）.

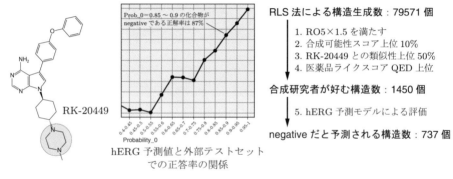

図3　hERG 予測 AI と構造生成モデルを利用した hERG 親和性を回避する設計．

## 参考文献

[1] Saito, Y., Honma, T. et al., A pyrrolo-pyrimidine derivative targets human primary AML stem cells in vivo. *Sci. Transl. Medicine.* **5**(181)：181ra52.

[2] Yuki, H., Honma, T. et al., Activity cliff for 7-substituted pyrrolo-pyrimidine inhibitors of HCK explained in terms of predicted basicity of the amine nitrogen. *Bioorg. Med. Chem.* **25**(16)：4259-4264（2017）．

[3] Ogura, K., Honma, T. et al., Support Vector Machine model for hERG inhibitory activities based on the integrated hERG database using descriptor selection by NSGA-Ⅱ. *Sci. Rep.* **9**(1)：12220（2019）．

## 実例 3 DNA 維持メチル化で機能するタンパク質の動的構造解析とインシリコスクリーニング

[池口]

DNA のメチル化は，各細胞での遺伝子の発現状況を決定する重要な要因である．細胞分裂の際に，DNA のメチル化パターンを維持する DNA 維持メチル化という機構が知られており，そこでは DNMT1 と UHRF1 というタンパク質が重要である．これらのタンパク質は，ダイナミックに構造変化しながら機能していると考えられるため，分子動力学シミュレーションによる動的構造の解析がなされた．DNMT1 に対しては，自己阻害型の全長構造を出発点として，ユビキチン化されたヒストン H3 が結合した複合体のモデリングと分子動力学シミュレーションによって，活性型構造への構造変化の初期過程が捉えられた．UHRF1 に対しては，S298 のリン酸化によるリンカー 2 の構造変化が分子動力学シミュレーションによって捉えられた．さらに，DNA 維持メチル化は，がん細胞で亢進していることが知られており，その阻害薬は抗がん剤の候補になりうる．それを考慮し，UHRF1 に対するインシリコスクリーニングによって，UHRF1 の機能を阻害する阻害剤が発見された．

〈キーワード〉
- ・分子動力学シミュレーション ➡ 第 8 章，第 9 章
- ・インシリコスクリーニング ➡ 第 5 章，第 10 章
- ・ドッキングシミュレーション ➡ 第 10 章，第 11 章

〈実施内容〉

生物の細胞は，それぞれの分化状況に応じて特有な遺伝子の発現パターンをもつ．その遺伝子の発現制御を行っている機構の一つが **DNA のメチル化**である．細胞が分裂するときに DNA が複製されるが，複製直後には新しくできた DNA 鎖はメチル化されていない．そこで，元の細胞由来の DNA のメチル化状況を認識して，新生鎖にメチル基を付与する **DNA 維持メチル化**という機構が生物の細胞には備わっている．DNA 維持メチル化では，いくつかのタンパク質が働いているが，その中に DNMT1（DNA methyltransferase 1）と UHRF1（Ubiquitin-like with PHD and RING finger domains 1）がある．横浜市立大学の有田研究室では，これらのタンパク質の立体構造の決定が行われてきた．これらのタンパク質はダイナミックに構造変化しながら機能していると想定されるので，解かれた立体構造を元に分子動力学（MD）シミュレーションを用いて，その運動性が解析された．また，がん

細胞では，DNA維持メチル化が亢進していることが知られており，DNA維持メチル化に関わるタンパク質は抗がん剤開発の標的でもある．そこで，UHRF1の立体構造をもとに，インシリコスクリーニングによって，その阻害剤が発見された．

まず，DNMT1のMDシミュレーション[1]について紹介する．メチル化されたDNAはDNA複製に伴い，片方のDNA鎖のみがメチル化されたヘミメチル化DNAとなる．このとき，ヘミメチル化DNAの新生DNA鎖にメチル基を付加する酵素タンパク質が，DNMT1である．不活性型のDNMT1は，自分の中にあるRFTS（replication foci targeting sequence）ドメインが活性部位を覆って自己阻害状態となっている．クロマチンの中にあるヒストンH3が二つのサイトでユビキチン化されると，RFTSドメインはユビキチン化ヒストンH3と複合体を形成し，DNMT1は活性型に遷移する．しかし，当時の実験で決定された構造は，自己阻害型の全長構造と，ユビキチン化ヒストンH3と結合したRFTSドメインのみの構造であったため，MDシミュレーションを用いて，ユビキチン化ヒストンH3と結合したDNMT1の全長構造のモデリングが行われた．まず，自己阻害型のDNMT1構造から，C-linkerとよばれる領域（図1）を解離させる必要があったため，C-linkerのRMSD（root mean square deviation）を大きくするように拘束をかけたtargeted MDシミュレーションによって，C-linkerの解離のモデリングが行われた．その後，RFTSドメインをRFTS・ユビキチン化ヒストンH3複合体に置き換えることで，ユビキチン化ヒストンH3が結合したDNMT1全長構造のモデリングが行われた（図1）．さらに，元の自己阻害構造とモデリング構造に対する拘束力をかけない通常のMDシミュレーションによって，ユビキチン化ヒストンH3が結合した構造では，RFTSドメインと触媒ドメインの間の相互作用が

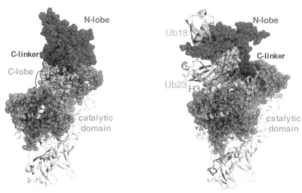

(a) 自己阻害型のDNMT1　　(b) ユビキチン化ヒストンH3との複合体

図1　分子動力学シミュレーションによるDNMT1全長とユビキチン化ヒストンH3の複合体モデリング[1]．カラー口絵を参照．

緩くなっていることがわかり，活性型構造への構造変化の初期過程が捉えられたと考えられる．このように，MDシミュレーションは分子モデリングにも応用できる．

つぎに，UHRF1のMDシミュレーション[2]について紹介する．UHRF1は，DNA複製後の親鎖のみがメチル化された片鎖メチル化DNAに特異的に結合し，DNAメチル化酵素であるDNMT1をリクルートする機能をもつ．UHRF1は五つの機能ドメインをもち，そのうちTTD（tandem Tudor domain）は，9番目のリジン残基（K9）がメチル化されたヒストンH3（H3K9me3），DNAリガーゼであるLIG1，UHRF1分子内のリンカー領域（リンカー2）と，TTDの中央の溝の領域で結合する．このリンカー2領域がTTDの溝に結合していると他の分子が結合できないが，リンカー2内のセリンがリン酸化されるとリンカー2が溝から外れて他の分子が結合できるようになる，という機能モデルが考えられた．そこで，TTD＋リンカー2について，非リン酸化体とリン酸化体でのMDシミュレーションによって，リン酸化によるリンカー2のTTDからの解離への影響が調べられた．その結果，非リン酸化体については，TTDとリンカー2の静電相互作用が十分安定であり，結晶構造の相互作用を維持することがわかった（図2）．リン酸化体については，非リン酸化体の結晶構造のセリン（S298）にリン酸基を付加（pS298）したMDシミュレーションによって，付加したリン酸がリンカー2の荷電側鎖との相互作用を形成し，TTDとリンカー2の相互作用が不安定化することがわかった．これは等温滴定型カロリメトリーなどの実験結果と整合しており，リン酸化による結合能の変化について一定の解釈を与えると考えられる．このように，MDシミュレーションは，タンパク質のリン酸化などの修飾に伴う構造変化も解析できる．

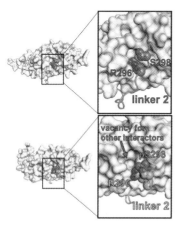 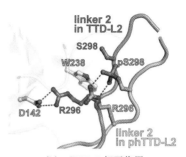

(a) リン酸化による構造変化　　　　(b) pS298の相互作用

図2　S298のリン酸化によるリンカー2の構造変化[2]．カラー口絵を参照．

がん細胞において，がん抑制遺伝子の発現は，異常な DNA メチル化によって抑制されているため，過剰発現している DNA 維持メチル化関連因子の阻害薬は抗がん剤の候補である．そこで，上記の UHRF1 の結合サイトを標的として，化合物ライブラリに対するインシリコスクリーニングが行われた（図 3）[3]．まず，UHRF1 の静的構造を対象として，東京大学創薬機構の化合物ライブラリ（20 万個以上の化合物）との網羅的なドッキングによって候補化合物が選別された．その後，MD シミュレーションや結合自由エネルギー計算を用いて，動的構造での評価が行われた．そのようにして選択された約 100 個の候補化合物を結合実験で確かめたところ，2 個の結合化合物を得ることができた．そのうち，結合能の高い化合物（5A-DMP）について，UHRF1 全長の系を使った機能阻害能を実験的に確かめたところ，機能発現に重要な LIG1 との結合が阻害されることもわかった．さらに，この化合物と UHRF1 TTD の複合体の結晶構造も決定でき，ドッキングシミュレーションで得られた複合体構造と一致していた．このインシリコスクリーニングでは，通常の静的構造に対するドッキングシミュレーションに加えて，動的構造も解析可能な MD シミュレーションも実施されており，MD による結合自由エネルギー計算がインシリコスクリーニングにも有効に機能することがわかった．

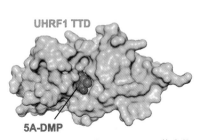
(a) UHRF1 TTD と 5A-DMP の複合体

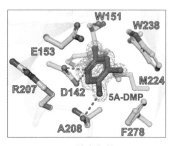
(b) 結合部位

図 3 UHRF1 TTD に対するインシリコスクリーニング[3]．化合物ライブラリから結合化合物 5A-DMP が発見された．

## 参考文献

[1] Ishiyama, S., Ikeguchi, M. et al., Structure of the DNMT1 reader module complexed with a unique two-mono-ubiquitin mark on histone H3 reveals the basis for DNA methylation maintenance. *Mol. Cell.* **68** : 350-360（2017）.

[2] Kori, S., Ikeguchi, M. et al., Serine 298 phosphorylation in linker 2 of UHRF1 regulates ligand-binding property of its tandem tudor domain. *J. Mol. Biol.* **432** : 4061-4075（2020）.

[3] Kori, S., Ikeguchi, M. et al., Structure-based screening combined with computational and biochemical analyses identified the inhibitor targeting the binding of DNA Ligase 1 to UHRF1. *Bioorg. Med. Chem.* **52** : 116500（2021）.

## 実例 4 疾患 − タンパク質 − ドラッグの ネットワークデータベースによる新規ターゲット予測

[白井]

　医薬品（ドラッグ）の有効性を代謝や相互作用などの分子メカニズムとして理解し，新規の疾患に対する創薬ターゲット（標的）の論理的予測につなげることが必要とされている．そのために，疾患・疾患関連変異・ヒトおよび病原体タンパク質・代謝物などの実体と，生体分子間相互作用・転写調節・ドラッグターゲット・薬効などの相互作用の情報をグラフデータとして統合したデータベースシステム DTX（Drug Target eXcavator）が開発された（https://harrier.nagahama-i-bio.ac.jp/dtx/）．

　DTX は，34109 個のノード（疾患，タンパク質，ドラッグなど）と 596596 本のエッジ（分子間相互作用，疾患関連性，ドラッグ有効性など）から構成され，ドラッグ（10991 種類）から疾患（2049 種類）の間を分子間相互作用のパスとして網羅的に辿ることを可能とする．DTX は，タンパク質配列やドラッグ構造をクエリとして，ドラッグの有効性メカニズムの解析や新規のドラッグターゲットの推定を行うことを目的としている．

　DTX データに基づいた勾配ブースティング決定木（GBDT）によるドラッグ有効性の判別を行ったところ，ある疾患とその疾患に有効なドラッグ間のパス（therapeutic true ケース）とその疾患への有効性がないドラッグのパス（therapeutic false ケース）は 0.88 の精度で判別可能であった．

〈キーワード〉

・データベース ➡ 第 3 章
・機械学習 ➡ 第 5 章

〈実施内容〉

　DTX は，疾患，タンパク質，ドラッグなどの情報をグラフノード，分子間相互作用，疾患関連性，疾患有効性などの情報をグラフエッジとしたデータベースであり，疾患とドラッグの関係性をタンパク質 − タンパク質相互作用（PPI），代謝経路，転写調節などの分子間相互作用データとして表現できる（図 1）．

　そこで，分子間相互作用の経路に基づいてドラッグの疾患有効性が判別可能かどうかを，DTX データの機械学習（勾配ブースティング決定木 GBDT）を用いて検討した．この機械学習は，疾患からドラッグまでの DTX パスをオートエンコーディ

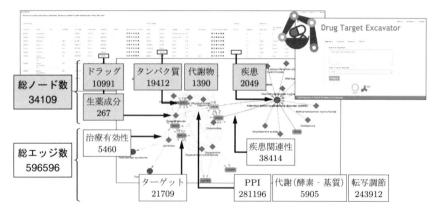

図1 DTX. DTXで検索可能なノード（疾患，タンパク質，ドラッグなど）とエッジ（分子間相互作用，疾患関連性，疾患有効性など）の登録数（2024年10月時点）と，検索結果（上：ノード情報のテーブル，下：ノード間のネットワークグラフ）のイメージを示す．Webツール（右上）のメニュー"Sequence/Chemical/Keyword/PDB ID"を使用して，キーワードやアミノ酸配列などからノードを検索し，そのノード周辺のネットワークグラフを閲覧できる．また，メニュー"PathX One-end/PathX Two-ends"から，任意のノードを始点，または任意の二つのノードを始点と終点とするパスを検索・閲覧できる．

ングなどにより1486ビットのバイナリ（0または1）ベクトルで表現したものを説明変数として，あるドラッグがある疾患に有効であるケース（目的変数 = 1）と有効でないケース（目的変数 = 0）を判別する．勾配ブースティング決定木GBDTは，決定木に基づいた機械学習の一種で，推定値の損失を順次補完する決定木のシリーズを作成する方法である．

結果として，疾患とその疾患に有効なドラッグ間のパス（therapeutic trueケース）と，その疾患の有効性が知られていないドラッグのパス（therapeutic falseケース．この場合のドラッグと疾患は実在のものであるが，そのドラッグはその疾患に効果がない）を学習させて判別させたところ，精度は0.88となった．また，therapeutic trueケースと，任意に選択した標的に対するダミードラッグ（dummyケース．すなわち実在する疾患に実在しないドラッグを仮想的にターゲットした場合）の間での判別精度は0.98となった．この結果はDTXにより，任意の疾患に対する新規のドラッグターゲットをある程度の精度で予測できることを示している．

同様に，ドラッグリポジショニング（既存のドラッグを従来とは異なる疾患の治療に転用するケース）の成功例（reposition trueケース）と失敗例（reposition falseケース），または副作用報告の多いドラッグ（high-adverseケース）と少ないドラッグ（low-adverseケース）についても同じ方法で判別したところ，それぞれ

精度 0.79, 0.98 で判別可能であった．この結果は，DTX をドラッグリポジショニングや，より副作用の少ないドラッグターゲットの予測などに応用できることを示唆している．

この結果に基づいたドラッグターゲットの機械学習器は，DTX のメニュー PathPred として公開されている（https://harrier.nagahama-i-bio.ac.jp/dtx/path_predict/）．このサービスでは，任意の疾患（疾患名称，または国際疾病分類 11 版 ICD-11 コード）と，任意のタンパク質（の名称）を入力すると，そのタンパク質がその疾患のドラッグのターゲットとなる可能性を 0.0 ～ 1.0 の間のスコア（1.0 に近いほど可能性が高い）で評価する（図 2）．

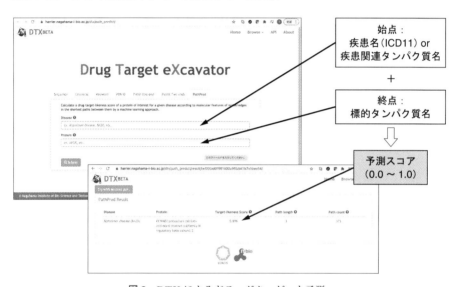

図 2　DTX によるドラッグターゲット予測．

DTX は，これまでに COVID-19 治療薬の探索研究[1, 2]や上皮成長因子受容体（EGFR）の相互作用解析[3]に利用されている．

## 参考文献

[1] Hijikata, A., Shirai, T. et al., Knowledge-based structural models of SARS-CoV-2 proteins and their complexes with potential drugs. *FEBS Lett.* **594**：1960-1973（2020）．
[2] Hijikata, A., Shirai, T. et al., Evaluating cepharanthine analogues as natural drugs against SARS-CoV-2. *FEBS Open Bio.* **12**(1)：285-294 13337（2021）．
[3] Yamada, K., Shirai, T. et al., Proximity extracellular protein-protein interaction analysis of EGFR using AirID-conjugated fragment of antigen binding. *Nat. Commun.* **14**：8301（2023）．

**実 例**

**5**

予測構造モデルを利用した
クライオ電子顕微鏡観測データに基づくモデリング

［富井］

　近年，クライオ電子顕微鏡を用いたタンパク質立体構造解析はますます盛んになってきている．ただし，クライオ電子顕微鏡による観測から得られた電子密度マップは，必ずしも一様に高解像度なものではなく，タンパク質を含む各分子の構造モデル構築は容易ではない場合もしばしばである．ここでは，AlphaFold による予測構造モデルを用いた電子密度マップに対するフレキシブルフィッティングの効果や，モデリングの注意点および代替手法などについて概略を紹介する．

〈キーワード〉

｜・AlphaFold ➡ 第 6 章

実施内容

　クライオ電子顕微鏡を用いた観測により，一様に高解像度の電子密度マップが得られた場合や，対象タンパク質と酷似した既知立体構造が利用可能な場合などでは，比較的容易に（水素を除く）全原子の立体構造モデルを得ることができる．しかし，実際の観測で得られる電子密度マップは，一部あるいは全部が高解像度ではないことや，対象タンパク質が利用可能な既知立体構造と異なる（部分）構造を有することもしばしばである．このような場合，AlphaFold[1, 2] などの立体構造予測法を用いて対象タンパク質の予測構造モデルを準備し，そのモデルを得られた電子密度マップに当てはめることで，観測データに基づく比較的良好な立体構造モデルを得られる場合がある．

　ここでは，ヒトのイオンチャネルの一種である TPC2（two-pore channel 2）のクライオ電子顕微鏡による観測データを基に，AlphaFold の予測構造モデルを利用したモデリングや，代替法の一つである筆者らの**プロファイル‐プロファイル比較法**[3] に基づくモデリングの事例を紹介する[4]．TPC2 は，リソソーム膜電位の調節に関与する 752 残基長の比較的長大な膜タンパク質で，クライオ電子顕微鏡観測によりホモ二量体の構造が決定された[5]．ここでは，リガンドのない *apo* 体の観測（PDB ID：6NQ1，EMDB ID：EMD-0478）に基づく計算例を示す．

　本例における予測構造モデルを利用したモデリングの手順は，以下のような要領である．

① 与えられた電子密度マップに対し，準備した単量体の予測構造モデルを重ね合わせる（何らかの方法で剛体フィッティング[6]する）．

② 上記操作の結果，比較的適合性の良好な上位の予測構造モデルを初期値として，電子密度マップにフレキシブルフィッティングする．

③ フレキシブルフィッティングした構造モデルの電子密度マップに対する全体および局所適合性を確認する．

以前の計算[4]では，予測構造モデルの計算に AlphaFold ver. 2.00 を利用していた（ただし，現在では多量体構造予測の精度も向上しており，①の段階で，たとえば AlphaFold-Multimer[7] や 2024 年 5 月に発表された AlphaFold 3[2] などを利用し，多量体の予測構造モデルを使うことも有益かもしれない）．計算に使用されたパラメータは，"max_template_date 2018-05-01" と "-preset full_dbs" である．フレキシブルフィッティングには，構造決定のためのソフトウェアパッケージである Phenix の cryo_fit2[8] が用いられた．ここでは簡略化のために，電子密度マップに対する構造モデルの全体的な適合度の評価値として，UCSF Chimera[9] の Fit_in_Map モジュールで計算される CCC（cross-correlation coefficient）を，局所的な適合度の評価値として，TEMPy[10] に実装されたセグメントベースの評価値である SMOC（segment-based Mander's overlap coefficient）スコアを示す（表1）．また，実験に基づき決定された構造 6NQ1 をどの程度再現しているかを確認するために，立体構造アラインメント法[11] を用いて構造間類似度が計算された．

最初に，AlphaFold の予測構造モデルを利用した TPC2 のモデリングの結果を紹介する．文献 [4] の計算ではまず，理想的な状態で精度の上限を確認するために，実験により決定された構造 6NQ1 の二量体配置に基づき，AlphaFold による単量体の予測構造モデルが電子密度マップに重ね合わされた．つぎに，これを初期値と

表1 構造モデルの電子密度マップに対する適合度と，決定構造（6NQ1）に対する類似度[4]．フレキシブルフィッティング前後での，各構造モデル（筆者らのプロファイル – プロファイル比較との結果に基づく構造モデル（Our Model）および AlphaFold を利用した構造モデル（AlphaFold Model））の密度マップに対する全体的な適合度 CCC と，局所的な適合度 SMOC の平均値を示す．TM-score は，立体構造アラインメント法[11] により計算される [0, 1] の範囲の値であり，1 が最大類似度（完全一致）を示す．

| | 6NQ1 | Our Model (No Fit.) | Our Model (Fit.) | AlphaFold Model | AlphaFold Model (Fit.) |
|---|---|---|---|---|---|
| CCC | 0.858 | 0.661 | 0.829 | 0.740 | 0.843 |
| SMOC（ave.） | 0.850 | 0.628 | 0.811 | 0.688 | 0.803 |
| TM-score | 1.000 | 0.916 | 0.930 | 0.957 | 0.982 |

して，フレキシブルフィッティングが行われた．AlphaFoldの予測構造モデルは，大部分のタンパク質に関して概して高精度なものと考えられる．実際，6NQ1に対するTM-score = 0.957と高い値であるが，表1に示すように，電子密度マップに対する全体的および局所的適合度は，フレキシブルフィッティングにより双方とも大きく上昇していることがわかる．また，6NQ1に対するTM-scoreも0.982に上昇している．これは，AlphaFoldの予測構造モデルを利用した場合でも（そのうえ，構造モデルの密度マップに対する「理想的」な配置ができたとしても），電子密度マップに対するフレキシブルフィッティングによる「調整」の必要性や重要性を示唆している．

さらに局所的な適合度の観点からすると，AlphaFoldの予測構造モデルを初期値としてフレキシブルフィッティングされたものであっても，実際に決定された6NQ1に比べやや低い数値となっていることがわかる．この原因の一つに，フレキシブルフィッティング後も改善しない6NQ1との局所構造の不一致の存在が挙げられる．図1は，フレキシブルフィッティング前後における予測構造モデルの密度マップに対する局所的な適合度を（SMOCの値を縦軸にして）分子全長にわたり示したものである．フレキシブルフィッティングにより構造モデルの局所的な適合度は全般的に改善が見られるが，一部（とくに315〜330残基あたり（図2）桃色表示の長いαヘリックスの一部）では低い値のままである．これは，初期値であるAlphaFoldの予測構造モデルに，6NQ1の構造とは一致しない形状部分が存在し，フレキシブルフィッティングを行っても適切な変形が起きなかったためであ

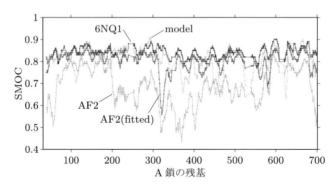

**図1** 予測構造モデルと決定された構造（6NQ1）の電子密度マップに対する局所的な適合度[4]．AlphaFoldの予測構造モデル（AF2）とそのフレキシブルフィッティング後の構造モデル（AF2 (fitted)）の密度マップに対する局所的な適合度（各残基位置でのSMOCの値），および筆者らの予測構造モデルをフレキシブルフィッティングした場合（model）と決定された構造（6NQ1）の局所的な適合度を示す．この図は，6NQ1のA鎖に相当する部分での結果を示している（B鎖も同様の傾向を示している）[4]．

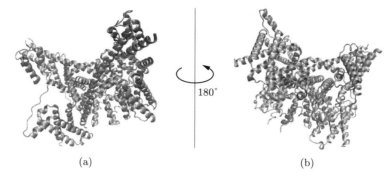

図2 AlphaFoldの予測構造モデルを密度マップに対してフレキシブルフィッティングした後の構造モデル[4]．TPC2の単量体構造を示している．フレキシブルフィッティング後の構造モデルのSMOCの値が低い領域を桃色で表示している（(a)と(b)は角度を変えた表示）．カラー口絵を参照．

ると考えられる．こうした例から明らかなように，クライオ電子顕微鏡観測データに基づく立体構造モデル構築では，構造モデルの全体的な適合度の確認だけでなく，局所的な適合度の確認も欠かせない．

　こうした適合度の低い領域の改善は可能であろうか．図1では，筆者らの予測構造モデルをフレキシブルフィッティングして得られたモデル（model）の局所的な適合度も示されている．筆者らの予測構造モデルは，プロファイル－プロファイル比較を通して得られた，対象タンパク質（ここではTPC2）と鋳型として適したタンパク質のアラインメントを基に構築されたものである．図1を見ると，フィッティング後の筆者らのモデルの前半部分は，一部分を除き，フィッティング後のAlphaFoldのモデル（AF2(fitted)）と同等か，それ以上の局所的な適合度を示している．つまり，AlphaFoldのモデルで局所的な適合度の低い一部（とくに315〜330残基あたり）では，筆者らのモデルがより良い構造を提示できている可能性が考えられる．これが正しければ（本例では6NQ1により近い構造であることが確認されている），AlphaFoldのモデルの一部を筆者らのモデルと組み合わせる（315〜330残基あたりの一部をすげ替える）ことで，適合度の低い領域を改善し，全体としてもより良いモデルの構築が可能になると考えられる．こうした例から，複数の予測構造を準備することは有益な場合が多いことが容易に想像される．

　なおここでは，電子密度マップに対する適合度から見た側面を主に紹介したが，適合度を重視するあまりフレキシブルフィッティングが過度に行われ，実際の構造とかけ離れたものになってしまわないように注意する必要がある．そのため，構造モデルの「タンパク質」らしさを損なわないよう，構造モデルにおける原子間の衝突の有無や二面角の分布などの観点から構造モデルの妥当性を計測するプログラム

の一種である MolProbity などの値を用いたチェックも重要である[12].

　現在では，Phenix に AlphaFold や他の立体構造予測法を利用した立体構造モデル構築についてのチュートリアル[13] が存在する．これらも参考に，さらに進んだ，より良い構造モデル構築が期待される．

## 参考文献 ●●●●●●●●●●●●●●●●●●●●●●●●●●●●●●●●●●●●●●●●●●●

[1] Jumper, J. et al., Highly accurate protein structure prediction with AlphaFold. *Nature* **596** (7873)：583-589 (2021).

[2] Abramson, J. et al., Accurate structure prediction of biomolecular interactions with AlphaFold 3. *Nature* **630** (8016)：493-500 (2024).

[3] 富井健太郎．プロファイル比較法 FORTE を利用したタンパク質立体構造予測．生物物理 **46**(2)：106-110 (2006).

[4] Yamamori, Y., Tomii, K., Application of Homology Modeling by Enhanced Profile-Profile Alignment and Flexible-Fitting Simulation to Cryo-EM Based Structure Determination. *Int. J. Mol. Sci.* **23**(4)：1977 (2022).

[5] She, J. et al., Structural mechanisms of phospholipid activation of the human TPC2 channel. *Elife* **8**：e45222 (2019).

[6] 川端猛．混合正規分布を用いた剛体フィッティング法：電顕密度マップに原子モデルを重ねる計算．生物物理 **59**(6)：320-323 (2019).

[7] Evans, R. et al., Protein complex prediction with AlphaFold-Multimer. *bioRxiv* 2021.10.04.463034 (2021).

[8] https://phenix-online.org/documentation/reference/cryo_fit2.html

[9] https://www.cgl.ucsf.edu/chimera/docs/ContributedSoftware/fitmaps/fitmaps.html

[10] Cragnolini, T. et al., TEMPy2 : A Python library with improved 3D electron microscopy density-fitting and validation workflows. Acta Crystallogr. *Sect. D Struct. Biol.* **77**(Pt 1)：41-47 (2021).

[11] Mukherjee, S., Zhang, Y., MM-align: a quick algorithm for aligning multiple-chain protein complex structures using iterative dynamic programming. *Nucleic Acids Res.* **37**(11)：e83 (2009).

[12] 森貴治．分子動力学計算に基づくクライオ電顕構造のモデリングおよび最適化．構造活性相関部会ニュースレター SAR News No. 41：18-28 (2021).

[13] https://phenix-online.org/documentation/reference/alphafold.html

## 実例 6 翻訳開始因子 eIF4A 複合体の阻害剤認識における RNA 配列特異性の FMO 解析

[福澤]

　翻訳開始因子 eIF4A を標的とする低分子化合物の探索とその作用メカニズムの解明は，抗がん剤の開発につながる重要な創薬テーマである．植物由来のロカグラミド A は eIF4A を阻害し，抗がん作用をもつことが知られているが，そのメカニズムについては，配列結合実験によって RNA のプリン配列を好むこと，ATP 様化合物を含む四者複合体の X 線結晶構造が解かれたこと以外はよくわかっていなかった．

　FMO 計算からのアプローチでは，まず結晶構造を公開する前段階で，リガンドと特異的な RNA 配列との水素結合や CH/π 相互作用を明らかにして，構造基盤の議論が深められた．さらに，古典分子動力学（MD）計算を組み合わせた解析によって，RNA のプリン配列への変異の導入により，結合界面の RNA 塩基および周辺のアミノ酸残基の相互作用が変化して RNA 結合が弱まることを明らかにするとともに，RNA 結合に必須な eIF4A の二つの残基（Phe163, Gln195）と，結合を調節する三つの残基（Phe192, Arg282, Asp164）を特定し，その機能の一部を変異実験によって確かめることができた．本手法が分子生物学における計算実験手法として極めて有用であることが示され，今後の展開が期待される．

〈キーワード〉
- フラグメント分子軌道（FMO）法 ➡ 第 7 章
- 分子動力学（MD）計算 ➡ 第 8 章，第 9 章

〈実施内容〉

　理化学研究所の岩崎グループでは，次世代シーケンサーを用いた配列解析によって，翻訳開始因子 eIF4A の RNA 配列特異性と低分子による翻訳阻害のメカニズムの解明に取り組んでいる．また，同じく理化学研究所の伊藤グループでは，RNA‐eIF4A‐ATP 関連分子‐阻害剤の四者複合体の結晶構造解析が行われてきた[1]．ここでは，フラグメント分子軌道（FMO）法に基づく量子化学計算を用いて，これらの分子メカニズムに関わる分子間相互作用のインシリコ解析を行った結果について紹介する．

　計算の実施内容は，図 1 に示すように，以下の三つの段階で行われた．

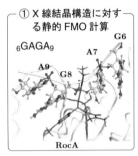
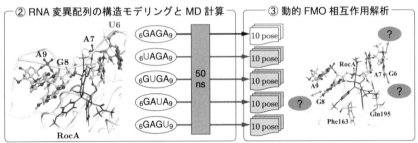

図 1 動的 FMO 相互作用解析の流れ.

① PDB に登録された，または PDB に登録前の結晶構造に対する FMO 計算と静的相互作用解析
② 結晶構造の RNA 配列に変異を入れた構造のモデリングと古典 MD 計算
③ MD 計算からの構造サンプリングと FMO 計算による動的平均相互作用[2]の解析

FMO 計算による残基単位の分子内・分子間の相互作用解析は，X 線結晶構造解析の結果の解釈において有用であり，最近は構造生物学との連携研究が数多く進められている．植物由来の抗がん剤として研究が進められているロカグラミド A (RocA) が翻訳開始因子 eIF4A の RNA 認識を阻害するメカニズムを明らかにするために，RNA‐eIF4A‐RocA 三者複合体に対する X 線結晶構造解析と FMO 計算が実施された（図 2)[1]．

結晶構造解析では，eIF4A が RNA に結合し，RNA を曲げて巻き戻しを誘導すると，eIF4A と RNA の間に空洞が生じること，また，RNA 配列にプリンが連続していると生じた空洞に RocA がぴったり収まることが明らかになっている (PDBID：5ZC9)．この構造を用いて，FMO2-MP2/6-31G* レベルの FMO 計算が実施され，RocA リガンドから見た eIF4A の各アミノ酸残基と RNA の各塩基との相互作用に対する PIEDA 解析が行われた．図 2(c) のエネルギーグラフからは，リガンドと相互作用しているフラグメントが明確に選別できる．静電（ES）

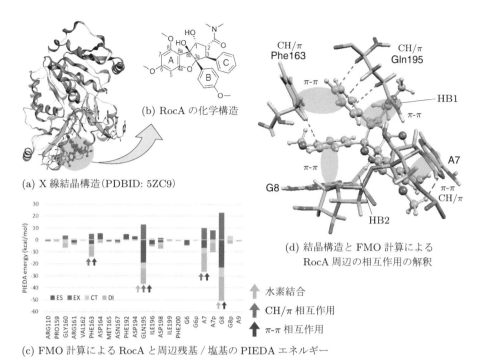

図 2　eIF4A-RNA-RocA 三者複合体の解析例．[日本結晶学会誌 65, 17-25（2023）より転載・改変]

項が大きくかつ電荷移動（CT）項の寄与が認められるものは，水素結合である可能性が高く，Gln195 と G8 塩基が候補となる．その観点から構造を眺めてみると（図2(d)），確かに RocA の 2 位のカルボニル酸素と Gln195，1 位の水酸基と G8 との間に 2 本の水素結合（HB1，HB2）が認められた．また，分散（DI）項が大きい Phe163，Gln195，A7 塩基，G8 塩基は，CH/π 相互作用あるいは π-π 相互作用をしている可能性が高い．これも構造を観察すると，Phe163 は RocA の C 環部分と π-π 相互作用，B 環部分と CH/π 相互作用をしていることがわかった．同様にして，RocA の C 環部分と Gln195 との CH/π 相互作用が検出され，さらに塩基との相互作用においては，A 環と A7 との π-π スタッキング，B 環と G8 との π-π スタッキングが確認されるとともに，A 環を修飾しているメトキシ基と A7 との間に CH/π 相互作用があることが示唆された．これらの DI 項で表される分散相互作用が，折れ曲がった RNA の π-π スタッキング相互作用を保ち，複合体構造を安定化させていることが明らかとなった．また，π 電子が関係する相互作用の安定化エネルギーを十分に稼ぐために，A7 と G8 はピリミジン塩基よりもプリン塩基であることが望ましいと考えられる．このように，FMO 計算結果は，相互作用の可

能性を客観的に指摘してくれるため，見落としをなくし，また構造解析によって得られた構造全体を見直すことに役立つ．そのため，PDBへの構造登録前のFMO計算をお勧めしたい．

つぎに，結晶構造のオリジナルRNA配列（$_6$GAGA$_9$）に変異を入れ，6位〜9位のそれぞれをピリミジン塩基Uにした構造を作成した（図1の②）[3]．これら5種類の複合体構造に対して，1 atm, 310 Kの条件下で50 nsのMD計算（NPT ensemble, time step = 0.5 fs）が行われた．プログラムにはAmber16が用いられ，分子力場にはff14SB（タンパク質），OL3（RNA），gaff2（RocA），TIP3P（水）が使用された．得られたMDトラジェクトリの後半（23〜50 ns）から3 nsごとに10構造をサンプリングし，MP2/6-31G$^*$レベルのFMO計算を実施してIFIE/PIEDAの平均値が求められらた．

図3に，オリジナル配列および7位と8位の変異配列の複合体構造の重ね合わせ図と，RocAから見た各塩基・残基のIFIE/PIEDAを示す．RocAの周辺に大きな構造変化はないが，相互作用エネルギー成分を見ると，A7U変異では7位の塩基とのDI項が，G8U変異では8位の塩基とのESおよびDI項の安定化エネルギーが大きく減少していた．これは，ピリミジン化によるπ-πスタッキング面のサイズ減少と水素結合の消失に由来していることがわかった．また，RocAとeIF4A - RNA複合体との結合エネルギー計算から，変異配列ではRocAの結合性が弱まることも示された．さらに，eIF4Aの各アミノ酸残基との相互作用の変化から，RNA結合に必須な二つの残基（Phe163, Gln195）と，結合を調節する三つの残基（Phe192, Arg282, Asp164）を特定することができた．計算から提案されたこの仮説は，変異タンパク質の配列結合実験によって実験的に確かめられた．同様の手法は，別の阻害剤のRNA結合特異性解析にも用いられている[4]．

このように，FMO法を活用した相互作用解析は，構造生物学における構造解析の解釈と生化学実験の補完に役立つことが示された．とくに古典MD法と組み合わせた動的相互作用解析によって，変異の影響を予測することができ，実験研究へのフィードバックを繰り返すことで，分子生物学におけるさまざまなメカニズム解明につながることが期待される．

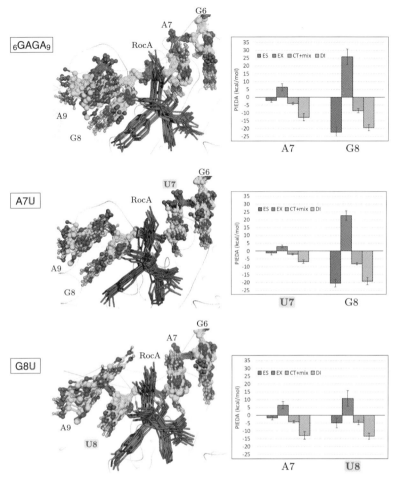

図3 各RNA配列複合体における，RocA周辺のゆらぎ構造と動的相互作用解析．カラー口絵を参照．

## 参考文献

[1] Iwasaki, S., Fukuzawa, K. et al., The Translation Inhibitor Rocaglamide Targets a Bimolecular Cavity between eIF4A and Polypurine RNA. *Mol. Cell.* **73**(4)：738-748（2019）．
[2] Handa, Y., Fukuzawa, K. et al., Prediction of Binding Pose and Affinity of Nelfinavir, a SARS-CoV-2 Main Protease Repositioned Drug, by Combining Docking, Molecular Dynamics, and Fragment Molecular Orbital Calculations. *J. Phys. Chem. B.* **128**：2249-2265（2024）．
[3] 半田佑磨，翻訳開始因子複合体の阻害剤認識におけるRNA配列特異性の動的FMO解析．星薬科大学紀要 **65**：15-24（2023）．
[4] Saito, H., Fukuzawa, K. et al., DMDA-PatA mediates RNA sequence-selective translation repression by anchoring eIF4A and DDX3 to GNG motifs. *Nat. Commun.* **15**：7418（2024）．

# 実例 7　X線および中性子小角散乱実験とシミュレーションによる時計タンパク質の全長構造解析

[松本]

シアノバクテリアは，時計タンパク質 KaiA, KaiB, KaiC から構成される生物時計をもっており，これらは 24 時間周期で解離・会合を繰り返す．これら 3 種類のタンパク質からなる巨大複合体の構造がクライオ電子顕微鏡解析により報告された[1]．しかし，KaiA の N 末端ドメインの構造は含まれておらず，このドメインが高い運動性を有していると考えられた．

本研究では，実験的および計算的手法を統合して，KaiA の N 末端ドメインを含め，時計タンパク質複合体の全長構造が決定された．具体的には，コンピュータで約 2000 万個の複合体の候補構造を構築し，X線小角散乱（SAXS）および逆転コントラストマッチング中性子小角散乱（iCM-SANS）データによって候補を絞り込み，さらに，分子動力学（MD）シミュレーションによって安定な構造を見つけ出すことで，全長構造が決定された．

〈キーワード〉
- モデリング ➡ 第 6 章，第 10 章
- MD シミュレーション ➡ 第 8 章，第 9 章

## 実施内容

本研究では，以下の (1) 〜 (4) の手順で，X線小角散乱（SAXS）および中性子小角散乱（SANS）の実験データに基づいて，時計タンパク質 KaiABC 複合体の全長構造のモデリングが行われた．

### (1) 初期モデルの構築

3 種類の結晶構造をもとに KaiABC 複合体の初期モデルを構築した．結晶構造は，KaiC 六量体の全長構造（PDB：3dvl），KaiA 二量体の C 末ドメイン，KaiB の全長構造，および KaiC の CI ドメインからなる複合体（PDB：5jwr），そして KaiA 二量体の全長構造（PDB：1r8j）である（図 1）．これらの結晶構造の共通部分（KaiC の CI ドメインおよび KaiA の C 末ドメイン）を重ね合わせることにより，KaiABC 複合体の初期モデルが組み立てられた．このモデル構造では，KaiA の N 末ドメインが KaiB と空間的に重なっており，立体構造としては適切ではないものの，N 末ドメインを除いた構造は，クライオ電子顕微鏡による単粒子

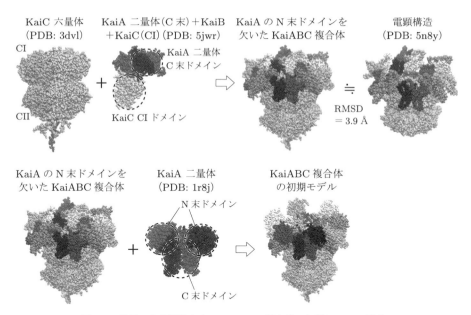

図1 3種類の結晶構造からの KaiABC 複合体の初期モデルの構築.

構造解析によって決定された構造（電顕構造）（PDB：5n8y，主鎖のみの構造）とよく一致した（RMSD = 3.9 Å）．

### (2) 候補モデルの構築

KaiABC 複合体の初期モデルに含まれる KaiA 二量体の二つの N 末ドメインの位置と角度を，構造的に衝突がないようにシステマティックに変えていき，KaiA 二量体がとりうる構造を網羅的に生成した．この結果，約 2000 万個のさまざまな構造の KaiABC 複合体の候補モデルが構築された．この際，複合体に含まれる六つの KaiA 二量体の構造はすべて同じと仮定した．

### (3) SAXS と SANS データによる候補モデルのスクリーニング

約 2000 万個の候補モデルのそれぞれの構造に対して X 線小角散乱（SAXS）プロファイルを計算し，実験的に測定された SAXS データとの比較を行った．散乱プロファイルの計算には crysol[2] を用いた．散乱プロファイルの類似度の指標として，以下のように定義される $\chi^2$ 値を用いた．

$$\chi^2 = \frac{1}{N} \sum_i \left( \frac{I_e(q_i) - I_c(q_i)}{\sigma(q_i)} \right)^2$$

ここで，$N$ は測定データポイント数，$I_e$ および $I_c$ はそれぞれ散乱ベクトル $q_i$ にお

ける測定および計算した散乱プロファイルの散乱強度, $\sigma(q_i)$ は実験誤差である.

　$\chi^2$ 値が小さいほど, 実験データとよく一致するモデルであることを示している. $\chi^2$ 値が比較的小さい（$\chi^2 < 10$）約 40 万個のモデルを解析すると, 3 種類の構造が存在することがわかった（図 2）. これは, SAXS データだけでは, 3 種類の構造のどれが適切かを判定できないことを示している. そこで, 逆転コントラストマッチング法（iCM）を用いた SANS 実験データを用いて, さらにスクリーニングが行われた. 逆転コントラストマッチング法では, 部分構造（ここでは, KaiABC 複合体中の 6 個の KaiA 二量体からなる構造）からのみの散乱データを得ることができるので, スクリーニングを効果的に行える. 実際, SANS データに対する $\chi^2$ 値は, 3 種類の構造で大きく異なり, 1 種類の構造（図 2(a) の type1）が適切であると判定できた（図 2(b)）. なお, 中性子散乱プロファイルの計算には cryson[3] を用いた.

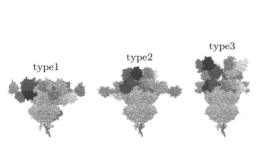 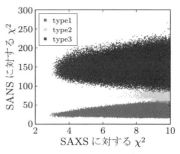

(a) SAXS データに対する $\chi^2$ 値が比較的小さい約 40 万個のモデルの分類

(b) SAXS および SANS データに対する $\chi^2$ 値による約 40 万個のモデルの分布図

図 2　約 40 万個のモデルの解析.

## (4) MD シミュレーションによる安定性の評価

　これまでに解析した約 2000 万個の候補モデルを構築する際には, ドメイン間相互作用などのエネルギーを考慮していない. そのため, SAXS および SANS データに対する $\chi^2$ 値が小さいからといって, これらのモデルが実際に溶液中で安定であるわけではない. そこで, SAXS および SANS の両方のデータに対する $\chi^2$ 値が小さな 384 個のモデルに対して MD シミュレーションを実施し, その安定性の評価を行った. 384 個のすべてのモデルに対し 10 ナノ秒の MD シミュレーションを実施した. さらに, 10 ナノ秒の間, 構造変化の小さかった 22 個のモデルに対し, 90 ナノ秒の追加（合計 100 ナノ秒）の MD シミュレーションを実行することで, 溶液中で安定なモデル構造が見つけ出された.

最終的に得られたモデル構造と電顕構造を比較すると（図3），KaiC（CⅡの尾部．図1を参照）との相互作用界面（図3(a)の黄色線枠内）が電顕構造では露出しているのに対して，モデル構造ではKaiAのN末ドメインによって覆い隠されていることがわかる．このように，ABC複合体が形成された際には，溶液中のKaiCとの不要な相互作用を阻害することで，より大きな複合体の形成を回避している．これにより，解離・会合からなる24時間周期の生体リズムの変調を防いでいることが示唆された[4]．

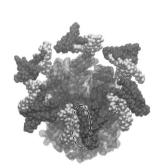

(a) KaiABC複合体の電顕構造　(b) 100ナノ秒のMDシミュレーションで安定なKaiABC複合体の構造

図3　KaiABC複合体の電顕構造(a)と，最終的に得られたモデル構造(b)．破線はKaiCとの相互作用界面．(b)ではKaiA2量体のみに色付けした．紫，シアン：KaiA2量体C末ドメイン．青，赤：KaiA2量体N末ドメイン．黒：C末ドメインとN末ドメインを結ぶリンカー領域．カラー口絵を参照．

## 参考文献

[1] Snijder, J. et al., Structures of the cyanobacterial circadian oscillator frozen in a fully assembled state. *Science* **355**：1181-1184（2017）．
[2] Franke, D. et al., ATSAS 2.8：a comprehensive data analysis suite for small-angle scattering from macromolecular solutions. *J. Appl. Crystallogr.* **50**：1212-1225（2017）．
[3] Svergun, D. et al., Protein hydration in solution: experimental observation by x-ray and neutron scattering. *Proc. Natl. Acad. Sci. USA* **95**(5)：2267-2272（1998）．
[4] Yunoki, Y., Matsumoto, A. et al., Overall structure of a fully assembled complex in the cyanobacterial circadian clock system analyzed by an integrated biophysical and computational approach. *Commun. Biol.* **5**(1)：184（2022）．

## 実例

# 8 ジベレリン代謝酵素のメカニズム解析

[櫻庭]

　植物細胞は成長を行うかどうかを自律的に判断し，同じ個体の隣の細胞にその判断を伝達するために植物ホルモンとよばれる物質を生産する．ジベレリンは植物の成長を司る植物ホルモンの一つである．ジベレリンは細胞伸長などに関わるが，ジベレリンを生産したままでいると植物体の端から端までにジベレリンが行き渡ってしまい，成長の必要がない部分を伸長させてしまう．このため，植物は作ったジベレリンを自ら壊す，つまり代謝していく必要がある．

　ここでは，イネに含まれるジベレリン代謝酵素である OsGA2ox3 の機能解析を行った研究を紹介する．OsGA2ox3 はジベレリン $GA_4$ を代謝するが，名古屋大学生物機能開発利用センターの上口研究室での実験の結果，OsGA2ox3 が四量体として機能することが明らかとなった．しかし，活性中心は単量体内部に存在しており，多量体化がどのように OsGA2ox3 の活性を制御するのかが不明であった．そこで，分子シミュレーションによる解析により支援が行われた．

〈キーワード〉
・分子動力学（MD）シミュレーション ➡ 第 8 章，第 9 章
・自由エネルギー計算 ➡ 第 9 章

実施内容

　OsGA2ox3 の機能を解析するため，最初に，$GA_4$ を含む OsGA2ox3 の単量体についての機能解析が行われた．OsGA2ox3 の X 線結晶構造は名古屋大学の上口研究室より提供されたものである．OsGA2ox3 はリガンド $GA_4$ を反応中心に取り込む必要があるが，$GA_4$ は比較的大きな分子であり，一方で OsGA2ox3 のリガンド結合サイトは OsGA2ox3 の内部深くに位置している（図 1(a)）．そこで，まずどのようにリガンド取り込みを行うのかを明らかにするために，steered MD とよばれる，仮想的な外力を加えることで強制的に現在の配座と異なる構造を得るための MD シミュレーションが実施された．このシミュレーションの結果，リガンドを引き抜く際に 96-106 残基によって構成されるループ（図 1(b)）が大きく動くことがわかった．構造的にリガンドを外から遮るように位置していることから，以降このループを「扉」とよぶ．

　構造的にも，扉の開閉によって OsGA2ox3 がリガンドを出し入れすることが可

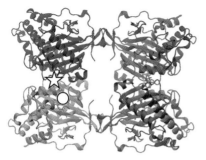
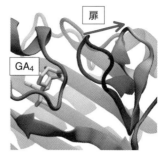

(a) OsGA2ox3 の X 線結晶構造　　(b) OsGA2ox3 の 96-106 残基のループ

図1　(a) に示す OsGA2ox3 は四量体を形成することが実験的に明らかになっており，結晶構造の四量体はこれと対応するものと考えられる．リガンドは活性中心（○）および二量体界面（☆）に確認されている．(b) では，OsGA2ox3 の 96-106 残基のループ（「扉」）は GA4 を含む活性中心を覆い隠す形になっており，リガンドの出し入れには扉の開閉（矢印方向）が必要となる．カラー口絵を参照．

能になると予想される．扉の構造変化をシミュレーションで注意深く調べたところ，扉の根本に位置する W106 と C187 がちょうつがいのように機能しており，2 残基の側鎖がフリップすることで開閉が行われることがわかった．この結果に基づき，実際に OsGA2ox3 に W106A/C187A 二重変異が導入された．変異体では，反応前の中間体構造（酵素 OsGAox3 と基質 $GA_4$ 複合体）の安定性を表すミカエリス定数の大幅な上昇（不安定化）が見られ，扉の開閉機構が実際に酵素反応に影響することが実証された．

つぎに，多量体化の酵素反応への寄与が調査された．OsGA2ox3 は単量体と四量体で反応速度が異なり，四量体で反応が加速する．これは，生物学的には発現量に対して非線形に応答するための機構であると考えられる．しかし，その分子的な機構が不明瞭であった．そこで，四量体化が扉の開閉に寄与しているという仮説を立て，OsGA2ox3 がリガンドを取り込む際の自由エネルギー計算を行い，自由エネルギー最小パスウェイを詳しく解析することで関連を調査することとなった．反応座標としてリガンドの重心位置の座標（COM）を用い，自由エネルギー計算を行った結果を図2に示す．自由エネルギー地形上にはリガンドの取り込みの際に二つのパスウェイが存在することが示唆されている．どちらのパスウェイでも，扉の開閉時に F100 残基が「向かい側」の R97 残基と，主に平面性に基づいてコンタクトを行うことで，扉が開いた状態が安定化されることが見出された．この結果は，実際に R97A/F100A 変異を入れた OsGA2ox3 が反応速度の低下を伴うことで確かめられた．

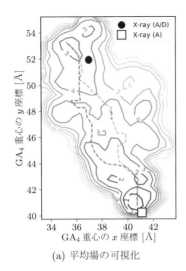 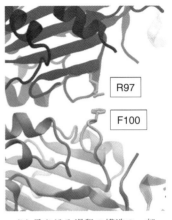

(a) 平均場の可視化　　(b) 取り込み過程の構造の一部

図2　(a) は，リガンドの重心の座標 (COM) を反応座標とした平均力場を可視化したものである．リガンドは取り込みが完了した反応中心付近，および二量体界面の2箇所で安定に存在し，その取り込みのパスウェイ（点線）は複数考えられる．(b) は，取り込み過程の構造の一部である．R97, F100 が二量体間で相互作用を行い，扉が開いた状態を安定化することで取り込みを促進する．カラー口絵を参照．[Takehara 2020 より一部改変（CC-BY-4.0）]

これらの解析に加え，細かな残基 - リガンドや残基 - 残基の相互作用を解析することにより，最終的に，OsGA2ox3 や類似のホルモン代謝酵素の多量体化と反応との関連の生物学的な意義を考察した[1]．

## 参考文献

[1] Takehara, S., Sakuraba, S. et al., A common allosteric mechanism regulates homeostatic inactivation of auxin and gibberellin. *Nat. Commun.* **11** : 2143（2020）.

# 実例 9 多剤排出トランスポータ MdfA の輸送メカニズムの解析

[寺田]

大腸菌の細胞膜に存在する膜タンパク質 MdfA は，MFS（major facilitator superfamily）に属する膜輸送体（トランスポータ）である．pHの低いペリプラズム（細胞の内膜と外膜に囲まれた空間）からpHの高い細胞質への$H^+$の輸送に共役して，細胞質に存在する薬剤をペリプラズムに排出する機能をもっている（図1を参照）．薬剤の選択性が低く，さまざまな薬剤を排出することから，多剤排出トランスポータとよばれ，多剤耐性の原因の一つとなっている．ここでは，$H^+$の輸送に共役して薬剤を排出するメカニズムの解明を目指し，MDシミュレーションを用いて行った研究を紹介する．

〈キーワード〉

- 分子動力学シミュレーション ➡ 第8章，第9章
- トラジェクトリの解析 ➡ 第9章

（実施内容）

MdfA の立体構造は，細胞内側が開いた Inward open 構造（$I_o$構造．Inward facing 構造ともよばれる）と，ペリプラズム側が開いた Outward open 構造（$O_o$構造）が，X線結晶構造解析により決定されている（図1）．これらの構造から，$O_o$構造にペリプラズム側から$H^+$が結合すると，$I_o$構造に遷移し，$H^+$を細胞質側に放出するとともに薬剤を結合し，再び$O_o$構造に遷移して，ペリプラズムに薬剤を放出するというメカニズムが提案されている．これは rocker switch メカニズム

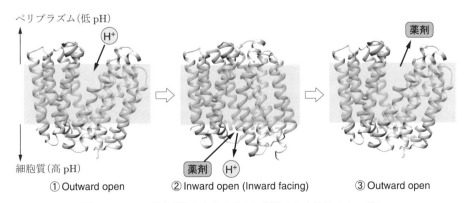

図1　MdfA の結晶構造とこれをもとに提案された輸送メカニズム．

とよばれ，MFS に属するトランスポータで一般的に見られる．

しかし，これだけでは，H$^+$ がタンパク質のどこに結合し，それがどのようにタンパク質の立体構造の変化を誘導するのかはわからない．そこで本研究では，MD シミュレーションを用いて，MdfA の立体構造変化のメカニズムが解析された．

MdfA の立体構造は，N 末端側の N-lobe と C 末端側の C-lobe の二つのドメインからなっており，O$_o$ 構造と I$_o$ 構造を比較すると，それぞれのドメインの立体構造を保ちながら変化していることがわかる．N-lobe と C-lobe はそれぞれ 6 本の膜貫通（transmembrane, TM）領域からなり，TM1 ～ 6, TM7 ～ 12 とよばれている．α ヘリックス構造をとる TM 領域は通常，疎水性のアミノ酸で構成されているが，MdfA の TM1 には二つの酸性残基 Glu26 と Asp34 が存在する．これらのアミノ酸を置換すると薬剤輸送活性が失われることから，機能に重要なアミノ酸であることが示唆されている．結晶構造では，これらの残基は，N-lobe と C-lobe の間の大きな溝の表面に存在することから，これらのアミノ酸のプロトン化が立体構造変化を誘導すると考えられる．そこで本研究では，O$_o$ 構造と I$_o$ 構造のそれぞれについて，Glu26 と Asp34 の可能な 4 通りのプロトン状態（E26$^-$/D34$^-$, E26$^P$/D34$^-$, E26$^-$/D34$^P$, E26$^P$/D34$^P$. 上付きの－は脱プロトン化状態を，p はプロトン化状態を表す）で MD シミュレーションが行われ，プロトン化による立体構造変化が追跡できた．

O$_o$ 構造と I$_o$ 構造の結晶構造の座標データは，PDB から取得したものである（PDB ID はそれぞれ 6GV1, 4ZOW）．脂質二重層に対する配向は，膜タンパク質の配向（Orientations of Proteins in Membranes, OPM）データベースに登録されている MdfA の座標データ（PDB ID：4ZP0）と，C-lobe の C$_\alpha$ 原子を重ね合わせることで決定したものである．これらの座標をもとに，MD シミュレーションの初期構造・トポロジー・パラメータ作成サーバ CHARMM-GUI を用いて，タンパク質を水和した脂質二重層に埋め込んだ初期構造が作成された．この過程で，アミノ酸のプロトン化状態を指定することができ，O$_o$ 構造と I$_o$ 構造のそれぞれについて，Glu26 と Asp34 のプロトン化状態を変えた 4 通りのファイルが作成された．脂質二重層を構成する脂質分子には，POPE（1-palmitoyl-2-oleoyl-*sn*-phosphatidylethanolamine）が使用された．MD シミュレーションには Gromacs を用い，O$_o$ 構造のうち E26$^-$/D34$^P$ 状態については 3.2 μs，それ以外は 1.6 μs, I$_o$ 構造については 1.0 μs のシミュレーションが実行された．

MD シミュレーションの間の立体構造変化を解析するために，各条件のトラジェクトリについて N-lobe の TM5 と C-lobe の TM8 のペリプラズム側の距離を $d_1$，細胞質側の距離を $d_2$ として，立体構造分布を計算した（図 2）．

ここから，O$_o$ 構造と I$_o$ 構造のいずれを初期構造とした場合でも，E26$^-$/D34$^P$

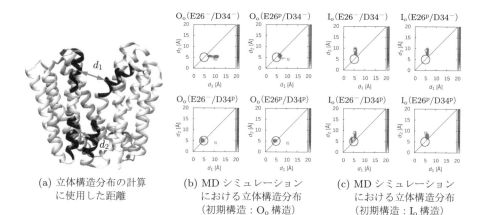

(a) 立体構造分布の計算に使用した距離
(b) MDシミュレーションにおける立体構造分布（初期構造：$O_o$ 構造）
(c) MDシミュレーションにおける立体構造分布（初期構造：$I_o$ 構造）

図2 立体構造分布の計算[1]．(b) と (c) では初期構造を薄いグレーの四角■で示した．

状態では，$d_1$ と $d_2$ がともに小さい，すなわちペリプラズム側も細胞質側も両方閉じた閉塞（Occluded）構造をとる割合が多いことが示された．これは，$O_o$ 構造の Asp34 がプロトン化すると Occluded 構造に遷移することを示唆している．$I_o$ 構造の Asp34 がプロトン化しても Occluded 構造に遷移すると考えられるが，実際に MdfA が機能する際には，この逆反応として，Asp34 がプロトン化した Occluded 構造からプロトンが解離し，$I_o$ 構造に遷移すると考えられる（図3）．

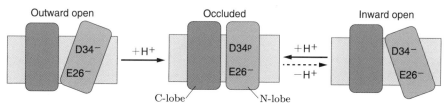

図3 立体構造変化の模式図．

このように，MDシミュレーションを行うことで，構造変化の過程で Occluded 構造を経由することが示された．さらに，二つの酸性残基のうち，Asp34 のプロトン化・脱プロトン化が $O_o$ 構造から Occluded 構造への遷移，Occluded 構造から $I_o$ 構造への遷移に重要な役割を果たしていることが示された．

## 参考文献

[1] Nagarathinam, K. et al., Outward open conformation of a Major Facilitator Superfamily multidrug/$H^+$ antiporter provides insights into switching mechanism. *Nat. Commun.* **9**：4005（2018）．

## 実例 10 タマネギの催涙因子合成酵素の触媒機構解析

[寺田]

タマネギを切ると涙が出るのは，まず，細胞質にある CSO（*S*-alkenyl cysteine sulfoxide）が液胞にある alliinase と反応して，1-PSA（(*E*)-1-propene-1-sulfenic acid）が生成され，続いて，1-PSA が催涙因子合成酵素（lachrymatory factor synthase, LFS）によって催涙作用をもつ PTSO（*syn*-propanethial S-oxide）に変換されるためである（図1）．X 線結晶構造解析により LFS の立体構造が明らかとなったが，1-PSA が不安定なため，触媒機構の実験による解析は困難であった．ここでは，分子シミュレーションによって酵素 LFS の触媒機構を明らかにした研究を紹介する[1]．

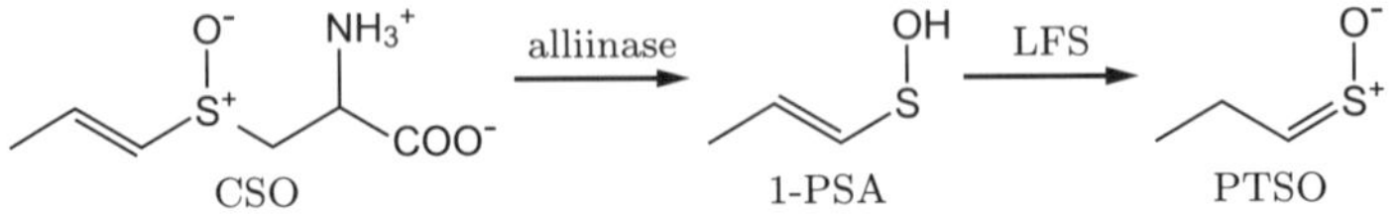

図1　タマネギにおける催涙因子の合成反応．

〈キーワード〉

・量子化学計算 ➡ 第7章
・分子動力学シミュレーション ➡ 第8章，第9章

〈実施内容〉

LFS の立体構造は，リガンドなし（PDB ID：5GTE）および基質アナログとして glycerol（PDB ID：5GTF），1,2-propanediol（PDB ID：5GTG）が結合した構造が決定されている．基質アナログの近傍には，活性に重要であることが実験的に確かめられた，E88，Y102，Y114 が存在している．ここから，図2に示す反応機構が想定される．すなわち，E88 が 1-PSA からプロトンを引き抜き，これを

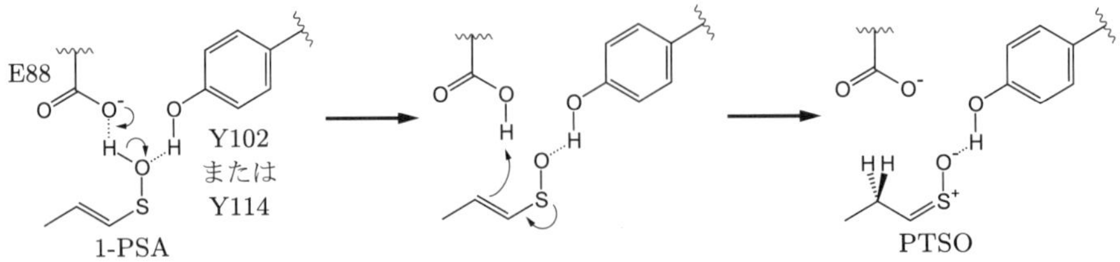

図2　想定される触媒機構．

1-PSAの2位の炭素原子に転移することで，PTSOが生成される．

そこで，本研究ではまず，glycerolが結合した構造を参考に，LFSと1-PSAの複合体のモデルを作成し，さらに200 nsのMDシミュレーションを，初速度を変えて5回実行した．その結果，1-PSAのスルフェン酸基（-SOH）の酸素原子は，E88，Y102，Y114の側鎖と，水素結合を安定に形成することが示された．一方，E88のカルボキシ基の酸素原子と1-PSAのC2の間の距離は，3Åから6Åの間で変動した．これは，1-PSAのコンフォメーション（立体配座）が，酸素原子とC2が近いsyn構造と遠いanti構造の間で交換しているためである．syn構造をとる確率は5％ほどであり，anti構造のほうが自由エネルギー的に安定であるといえる．しかし，E88の側鎖の酸素原子とC2が3.7Å未満に近接するのは，syn構造をとっているときが78％を占めることから，反応は1-PSAがsyn構造をとっているときに起こると考えられる．このため，MDシミュレーションのトラジェクトリから，syn構造をとり，E88の側鎖の酸素原子とC2の間の距離が3.7Å未満の構造を取り出し，量子化学計算を行った．

ここでは，基質1-PSAとこれに水素結合したE88，Y102，Y114，E88と塩橋を形成しているR71を量子力学（quantum mechanics, QM）で，それ以外の原子を分子力学（molecular mechanics, MM）で扱うQM/MM法を用いている．反応の遷移状態を探索するために，1-PSAの酸素原子に結合した水素原子とこれに水素結合したE88の側鎖の酸素原子の間の距離（H-O間距離），および，この水素原子とC2の間の距離（H-C2間距離）に関するポテンシャルエネルギー曲面（potential energy surface, PES）を計算した（図3）．

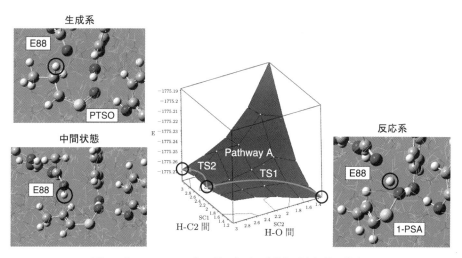

図3　ポテンシャルエネルギー曲面の計算と反応経路の推定．

この結果，水素イオンが E88 の側鎖の酸素原子に転移する過程と，この水素イオンが C2 に転移する過程（Pathway A）に，エネルギーが極大となる状態が存在することと，1-PSA が脱プロトン化し，E88 の側鎖がプロトン化した状態が，エネルギーが極小となる中間状態に相当することが示された．そこで，エネルギーが極大となる二つの構造を取り出して，遷移状態（transition state, TS）の最適化を行った．得られた遷移状態（それぞれ TS1，TS2）の構造について，振動数計算を行い，唯一の虚数振動モードをもつことを確認した．この振動モードの向きに構造を変化させながら構造最適化を行う固有反応座標計算を行ったところ，TS1 からは反応系（1-PSA と脱プロトン化した E88）と中間状態が，TS2 からは中間状態と生成系（PTSO と脱プロトン化した E88）が得られた．したがって，TS1 は反応系と中間状態を，TS2 は中間状態と生成系を結ぶ経路上に存在する遷移状態であるといえる．

触媒反応のエネルギーダイアグラムを図 4 に示す．反応系に対する TS1 のエネルギーは 6.46 kcal mol$^{-1}$，TS2 のエネルギーは 9.19 kcal mol$^{-1}$ となった．PES からは，1-PSA の酸素原子に結合した水素原子が，直接 C2 に転移する経路（Pathway B）も得られるが，この遷移状態のエネルギーは 43.21 kcal mol$^{-1}$ となった．したがって，酵素非存在下での活性化エネルギーも同程度であると考えられる．活性化エネルギーが概ね 20 kcal mol$^{-1}$ 以下であれば，室温で反応が進行すると考えられる．この結果は，LFS 存在下で，室温で反応が進行するという実験事実と一致するといえる．Y102 と Y114 は，1-PSA の酸素原子に水素結合することにより，1-PSA が脱プロトン化する過程を安定化していると考えられる．Y102F，Y114F 変異体について QM/MM 計算を行うと，反応系に対する遷移状態のエネルギーは，それぞれ 16.89 kcal mol$^{-1}$，16.50 kcal mol$^{-1}$ となった．実際 Y102F，

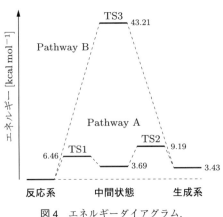

図 4　エネルギーダイアグラム．

Y114F の活性は，それぞれ野生型の 11.5%，1.52% に低下しており，計算結果に対応しているといえる．

　このように，基質が不安定などの理由で実験が困難な系についても，ドッキングシミュレーション，MD シミュレーション，量子化学計算など，分子シミュレーションを用いることにより，酵素の触媒機構を明らかにすることができるといえる．

## 参考文献

[1] Arakawa, T. et al., Dissecting the Stereocontrolled Conversion of Short-Lived Sulfenic Acid by Lachrymatory Factor Synthase. *ACS Catal.* **10**(1) : 10-19（2020）.

# 実例 11 計算による創薬支援の処方プラクティス

[山本・関嶋]

　個々の創薬テーマごとに適した方針は大きく異なる．実際に取り組みを進めてみてからでないと，何が筋の良い方針となるかを見極めきれないことも少なくない．研究課題そのもののフィージビリティおよび難易度も個々のテーマ次第でさまざまである．また，計算による予測においては，無理に予測に予測を重畳すると誤差が拡大するため，できる限り堅固な実測データを起点としたほうが予測の信頼性も増す．そのため，計算支援の前にまずは適切な実測データを取得することをお勧めすることもある．プロジェクトによっては，研究を主導するグループが古典～最新の各種実験技術・測定手法に必ずしも明るくない場合もあり，もし計算より先に済ませておくべき実測実験があるのであれば，具体的な実験手法・計画について助言することが先決である．ここでは，便宜的に課題のタイプを分類し，受託例を交えつつ種々の支援課題における方針立案・現実的な計算支援のあり方について実践上の視点から俯瞰を試みる．

〈キーワード〉
・創薬ターゲットの種類 ➡ 第 1 章
・実測データの有無 ➡ 第 2 章，第 3 章
・タンパク質立体構造予測 ➡ 第 6 章
・ドッキングシミュレーション ➡ 第 10 章，第 11 章

〈実施内容〉

　計算による支援をする意義があるのは，（ⅰ）実測できない，（ⅱ）計算で実験の労力・費用を大きく減らせる，（ⅲ）計算で現象の理解を深め仮説形成や実験計画に資することができる，（ⅳ）巨大な探索空間によって人間の分子設計力を上回る，などといった場合である．「実験したほうが早くて確実」であるような場合は無理に計算でやる意義は乏しい．

　ここでは，構造ベース創薬計算科学的支援を念頭に，課題のタイプごとに適切な対処について紹介・議論する．万能のベストプラクティスはなく，ケースバイケースである．

　リガンド探索においては，標的分子が判明している，標的分子の実測立体構造が手に入る，既知リガンドがあるホモログ分子（配列・構造や機能の相同性が高い分

子）が存在する，などといった条件が計算支援の好適条件である．

## (a) 標的分子が判明していない場合

介入したい病態などに対して，まずはドラッガブルな標的分子を同定することが必要である．各種生物学的解析やオミクス解析，GWAS（Genome-Wide Association Study，ゲノムワイド関連解析）などを通して標的探索することになるが，具体的方法論については他書に譲る．なお，分子メカニズムが不明なままでも，薬剤の効果を測定可能な実験系が存在する場合は，リソースが許す限りフェノティピックスクリーニングなどで化合物スクリーニングを実施してヒット化合物を取得し，後から標的分子を同定する（target deconvolution）という流れもありうる．

## (b) 標的分子が判明している場合
### (b1) 標的分子の実測立体構造が手に入る場合

標的分子の X 線結晶構造解析などで得られた実測立体構造をそのまま用いるか，実測構造をもとに分子動力学シミュレーションでサンプリングした構造スナップショットを用いるなどして，構造ベースバーチャルスクリーニング（structure-based virtual screening, SBVS）に利用することができる（第 10 章を参照）．ただし，立体構造が既知であっても活性中心などの標的部位が不明な場合は，標的部位の予測から始めるか，もしくは，（本稿執筆時点ではまだ制度についての定まった評価はないものの）任意の化合物も取り扱うことができる AlphaFold 3 や，その再現プログラム各種を試してみる手もある．

### (b2) 酵素や受容体などで，基質やリガンドの自明な結合ポケットが標的の場合

準備した標的構造の活性部位を探索領域としてドッキングシミュレーションを実施する．ソフトウェアごとにも特性はあるが，結果は探索領域を構成する残基の側鎖の配座のわずかな差異や水分子の考慮の有無などにも大きく依存する．ヒット化合物を SBVS によって探索するうえで，標的構造のどのコンフォメーションが最も奏功する見込みが高いかは，事前にはわからないことも多い．ただし既知リガンドが複数存在するようであれば，既知リガンドとデコイを用いてベンチマークをとり，成績の良い構造を採用するのも無難である[1]．または，計算コストを上げる余裕があれば，複数構造を用いたアンサンブルドッキングや，残基のゆらぎの自由度を加味した誘導適合（induced–fit）ドッキングといった手段を採用するのもよい．

実施例：SARS-CoV-2 main protease 阻害剤探索

　COVID-19 の発生初期に早々に既知リガンドとの複合体結晶構造が解かれており，ドッキング用の構造として用いることができた．構造のゆらぎが大きいことが知られている酵素であるが，当該立体構造をそのまま用いた．システインプロテアーゼの一種であり，活性中心の catalytic dyad（His41, Cys145）とよばれる残基が酵素活性の中核を成している．ヒスチジンのプロトネーション設定には注意が必要である．Enamine 社のスクリーニング化合物ライブラリからの SBVS で 180 化合物を選択し，市販試薬キットを用いたアッセイにかけ，阻害活性は $IC_{50}$ で 100 μM オーダーと弱いものの，複数のヒット化合物を取得した（図 1）[2]．また別途，当研究室にて開発された VisiNET 技術[3]も適用し，こちらにおいてもヒット化合物が得られている．

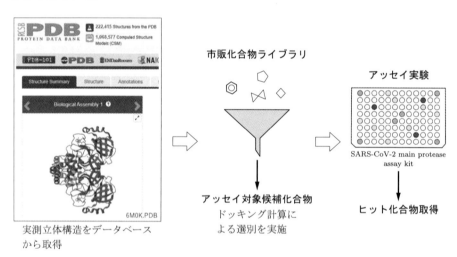

図 1　標的分子の実測立体構造を入手可能で，自明な結合部位を対象とする場合の流れ．

(b3) アロステリック部位が標的の場合

　酵素や受容体の本来の内在性リガンドが結合する部位とは異なる部位で，何らかの化合物が結合することで標的分子の活性の調節が起こる部位をアロステリック部位とよぶ．既知のアロステリックリガンドが存在しその複合体立体構造が解かれている前提であれば，上記に準じて当該結合ポケットを標的部位として SBVS を実施することができる．

## (b4) タンパク質 - タンパク質相互作用（PPI）が標的の場合

　タンパク質どうしの結合界面は往々にして凹凸が浅く，PPI複合体そのものの立体構造が解かれていても，その相互作用を阻害するために狙うべき標的部位は非自明であることが多い（第11章を参照）．低分子では結合のための相互作用を稼ぐには不十分である場合もあり，天然物ライクなマクロサイクル化合物や環状ペプチド，ペプチドミメティクスなどの中分子ライブラリのほうが向いている可能性もある．従来はドッキング系のシミュレーションではそういった中分子レンジの結合予測の精度は出づらかったが，最近は生成系AIの手法を適用することも可能となってきているので，生成分子を実際に多数（数百個以上）合成してアッセイする予算的余力があるようであれば，試してみるのもよい．もちろん，RaPIDシステムのような環状ペプチド大規模ライブラリスクリーニング技術やDNA-encoded library（DEL）技術などにアクセス可能であるならば，まずはそれで結合分子を取得してしまうのもよい．

　または，結合界面の構成残基の中に，システインなど共有結合性阻害剤で狙うことのできる残基があるようであれば，当該残基と共有結合形成反応を起こす官能基（covalent warhead）を有するフラグメント化合物ライブラリを（バーチャル）スクリーニングするといった手段もある．質量分析と組み合わせるなどして結合候補フラグメントを取得することもできる．標的タンパク質分解（targeted protein degradation, TPD）における結合フラグメント取得などにも応用しうる手法である．なお，ここに挙げた実験手法群の適用範囲はとくにPPI標的に限らない．

## (b5) 標的分子の実測立体構造が手に入らない場合

　SBVSを実施するにあたって，まずは予測構造を用意する必要がある．実測構造がある場合と比べて予測を重ねる分の精度が下がる可能性を伴うが，ものによっては十分うまくいくこともある．

### (b5-1) 標的分子のホモログ分子の構造が実測で解かれている場合

　ホモログ分子の立体構造が解かれているならば，ホモロジーモデリング法によってさほど悪くない精度でSBVSに使える構造を用意することができる（第6章を参照）．AlphaFoldやRoseTTAFoldなどの最新の手法を用いてもよいし，古典的な手法も含めて一通り試してみて適切な構造を選出すればよい．その先のプロトコルは実測構造がある場合に準ずる．配列一致率が25%以上あれば構造や機能が概ね類似するケースも多い[4]ので，まずはとにかくモデリングしてみる価値はある．

実例11　計算による創薬支援の処方プラクティス　**235**

実施例:c-Yes キナーゼ阻害剤探索

Src ファミリーに属するチロシンキナーゼの一種である c-Yes キナーゼの阻害剤を探索した[5]. c-Yes キナーゼそのものの実測構造はいまだ公知のものがないが, Src ファミリーに属するキナーゼの実測構造は複数存在したため, ホモロジーモデリング法によって構造を用意できた. ホモロジーモデリング法で用意した構造を初期構造として MD シミュレーションを実施し, トラジェクトリのエネルギー的な鞍点に相当する構造スナップショットをサンプリングし, ドッキングに利用した. 候補化合物群を阻害アッセイにかけ, サブ μM オーダーの活性を有する化合物を取得できた (図 2)[6].

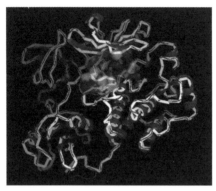

白線:c-Src 主鎖(実測構造)
緑部分:c-Yes(予測構造)

図2 標的分子の実測立体構造は解かれていないが, 近縁の分子の構造はある場合, 配列の相同性の高いキナーゼの実測立体構造から, ホモロジーモデリング法によって標的分子の構造をモデリングできる. カラー口絵を参照.

実施例:PfDPCK 阻害剤の特異性メカニズム推定

抗マラリア薬候補としてランダムスクリーニングから得られた活性化合物について, その標的である PfDPCK に対する阻害様式をドッキングシミュレーションによって予測し, 当該化合物が PfDPCK のヒトホモログである HsCOASY を阻害しないメカニズムを推定した[7]. 特異性をうまく説明できる責任残基を 1 残基見つけることができたため (図 3), 変異実験を実施するなどすれば仮説を検証可能と考えられる. 結合モードの蓋然性が確認されれば, その後の合成展開も合理的に進めることが可能であろう.

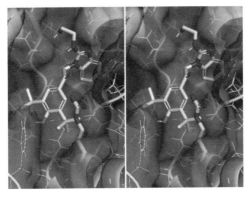

緑：*Pf*DPCK
水色：*Hs*COASY
※平行法ステレオ図

図3 ホモロジーモデリングとドッキング計算で阻害剤の生物種間特異性を説明できた例．予測モデルの重ね合わせによって，阻害化合物の特性をもたらす要因（疎水性官能基と親水性残基側鎖の衝突）が見てとれた．カラー口絵を参照．

## (b5-2) 標的分子もしくはホモログ分子の実測構造はあるが，目的のコンフォメーションをとっている構造がない場合

（ⅰ）活性型/不活性型があり目的とするほうのコンフォメーションの実測構造がない場合，（ⅱ）アロステリック阻害を目指したいがアロステリック部位が隠れている場合，（ⅲ）機能喪失変異の機能回復薬を探索したい場合，などさまざまなケースがあり，全般的に予測難易度は高い．主鎖レベルの構造変化を伴うため MD シミュレーションするにしても必要な時間スケールが大きくなる．（ⅱ）の場合に，隠れたポケット（cryptic binding sites）を探すために水中に共溶媒（cosolvent）として有機小分子を加えた mixed-solvent MD を実施するといった選択肢もあるが，主鎖が大きく動くような場合はやはり難しい．または，（ⅰ）であれ（ⅱ）であれ，物理化学シミュレーションではなく AlphaFold のような機械学習ベースの構造予測法において，乱数的な試行を行うことで構造サンプリング法として転用する手もある．（ⅲ）はかなり難易度が高く，せめて低活性でもよいので端緒となる化合物がないと始まらないことが多い．端緒となる化合物があれば，必ずしも複合体の立体構造は解けなくとも，結合部位を推定するための実験手法は存在するので，まずは実験によって確実な糸口を得ることを勧める．

実施例：GNE 筋症における GNE 酵素機能喪失変異に対する機能回復薬探索

責任分子はヘテロ多量体として働く酵素であり，各モノマーについては実測構造が存在するものの複合体全体の実測構造がなく，変異による機能喪失メカニズムの推定のためにまず複合体全体の構造予測を AlphaFold を用いて行った．予

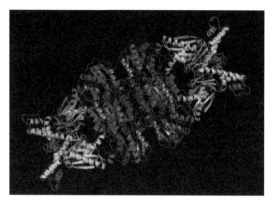

図4 全体サイズが大きい多量体で，AlphaFold などの登場によって複合体構造予測が容易となった例．二つの酵素ドメイン（GNE と MNK）からなるモノマーが交差した配置で四量体を構成し，大きくやや複雑だが，全体構造の予測は AlphaFold-Multimer によって成功している．病因となる変異をマッピング（赤色）してみることで，酵素機能との関連を概観する一助となる．カラー口絵を参照．

測構造から，機能喪失メカニズムの仮説を立てることは可能ではあった（図4）[8]が，実験によるバリデーションは未実施であり確証を得るには至っていない．一方，予測構造において化合物が結合する余地のあるポケットは存在したため既存薬ライブラリから SBVS を実施し，候補として得られた 8 化合物がアッセイにかけられたが，活性化合物は見出せなかった[9]．まずは端緒となる活性化合物がないと厳しい例である．

(b5-3) 標的分子が属するタンパク質ファミリーの実測構造がない場合

実測で構造を解く試みができるようならば試みるに越したことはないが，それができなくても，いまは AlphaFold や RoseTTAFold などの最新の手法に基づくツール群でモデリングを試みることは可能である．予測された構造の確度は，学習済みモデルから見て予測構造がどれだけ「知っている構造」に近いかを反映したツールによる自信度を表す指標である pLDDT（predicted local distance difference test）などを見てある程度は評価できる（第6章を参照）．予測が成功していると考えられる構造が得られた場合は，実測構造がある場合に準じてSBVS が可能である．一方，予測が成功していそうな構造が得られない場合は，無理に構造ベースの予測手法で着手しようとするよりは，まずは適切な実測データの収集から始めることを勧める．

## 実施例：CASP15 リガンド部門

タンパク質構造予測の世界選手権ともいわれる CASP（Critical Assessment of protein Structure Prediction）において，AlphaFold 2（AF2）公開後の問題提起として，タンパク質構造予測に加えてリガンドの結合様式も同時に精密予測できるかどうかを試す意図で，リガンド部門が 2022 年の CASP15 から設けられた．タンパク質の予測構造を用いてのリガンド結合様式予測の実現性調査のため筆者らも参加した（図 5）[10]．

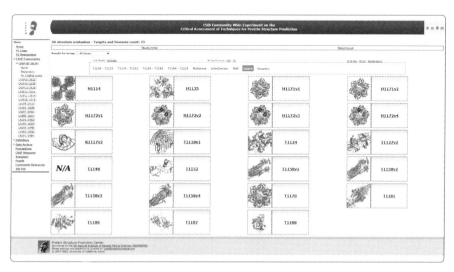

図 5　CASP15 リガンド部門の出題リスト．AlphaFold 2 公開後，初の CASP 開催であり，予測精度のベースラインが AlphaFold レベルになるという状況での開催であった．https://predictioncenter.org/casp15/results.cgi?tr_type=ligand

出題数が多く，出題ごとに難易度も幅広かった．大まかには，易しい順に
① AF2 でモデリングして既知のホモログから化合物をアラインメントにより配置可能
② AF2 でモデリングして化合物をドッキング可能
③ AF2 構造のままでは結合部位の形状が合わないので工夫を要する
④ AF2 だけではタンパク質のモデリングを完成できない
⑤ 既存技術では困難

といった難易度分類であった．巨大なヘテロ多量体の出題もあり，入力とするアミノ酸配列が長大となって計算が GPU メモリに載り切らない場合もあるため，部分構造ごとに予測してから全体をアセンブリする必要があるケースなども存在した．本書の発行時にはすでに CASP16 も一段落している頃であり，読者もそ

実例 11　計算による創薬支援の処方プラクティス　**239**

の後の技術進歩にキャッチアップしてみるとよいだろう.

　以上，創薬標的ごとの課題状況によって場合分けして紹介した．実験と計算の効果的なシナジーを生むために，各種手法の適用可能範囲・限界をよく把握したうえでプロジェクトを進めることが肝要である.

## 参考文献

[1] Huang, Z., Wong, C. F., Inexpensive Method for Selecting Receptor Structures for Virtual Screening. *J. Chem. Inf. Model.* **56**(1)：21-34（2016）.

[2] Yamamoto, K. Z., Yasuo, N., Sekijima, M., Screening for Inhibitors of Main Protease in SARS-CoV-2：In Silico and In Vitro Approach Avoiding Peptidyl Secondary Amides. *J. Chem. Inf. Model.* **62**(2)：350-58（2022）.

[3] 関嶋政和, 依田洸, 安尾信明. 立体構造判定装置，立体構造判定方法，立体構造の判別器学習装置，立体構造の判別器学習方法及びプログラム. 特許第 7168979 号. Patent, issued 2020 年 8 月 13 日.

[4] Sander, C., Schneider, R., Database of Homology-Derived Protein Structures and the Structural Meaning of Sequence Alignment. *Proteins* **9**(1)：56-68（1991）.

[5] 並列生物情報処理イニシアティブ. 第 2 回 IPAB コンテスト：コンピュータで薬のタネを創る 2. http://www.ipab.org/eventschedule/contest/contest2

[6] Chiba, S., Yamamoto, K. Z. et al., An Iterative Compound Screening Contest Method for Identifying Target Protein Inhibitors Using the Tyrosine-Protein Kinase Yes. *Scientific Reports* **7**(1)：12038（2017）.

[7] Nurkanto, A., Yamamoto, K. et al., Dephospho-Coenzyme A Kinase Is an Exploitable Drug Target against Plasmodium Falciparum: Identification of Selective Inhibitors by High-Throughput Screening of a Large Chemical Compound Library. *Antimicrob. Agents and Chemother.* **66**(11)：e00420-22（2022）.

[8] Yoshioka, W., Yamamoto, K. et al., Multidimensional Analyses of the Pathomechanism Caused by the Non-Catalytic GNE Variant, c.620A>T, in Patients with GNE Myopathy. *Scientific Reports* **12**(1)：1-11（2022）.

[9] Yoshioka, W., Yamamoto, K. et al., VP.65 Screening of Small Molecules for Activation of GNE Protein Carrying Non-Catalytic Site Mutation Based on Molecular Docking Simulation. *Neuromuscular Disorders NMD* **32**：S111（2022）.

[10] Yamamoto, K., Manual trial and error using AlphaFold 2 and conventional ligand docking. *CASP*15：Abstracts（2022）. https://predictioncenter.org/casp15/doc/CASP15_Abstracts.pdf

# 索 引

## ● 英 数 ●

5 の倍数の規則　51
ABINIT-MP　96, 99
ADME　51
AlphaFold　16, 73, 185, 208, 235, 237
AlphaFold-Multimer　171, 186, 209, 238
AlphaFold データベース　16
AMBER　104
AUC　173
AutoDock　162
AutoDock Vina　163
Average Hit Count　174
AWStats　35
BAR 法　143
BCUT 指数　50
BFD　74
Binding DB　27
BLAST　74
BRENDA　29
BSSE　88
CAPRI　179
CASP　239
CASP14　73
CCC　209
CDR　187
CHARMM　104
ChEBI　27
ChemDraw　24
ChEMBL　16, 26, 45, 63
ChemTS　70
CH/π 相互作用　95, 213, 215
ClusPro　184
CoMFA　54, 56, 57
COVID-19　234
de novo ドッキング　167
DFT（density functional theory）　98
DFT（discrete Fourier transform）　169
DNA 維持メチル化　201
DNA のメチル化　201

DNN　58, 67
DOCK　164
double annihilation 法　152
double decoupling 法　154
DrugScore　161
DTX　32, 205
DUD-E　173
EF　172
eHiTS　165
Evoformer　75, 76
FAPE　77
Feature 球　47
FFT　170, 184
FFT ベースドッキング　170
fine-tuning　77
FMO 法　91, 213
FMO2 法　91
GAMESS　99
Gaussian　89, 98
GBM　59, 60
GENESIS　104
Glide　164
GROMACS　104
G タンパク質共役受容体（GPCR）　4, 7
HHsearch　75
hit to lead　4
HTS　57, 157
iLogScanner　36
InChI　41
induced-fit モデル　158
in silico　10
in vitro　4, 10, 157, 192
in vivo　10
IPA　75, 77
KEGG　28
key　76
KNApSAcK DB　29
KNApSAcK Family DB　35
k 中心法　131
k 平均法　131
LBDD　6, 12, 38
LCAO-MO 法　81

LDDT　78
log $P$　25, 50, 62
MAGs　75
MD シミュレーション　102
MetaCyc　30
MGnify　74
mmCIF　32, 78
MM-GBSA 法　150
MMP　69
MM-PBSA 法　150
MolProbity　212
MOL 形式　29, 42
MP2 法　85
MP-CAFEE 法　152
MSA　74, 185
MSA 表現　75
myPresto　104
NAMD　104
NN　57
NPT 一定　118
NVT 一定　118
ONIOM 法　89, 98
OpenMM　104
PAICS　99
Pairformer　76
PDB　75, 177
PDBj　30
PDB コード　32
Phenix　209
PIEDA　95, 214
pLDDT　77, 238
PLS　56
PME 法　117
PostgreSQL　34
PPI　32, 87, 166
PPI スクリーニング　171
PROTAC　7, 8
PSA　50, 62
PSI-BLAST　74
PubChem　16, 25, 45, 63
PRROC　67
QCP　22
QM 法　81

QM/MM 法　81, 89, 229
QSAR　56
query　76
RATTLE 法　112
RF　57
RMSD　128, 173, 202
ROC　48
ROCAUC　66
ROC 曲線　67, 173
Rule of Five　51
SBDD　6, 12, 73
SBVS　157, 234
SCC　94
SD 形式　42
SGDD　73
SHAKE 法　109, 110, 111
SMILES　23, 39, 70
SMOC　209
softmax 関数　76
SSP　22
structure module　75
Success Rate　174
SVM　57, 199
TanimotoCombo スコア　197
Tanimoto 係数　44
TM-score　209
TPP　6
UCSF Chimera　209
UniProt　32, 78
Wiener 指数　50
X 線結晶構造解析　157
X 線小角散乱　218, 219
ZLAB Protein-Protein Docking
　Benchmark　174
π-π 相互作用　95, 215

●あ　行●
アカデミア創薬　9
アッセイ　56
アテンション重み　76
アンサンブル　117
アンダーセンの圧力制御法
　124, 126
アンブレラサンプリング　135
アンブレラポテンシャル　135
鋳型構造　74
遺伝的アルゴリズム　162
イメージセル　112
医薬品　3, 6
インシリコ　10

インシリコスクリーニング　4,
　11, 196
インシリコ創薬　10
インフォマティクス　10
ヴィリアル　121
埋め込みポテンシャル　89, 90
エネルギースコア関数　158,
　159
エネルギー地形　181
エピトープ　187
エワルド法　114
エンタルピー変化　14
エントロピー変化　14, 160
オントロジー　27

●か　行●
回帰予測　59
階層的網羅探索　164
解離定数　107, 147
鍵と鍵穴　7
拡散モデル　77
拡張系　122
化合物データベース　16, 17
化合物部分構造　164
化合物ライブラリ　11, 157
活性配座　43, 57
カノニカルアンサンブル　118,
　133
簡易記述子　49
キー　76
機械学習　10, 73
記述子　49
基底関数　87
基底関数重ね合わせ誤差　88
擬ポテンシャル　88
キュレーション　63
教師あり学習　59
教師なし学習　59
共進化　183
共有結合エネルギー　105
行列表現　41
極性表面積　50
クエリ　76
薬　3
クライオ電子顕微鏡　208, 218
クラスタ解析　131
クラスタリング　52
クラスタリング解析　54
グラフニューラルネットワーク
　42

経験的スコア関数　160
結合自由エネルギー　147, 161,
　171
結合表　41
決定木　58
ケミカルスペース解析　52
ケモインフォマティクス　10,
　38
原子軌道　81
原子単位　82, 91
公共データベース　10
抗原抗体反応　177, 186
交差エントロピー　77
交差検証　65
酵素　12
構造システムズファルマコロジー
　22
構造生成 AI　68
構造ベースバーチャルスクリーニ
　ング　157, 233
高速フーリエ変換　170, 184
剛体フィッティング　209
勾配ブースティング　60
勾配ブースティング決定木
　205
根平均 2 乗変位　128
根平均 2 乗変動　129

●さ　行●
再加重　135
最大クリーク探索　165
サポートベクターマシン　57,
　60
サンプリング　178
サンプリング問題　136
自己アテンション　76
自己相関マップ　54
システムズ薬理学　22
シミュレーション　10
自由エネルギー　14, 103, 132,
　133
自由エネルギー摂動法　142
主成分分析　52, 54, 130
受容体　178
条件付き折りたたみ　182
触媒機構　228
シングルタスク学習　69
深層学習　58, 67, 73, 185
心毒性　198
水素結合　159, 213

242　索　引

スコアリング　178
スレーター行列式　83
静電相互作用　159, 181
絶対結合自由エネルギー計算法
　150
説明変数　61
セントラルドグマ　12
創薬化学　3
創薬可能性　17
創薬ターゲット　4
創薬データサイエンス　23
創薬標的　4
相対結合自由エネルギー　148
相同性検索　16
相補性決定領域　186
速度ベレ法　109
束縛法　110
疎水結合　181
疎水性相互作用　13, 14, 160,
　181
損失関数　77

●た　行●

多次元スケーリング　52
多重配列アラインメント　185
脱溶媒和　159
多変量解析　53
単一配列表現　75
タンパク質 - 化合物ドッキング
　156
タンパク質間相互作用　166
タンパク質間ドッキング　166
タンパク質 - タンパク質相互作用
　87, 166
タンパク質 - タンパク質ドッキン
　グ　166, 177
中性子小角散乱　218
調和ポテンシャル　136
定量的システムズファルマコロ
　ジー　22
デコイ　173, 178
デコイ化合物　63
データ駆動型技術　11
データサイエンス　10, 22
転移学習　59, 68
電子密度マップ　208
天然化合物　29
天然変性領域　79, 182
テンプレートベースドッキング
　167

等温等圧アンサンブル　118,
　135
統計的スコア関数　161
ドッキングエンジン　180
ドッキング計算　12, 156
トポロジー記述子　50
トラジェクトリ　128
ドラッガビリティ　51
ドラッガブル（機能）部位
　192
ドラッグリポジショニング
　195, 206
トランスクリプトーム　75
トレーニング - テストコンタミ
　ネーション　179

●な　行●

二面角　75, 211
ニュートン方程式　108
ニューラルネットワーク　57
熱浴の質量　123
熱力学的積分法　146
能勢 - フーバー法　123

●は　行●

ハイスループットスクリーニング
　57, 157
配置分配関数　120
バイナリードッキング　181
パスウェイ　4
バーチャルスクリーニング
　156, 157, 192
ハートリー - フォック法　83
ハートリー - フォック方程式
　84
ハートリー - フォック - ローター
　ン方程式　85
パラトープ　187
反復的局所構造最適化　163
判別予測　59
非共有結合エネルギー　105
非経験的分子軌道法　81
ヒット化合物　4
評価関数　70
ファインチューニング　77
ファルマコフォア　6, 17, 46
ファルマコフォア特性　57
ファルマコフォアモデリング
　47
ファルマコフォアモデル　57

ファンデルワールス相互作用
　159
ファンデルワールス力　85
フィンガープリント　44
フォールディング　12
複合体構造予測　157
物理化学的記述子　50
フラグメント　164
フラグメント伸長　164
フラグメント分子軌道法　91,
　213
フラグメント無矛盾配置　165
フリードッキング　167
フレキシブルドッキング　158,
　185
フレキシブルフィッティング
　208
プロトン化　226
プロトン化状態　107
プロファイル　74
プロファイル - プロファイル比較
　法　74, 208
プロファイル予測　68
分極連続体モデル　95
分散共分散行列　130
分散相互作用　87
分子記述子　25, 61, 63
分子軌道　81
分子動力学シミュレーション
　102
分子ドッキング　43
分子表現　39
分子標的薬　4
分子プロファイル　68
分子力学　158
分子力場　105
分配関数　133
分類学習　54
ペア表現　75
ペアワイズポテンシャル　183
平均場近似　85
ベイジアン　57
ベレ法　109
ベレンゼンの温度制御法　122
ベレンゼン法　122
ベンチマーク　179
ポーズ　178
ポーズ探索手法　159
ホモロジーモデリング　235

索　引　**243**

## ● ま 行 ●

マルチカノニカル MD 法　138
マルチタイムステップ　110
マルチモーダル学習　68, 69
ミクロカノニカルアンサンブル　117
水 - オクタノール分配係数　25, 50
密度汎関数法　86, 98
メタゲノム　75
メタゲノムアセンブルゲノム　75
メトロポリスの方法　139
免疫グロブリン　177
モダリティ　7

## ● や 行 ●

予測構造モデル　208

## ● ら 行 ●

ラグランジュの未定乗数　111
ランジュバン法　123
ランダムフォレスト　57
リガンド　178
力場　18
力場に基づくスコア関数　159
離散フーリエ変換　169
リジッドドッキング　158, 181, 184
立体構造モデル　208
立体構造予測　13, 73
立体配座　133
立体構造重ね合わせ　128
リード　4
リード最適化　4, 157
量子化学計算　81
臨床試験　6
ルール・オブ・ファイブ　51
レナード＝ジョーンズポテンシャル　159
レプリカ交換 MD 法　139
レプリケーション　34
連合学習　69
連続溶媒モデル　95

**監修代表者**

田中　成典（たなか・しげのり）　担当：はじめに，各部概要，第7章
　神戸大学大学院システム情報学研究科 教授，理学博士

**監修者**

広川　貴次（ひろかわ・たかつぐ）　担当：第1章，第4章，実例1
　筑波大学医学医療系 教授，博士（工学）

池口　満徳（いけぐち・みつのり）　担当：第2章，実例3
　横浜市立大学大学院生命医科学研究科 教授，博士（農学）

**執筆者**

本間　光貴（ほんま・てるき）　担当：第1章，第5章，実例2
　理化学研究所 チームリーダー，博士（理学）

金谷　重彦（かなや・しげひこ）　担当：第3章
　奈良先端科学技術大学院大学先端科学技術研究科 教授，博士（工学）

白井　剛（しらい・つよし）　担当：第3章，実例4
　長浜バイオ大学バイオサイエンス学部 教授，博士（理学）

寺山　慧（てらやま・けい）　担当：第5章
　横浜市立大学大学院生命医科学研究科 准教授，博士（人間・環境学）

関嶋　政和（せきじま・まさかず）　担当：第5章，第10章，実例11
　東京科学大学情報理工学院 准教授，博士（農学）

富井　健太郎（とみい・けんたろう）　担当：第6章，実例5
　産業技術総合研究所 研究チーム長，博士（理学）

福澤　薫（ふくざわ・かおり）　担当：第7章，実例6
　大阪大学大学院薬学研究科 教授，博士（工学）

河野　秀俊（こうの・ひでとし）　担当：第8章
　量子科学技術研究開発機構 量子生命科学研究所 副所長，博士（農学）

寺田　透（てらだ・とおる）　担当：第9章，実例9，実例10
　東京大学大学院農学生命科学研究科 教授，博士（理学）

大上　雅史（おおうえ・まさひと）　担当：第10章
　東京科学大学情報理工学院 准教授，博士（工学）

柳澤　渓甫（やなぎさわ・けいすけ）　担当：第10章
　東京科学大学情報理工学院 助教，博士（工学）

Daron Standley（ダロン・スタンドレー）　担当：第11章
　大阪大学微生物病研究所 教授，Ph.D.

加藤　和貴（かとう・かずたか）　担当：第11章
　大阪大学微生物病研究所 准教授，博士（理学）

春名　壮一朗（はるな・そういちろう）　担当：第11章
　大阪大学微生物病研究所 博士後期課程，学士（医学）

松本　淳（まつもと・あつし）　担当：実例7
　量子科学技術研究開発機構 量子生命科学研究所 主幹研究員，博士（理学）

櫻庭　俊（さくらば・しゅん）　担当：実例8
　量子科学技術研究開発機構 量子生命科学研究所 サブチームリーダー，博士（科学）

山本　一樹（やまもと・かずき）　担当：実例11
　東京科学大学情報理工学院 研究員
　兼 東京大学アイソトープ総合センター 特任助教，博士（医学）

インシリコ創薬
計算創薬の基礎から実例まで

2025 年 3 月 21 日　第 1 版第 1 刷発行

監修代表　田中成典

編集担当　村瀬健太（森北出版）
編集責任　藤原祐介（森北出版）
組版　　　コーヤマ
印刷　　　丸井工文社
製本　　　　同

発行者　森北博巳
発行所　森北出版株式会社
　　　　〒102-0071　東京都千代田区富士見 1-4-11
　　　　03-3265-8342（営業・宣伝マネジメント部）
　　　　https://www.morikita.co.jp/

© Shigenori Tanaka, 2025
Printed in Japan
ISBN978-4-627-26191-4